Krämer · Förstl
Alzheimer und andere
Demenzformen

Dr. med. Günter Krämer
Prof. Dr. med. Hans Förstl

Alzheimer
und andere Demenzformen

■ Antworten auf die häufigsten Fragen

5., vollständig überarbeitete Auflage

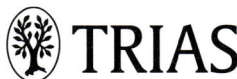 TRIAS

Inhalt

Vererbung und Ursachen

Veränderungen am Nervensystem

Inhalt

Krankheitszeichen

Untersuchungen

Behandlung und Verlauf

Inhalt

Zu diesem Buch

Frage nicht, welche Krankheit ein Mensch hat,
sondern frage, welcher Mensch die Krankheit hat!
William Osler

Sachliche und für Laien verständliche Informationen über die Alzheimer-Demenz und andere Demenzen sind nach wie vor gefragt. Deshalb legen wir eine erneut aktualisierte und vollständig überarbeitete Auflage dieses Buches vor. Neben einer Berücksichtigung zwischenzeitlicher Forschungsergebnisse machen wir schon im Titel des Buches deutlich, dass nicht nur die Alzheimer-Demenz, sondern auch die wichtigsten anderen Demenzen besprochen werden.

Ein langsamer, stetig zunehmender und kaum beeinflussbarer Verlust der geistigen Leistungsfähigkeit als Hauptmerkmal einer Demenz ist sowohl für die Betroffenen als auch – und oft insbesondere – für ihre Angehörigen sehr belastend. Umfragen haben ergeben, dass sich die meisten Menschen vor einer Störung ihrer geistigen Leistungsfähigkeit mehr fürchten als vor einer schweren körperlichen Krankheit. Weil Demenzen ganz überwiegend ältere Menschen betreffen, wird die Problematik in der öffentlichen Diskussion manchmal als nicht so schwerwiegend eingeschätzt oder gar verharmlost. Einige Betroffene stehen bei Krankheitsbeginn aber noch im Berufsleben oder sind gerade erst in den wohlverdienten Ruhestand getreten. Ohnehin ist eine Bewertung des Stellenwertes einer Krankheit in Abhängigkeit vom Lebensalter nicht sinnvoll. Unabhängig von einer Erwerbstätigkeit sind viele 70- oder 80-Jährige sowohl körperlich als auch geistig noch sehr aktiv, wollen arbeiten, reisen oder ihre Hobbys pflegen. Ihre Lebensqualität wird durch eine Alzheimer-Demenz oder andere Demenzen ebenso beeinträchtigt wie diejenige von 20- oder 30-Jährigen mit vergleichbaren Beschwerden durch andere Krankheiten.

Die erste Auflage dieses Buches hat der Erstautor Ende der 80er-Jahre als Oberarzt an der Neurologischen Universitätsklinik in Mainz verfasst. Anstoß war damals vor allem die Erfahrung, dass die verschiedenen Demenzerkrankungen auch bei Fachärzten wenig bekannt waren und viele Patienten daher eine falsche Diagnose erhielten. Von der Alzheimer-Demenz sprachen lange Zeit allenfalls einige wenige Spezialisten, während sie sowohl von den meisten Ärzten als auch in der Öffentlichkeit weitgehend als Tabu behandelt wurde. Es ist sehr erfreulich, dass sich diese Situation in der Zwischenzeit deutlich verbessert hat. Heute ist die Alzheimer-Demenz zum Beispiel ein gängiges Thema von Fernsehsendungen oder Artikeln in Zeitungen und Illustrierten. Zumindest in internationalen neurologischen Fachzeitschriften sind fast in jedem Heft einige Beiträge der Alzheimer-Demenz und anderen Demenzen gewidmet. Die deutsch-amerikanische Schauspielerin Sandra Bullock erzählte in dem erfolgreichen Hollywood-Spielfilm »Das Netz« ganz selbstverständlich von der Alzheimer-Demenz ihrer (Film-) Mutter, und der 21. September wurde zum Welt-Alzheimer-Tag erkoren, an dem in vielen Ländern jedes Jahr zahlreiche öffentliche Veranstaltungen stattfinden. Auch bei uns ist die Alzheimer-Demenz in aller Munde, und manchmal besteht sogar die Gefahr, dass allzu schnell von ihr gesprochen wird.

Weil die Alzheimer-Demenz und andere Demenzformen fast ausschließlich im höheren Lebensalter auftreten, nimmt ihre Häufigkeit mit dem ansteigenden Durchschnittsalter der Bevölkerung in den westlichen Industrieländern und jetzt auch in den Ländern der sogenannten 2. und 3. Welt seit Jahren immer mehr zu. Gelegentlich wurde deshalb auch von einer stillen Epidemie oder sogar von der Krankheit des Jahrhunderts gesprochen. Es handelt sich zwar nicht um eine ansteckende Krankheit und damit auch nicht um eine Epidemie, eine Bezeichnung als Krankheit des Jahrhunderts ist aber dennoch nicht übertrieben. Auch wenn die meisten Politiker dies gerne herunterspielen, sind die finanziellen Probleme der Kranken-, Renten- und Pflegeversicherungen bekannt. Die ständig zunehmende durchschnittliche Lebenserwartung bei gleichzeitig sinkender Zahl der Erwerbstätigen ist eine große Belastung für die Renten- und Krankenversicherung, und bereits heute entsteht ein Großteil der Aufwendungen der Pflegeversicherung durch die Kosten der Betreuung von Demenzkranken.

Das Ziel dieses Buches besteht darin, sachlich über den derzeitigen Wissensstand zur Alzheimer-Demenz und den anderen Demenzen zu informieren. Bis vor wenigen Jahren wurde meist einfach von Verkalkung oder Altersschwachsinn gesprochen, und solange über die Ursachen wenig bekannt war und keine Behandlungsmöglichkeiten bestanden, wurde eine genaue Zuordnung oft auch als mehr oder weniger überflüssig eingeschätzt. Nachdem in den letzten Jahren aber immer mehr zu den Ursachen bekannt geworden ist und erste medikamentöse Behandlungsmöglichkeiten zur Verfügung stehen, ist es angebracht, sich mit der Alzheimer-Demenz und anderen Demenzen genauso unvoreingenommen auseinanderzusetzen wie mit anderen Krankheiten auch.

Das Buch ist hauptsächlich für Familienangehörige und sonstige Bezugspersonen von Patienten mit Demenz gedacht, daneben auch für Pflegekräfte, Sozialpädagogen und alle anderen Menschen, die sich für diese Krankheit interessieren. Auf Fachausdrücke wurde so weit wie möglich verzichtet oder sie werden erläutert. Für Angehörige und andere Betreuer von Patienten mit Alzheimer-Demenz stehen von TRIAS beziehungsweise vom Thieme-Verlag weitere Bücher zur Verfügung. In »Patienten mit Alzheimer-Demenz betreuen« werden die zahlreichen alltäglichen Probleme besprochen und praktische Tipps zu ihrer Bewältigung gegeben.

Dieses Buch hätte nicht ohne die Mithilfe vieler Menschen entstehen können. Insbesondere danken wir einer Reihe von Angehörigen von Patienten mit Demenz für ihre wertvollen Hinweise und Verbesserungsvorschläge sowohl zu vorläufigen Fassungen des Manuskriptes als auch zu den früheren Auflagen. Herrn Dr. Jürgen Bohl, Abteilung für Neuropathologie des Pathologischen Institutes des Klinikums der Johannes-Gutenberg-Universität Mainz, und Herrn Professor Dr. Alexander Kurz, Psychiatrische Klinik der Technischen Universität München, dankt der Erstautor für die kritische Durchsicht von frühen Fassungen des Manuskriptes der ersten Auflage und ihre wichtigen Anmerkungen. Von Herrn Dr. Bohl stammen auch die Abbildungen 20 und 21. Herrn Dr. Dominik Huber von der Klinik Hirslanden in Zürich verdanken wir die Abb. 37, und Herrn Professor Dr. Alfred Buck von der Nuklearmedizin des Universitätsspitals Zürich die Abb. 38. Dr. Bickel, Epidemiologe an der Psychiatrischen Klinik der TU München hat lange Passagen des Textes kritisch durchgesehen.

Unseren Sekretärinnen (Léonie Müller in Zürich und Christine Klindt-Schuster in München) danken wir für die gewohnt souveräne Unterstützung.

Zürich und München, im Februar 2008
Günter Krämer und Hans Förstl

Benennung und Einordnung

Was ist eine Demenz?

Der Begriff Demenz geht auf das lateinische Wort »mens« für »Verstand« oder »Geist« zurück und bedeutet »ohne Verstand« oder »ohne Geist« sein. Demenz steht nicht für eine bestimmte Krankheit, sondern ist eine Bezeichnung für eine Kombination von Beschwerden, die bei vielen Krankheiten vorkommen können. Bis vor wenigen Jahren lauteten weit verbreitete Ersatzbezeichnungen zum Beispiel »Verkalkung«, »Altersschwachsinn«, »Zerebralsklerose« oder »Senilität« (siehe auch S. 16). Meist wird der Begriff Demenz nur für stärker ausgeprägte Störungen der Leistungsfähigkeit des Gehirns benutzt.

Demenz ist ein Zeichen vieler Krankheiten, bei denen es im Verlauf des Lebens zu einem Verlust der geistigen Leistungsfähigkeit kommt. Dieser Verlust ist so stark, dass es zu Beeinträchtigungen im täglichen Leben (zum Beispiel bei einer Berufstätigkeit, beim Versorgen des Haushalts oder beim Kontakt zu Mitmenschen) kommt. Eine Demenz zu haben bedeutet nicht, dass das ursächliche Leiden chronisch und nicht rückbildungsfähig ist, wie dies eine Zeit lang gefordert wurde. Je nach Alter der Betroffenen und zugrunde liegender Krankheit können Demenzen sich völlig oder teilweise zurückbilden oder zum Beispiel auch »wellenförmig« mit abwechselnden Verschlechterungen und Verbesserungen verlaufen.

Kennzeichen einer Demenz ist die Kombination von Störungen in unterschiedlichen Bereichen der geistigen Leistungsfähigkeit:

- Gedächtnis (siehe S. 96),
- Denk- und Urteilsvermögen (siehe S. 108),
- Orientierung (siehe S. 109),
- Wortfindung (Anomie, siehe S. 111),
- andere Aspekte der Sprache (Aphasien, siehe S. 112),
- Erkennen (Agnosien, siehe S. 114),
- Bewegen und Handeln (Apraxien, siehe S. 115),
- Lesen, Schreiben und Rechnen (Alexie, Agraphie, Akalkulie; siehe S. 116),
- Antrieb und Aufmerksamkeit (siehe S. 117),
- Alltagsverhalten (siehe S. 117),
- Schlaf (siehe S. 119),
- Persönlichkeit (siehe S. 120),
- Affekt (siehe S. 122),
- Wahrnehmung und Verarbeitung (siehe S. 123),
- Vegetative und andere körperliche Funktionen (siehe S. 127).

Die Internationale Klassifikation von Krankheiten (englisch: International Classification of Diseases oder kurz ICD; siehe auch Tab. 22, Seite 95) setzt für die Feststellung einer Demenz sowohl eine entscheidende Abnahme der geistigen Leistungsfähigkeit mit einer Abnahme des Gedächtnisses und des Denkvermögens, als auch

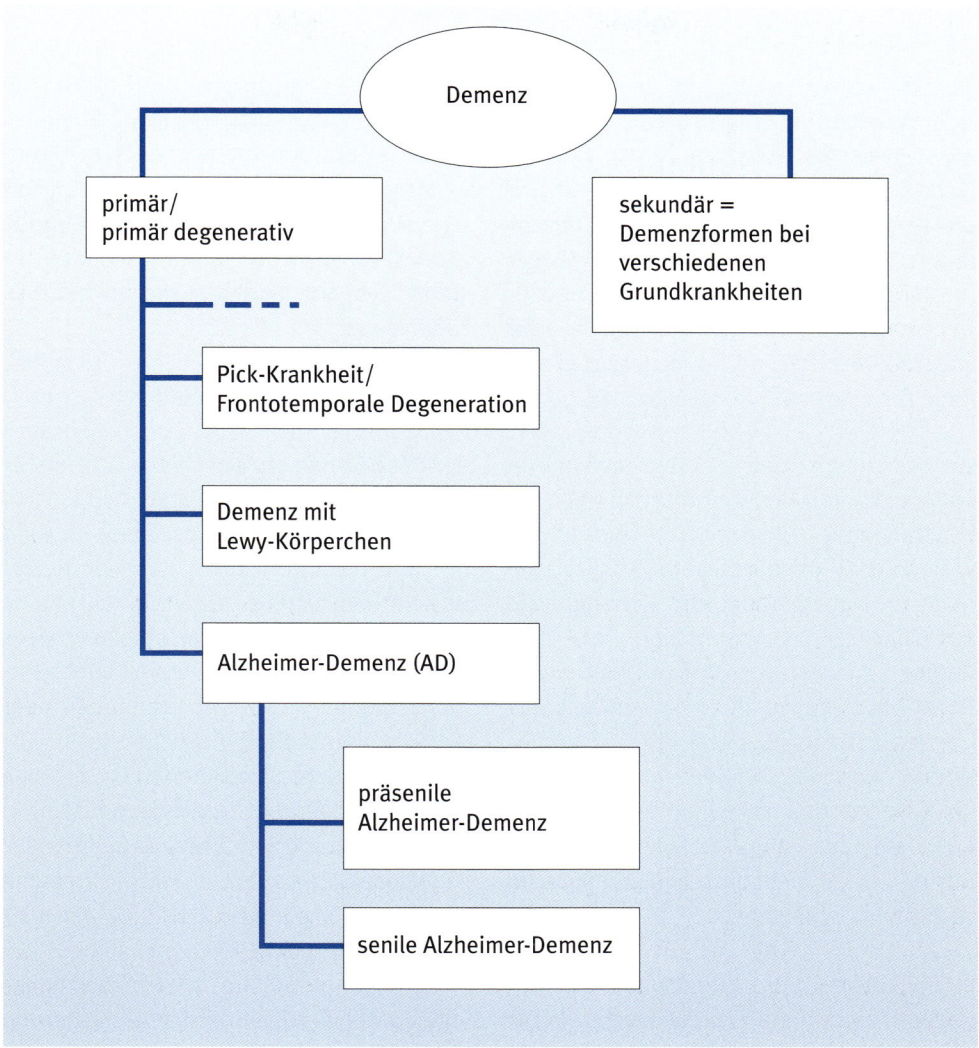

Abb. 1: Einteilung der Demenzen.

eine Beeinträchtigung in den persönlichen Aktivitäten des alltäglichen Lebens voraus. Das ebenfalls weit verbreitete Diagnostische und Statistische Manual (DSM) psychischer Störungen fordert ganz ähnlich neben einer Störung des Neu- und Altgedächtnisses (siehe S. 96) sowie einer Störung des abstrakten Denkvermögens oder einer anderen neuropsychologischen Teilleistung auch eine Beeinträchtigung der Arbeitsfähigkeit oder sozialer Alltagsaktivitäten. Immer wird ein schleichender Beginn und ein langsames Fortschreiten der Krankheitszeichen vorausgesetzt. Die häufigsten Formen einer Demenz sind in Abbildung 1 dargestellt.

13

Was ist die Alzheimer-Demenz?

Die Alzheimer-Demenz ist die häufigste Demenzform und führt zu einem langsamen Verlust der geistigen Leistungsfähigkeit. Die Abnahme der Fähigkeiten sich zu erinnern, etwas Neues zu lernen, Entscheidungen zu treffen oder anderer geistiger Leistungen führt dazu, dass sich die Betroffenen nicht mehr richtig um sich selbst und andere kümmern und ihr eigenes Handeln nicht mehr sinnvoll steuern können.

Die Alzheimer-Demenz kann ebenso wie andere Demenzen vereinfachend auch als zunehmendes Hirnversagen bezeichnet werden. Das »Hirnversagen« betrifft aber nicht die für Atmung oder Kreislauf unmittelbar lebensnotwendigen Teile des Gehirns, sondern die »höheren« geistigen Funktionen, die in ihrer Gesamtheit das Denken ausmachen. Die Folge sind immer stärker werdende Defizite von Gedächtnis, Orientierung, Erkennen und anderem mehr, und dies wird ab einem gewissen Ausmaß in der medizinischen Fachsprache als Demenz bezeichnet.

Bis vor einigen Jahrzehnten wurde die Alzheimer-Demenz auf Erkrankungen mit einem Beginn der Beschwerden vor dem 65. Lebensjahr begrenzt und als relativ seltene »präsenile«, das heißt vor dem höheren Lebensalter auftretende Demenz von der weitaus häufigeren »senilen«, das heißt im höheren Lebensalter auftretenden Demenz unterschieden. Als Oberbegriff für die präsenile Demenz vom Alzheimer-Typ und die senile Demenz vom Alzheimer-Typ wurde die Bezeichnung Demenz vom Alzheimer-Typ eingeführt. Statt dieses etwas komplizierten Ausdrucks wird meist und auch in diesem Buch von der Alzheimer-Demenz gesprochen (siehe Abb. 1). Damit ist also nicht nur die verhältnismäßig seltene Verlaufsform mit Beginn vor dem 65. Lebensjahr gemeint, sondern die mit Abstand häufigste Demenzform im höheren Lebensalter.

Ob eine Alzheimer-Demenz vorliegt oder nicht, hängt also nicht vom Lebensalter der Betroffenen ab. Das heißt nicht unbedingt, dass es sich bei der Alzheimer-Demenz um ein einheitliches Krankheitsbild mit übereinstimmendem Beschwerdebild und Verlauf handelt. Im Gegenteil gibt es Hinweise dafür, dass es verschiedene Ursachen geben könnte und die Alzheimer-Demenz möglicherweise nur eine mehr oder weniger einheitliche Ausdrucksform verschiedener Grundkrankheiten ist, die sich dahinter verbergen. Zusätzlich wurden in den letzten Jahren auch immer mehr andere Demenz-Krankheiten wie die Demenz mit Lewy-Körperchen (siehe S. 40) oder die frontotemporale Demenz (siehe S. 42) abgegrenzt, die sich in späten Krankheitsstadien allein aufgrund der Beschwerden kaum von der Alzheimer-Demenz unterscheiden lassen.

Wieso heißt sie Alzheimer-Demenz?

Über die Zeichen der Krankheit bei einer mit 55 Jahren verstorbenen Frau wurde erstmals 1906 von dem deutschen Psychiater und Neuropathologen Alois Alzheimer (1864–1915) berichtet, nach dem sie 1910 auf Anregung seines schon damals sehr bekannten zeitweiligen Chefs und Direktors der Münchener Psychiatrischen Universitätsklinik, Emil Kraepelin, auch benannt wurde. In der Medizin ist es auch heute noch durchaus üblich, neu entdeckte Krankheiten mit dem Namen ihres Erstbeschreibers zu verbinden.

Alzheimer hatte seine erste Patientin (Frau Auguste Deter; Abb. 3) im November 1901 als Oberarzt der Städtischen Irrenanstalt in Frankfurt am Main ausführlich untersucht. Erst vor wenigen Jahren wurde die Krankengeschichte im Archivkeller der heutigen Psychiatrischen Universitätsklinik in Frankfurt wieder entdeckt und in wesentlichen Auszügen veröffentlicht. Die Krankheitserscheinungen hatten nach Alzheimers eigenhändigem Eintrag in der Krankengeschichte ein halbes Jahr zuvor begonnen, während der einweisende Arzt von einer seit längerer Zeit bestehenden »Gedächtnisschwäche, von Verfolgungswahn-Ideen, Schlaflosigkeit und Unruhe« berichtete. Auch nach seinem Wechsel gemeinsam mit seinem späteren Chef Kraepelin über die Psychiatrische Universitätsklinik Heidelberg an die Psychiatrische Universitätsklinik München hatte sich Alzheimer immer wieder in Frankfurt nach Auguste Deter erkundigt. Anfang April 1906 erfuhr er telefonisch, dass sie nach etwa 4½-jährigem Aufenthalt in der Klinik verstorben war, und bat daraufhin den Direktor der Frankfurter Klinik, ihm neben der Krankenakte auch das Gehirn der Patientin zur Verfügung zu stellen, um es genauer untersuchen zu können.

Im Mikroskop entdeckte Alzheimer dann bereits die wesentlichen Veränderungen wie die neurofibrillären Bündel und senilen Plaques (siehe auch S. 82), die ebenso wie die Krankheit später ebenfalls mit seinem Namen verbunden wurden (= Alzheimer-Neurofibrillen beziehungsweise Alzheimer-Plaques). Nach einem – von seinen Fachkollegen allerdings kaum beachteten – Vortrag mit Darstellung der wichtigsten Befunde auf einem Kongress in Tübingen im November 1906 erschienen 1906 und 1907 aufgrund seiner Beobachtungen bei der Frankfurter Patientin die nach wie vor

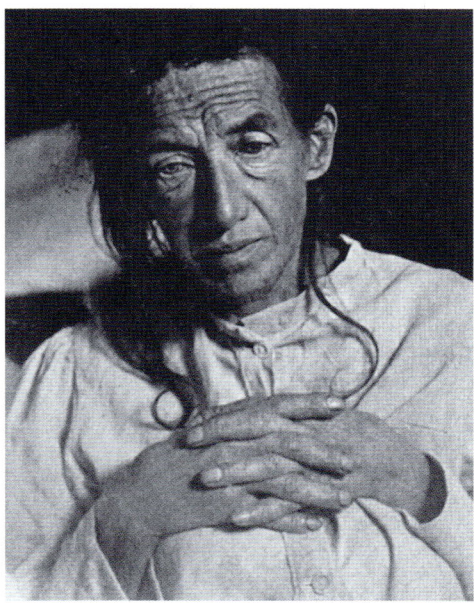

Abb. 2: Auguste Deter

15

lesenswerte erste Veröffentlichung Alzheimers, die am Ende dieses Buches auf den Seiten 191–193 abgedruckt ist. Erwähnenswert ist in diesem Zusammenhang noch, dass Alzheimer bereits aufgefallen war, dass die Veränderungen im Gehirn bei den präsenilen und senilen Krankheitsformen im Prinzip gleichartig waren.

Was sind andere Bezeichnungen für die Alzheimer-Demenz?

Es gibt viele andere Krankheitsbezeichnungen, die sowohl von Laien als auch von Ärzten für die Alzheimer-Demenz verwendet werden (siehe Tab. 1). Obwohl praktisch alle diese Bezeichnungen eigentlich überholt sind, werden sie manchmal auch heute selbst von Fachleuten immer noch benutzt. Dabei kann eine vermeintlich wohlmeinende Haltung eine Rolle spielen, wonach weder die Kranken noch ihre Angehörigen durch die »schlimme« Alzheimer-Demenz verängstigt oder entmutigt werden sollen.

Es gibt jedoch viele Gründe, die Alzheimer-Demenz auch als solche zu bezeichnen und nicht um den »heißen Brei« herumzureden:

▪ Eine einmal mit ausreichender Sicherheit erkannte Krankheit sollte klar benannt und nicht verheimlicht oder verharmlost werden. Dies gilt besonders dann, wenn sie sich nicht wie etwa eine Erkältung oder Magenverstimmung innerhalb von Tagen oder allenfalls Wochen von selbst erledigt, sondern zu erwarten ist, dass auf Dauer beziehungsweise bis zum Lebensende sowohl für betroffene Kranke als auch und sogar insbesondere für ihre Angehörigen zunehmende Probleme auftreten werden.

▪ Gerade für die Familienangehörigen der Betroffenen ist eine sachliche Information über die Krankheit und ihren voraussichtlichen weiteren Verlauf wichtig, um sich darauf einstellen zu können. Oft werden die Betreuer mit den vielfältigen Problemen immer noch mehr oder weniger allein gelassen. Manche gehen dann von der falschen Annahme aus, dass es sich um ein vorübergehendes Problem handelt, und viele werden von den immer stärker werdenden Störungen und Belastungen fast überwältigt.

▪ Es handelt sich nicht um ein mehr oder weniger harmloses und nicht zu beeinflussendes »Altersproblem«, sondern um eine eigenständige Krankheit. Der Alzheimer-Demenz sollte ebenso viel öffentliche Aufmerksamkeit und Beachtung geschenkt werden wie dem Herzinfarkt oder Krebserkrankungen; es ist jedenfalls etwa gleich wahrscheinlich, die Alzheimer-Demenz zu bekommen.

▪ Auch wenn es zurzeit noch keine Heilungsmöglichkeit gibt, sind wirksame Behandlungsansätze ein weiterer Grund für eine genaue Einordnung und Benennung. Nur so ist es zum Beispiel möglich, verlässliche Erfahrungen über den Stellenwert von Untersuchungstechniken oder die Wirksamkeit neuer Medikamente zu sammeln.

▪ Nicht zuletzt ist es für alle Beteiligten gut zu wissen, dass zeitweise sehr eigenartige und nur schwer zu ertragende Verhaltensweisen keine persönlichen

Eigenarten oder gar Bosheiten, sondern Krankheitszeichen sind. Dies gilt zum Beispiel für falsche Anschuldigungen und Beschimpfungen durch die Kranken wie etwa, man habe sie bestohlen oder anderweitig betrogen.

Die links in der Tabelle 1 aufgeführten Namen und Begriffe sind austauschbare, andere Namen für die Alzheimer-Demenz, während die rechts genannten Bezeichnungen eine Sammlung von Oberbegriffen für alle möglichen Krankheiten sind, die zwar häufig mit einer Einschränkung der geistigen Leistungsfähigkeit einhergehen, aber nicht notwendigerweise mit einer Demenz.

Tab. 1: Andere Namen und Oberbegriffe beziehungsweise fälschlicherweise benutzte Begriffe für die Alzheimer-Demenz

Andere Namen	Oberbegriffe/fälschlicherweise benutzte Begriffe
Altersdemenz	Durchblutungsstörungen des Gehirns
Altersschwachsinn	Enzephalopathie
Altersstarrsinn	Hirnleistungsstörungen
Altersverwirrtheit	Hirnorganisches Psychosyndrom (HOPS)
Chronisches Hirnversagen	Sklerose
Dementia (senilis)	Verkalkung
Präsenile Demenz	Zerebrale Insuffizienz
Progressive Demenz	Zerebralsklerose
Senile Demenz	Zerebrovaskuläre Insuffizienz
Senilität	

Wie häufig ist die Alzheimer-Demenz?

Die Alzheimer-Demenz ist eine der häufigsten, zu einer dauerhaften Behinderung führenden Krankheiten des Nervensystems im höheren Lebensalter. Bei einem Anteil der über 65-Jährigen in Deutschland und vielen anderen westlichen Industrieländern von schon jetzt fast 20 % sowie einem in den nächsten Jahrzehnten weiter steigenden Durchschnittsalter mit einer noch viel stärkeren Zunahme der sehr alten Menschen wird die Alzheimer-Demenz voraussichtlich noch häufiger werden, als sie heute schon ist. Nach Hochrechnungen wird sich die Zahl der über 65-Jährigen weltweit in den nächsten 30 Jahren etwa verdoppeln, und in Ländern der Dritten Welt wie Mexiko oder Indien mit einer bislang niedrigen Lebenserwartung wird diese Zunahme sogar noch dramatischer sein (Abb. 3a und b). Für Deutschland und andere europäische Länder lässt sich berechnen, dass demnächst in jeder dritten Familie ein älterer Angehöriger die Alzheimer-Demenz haben wird.

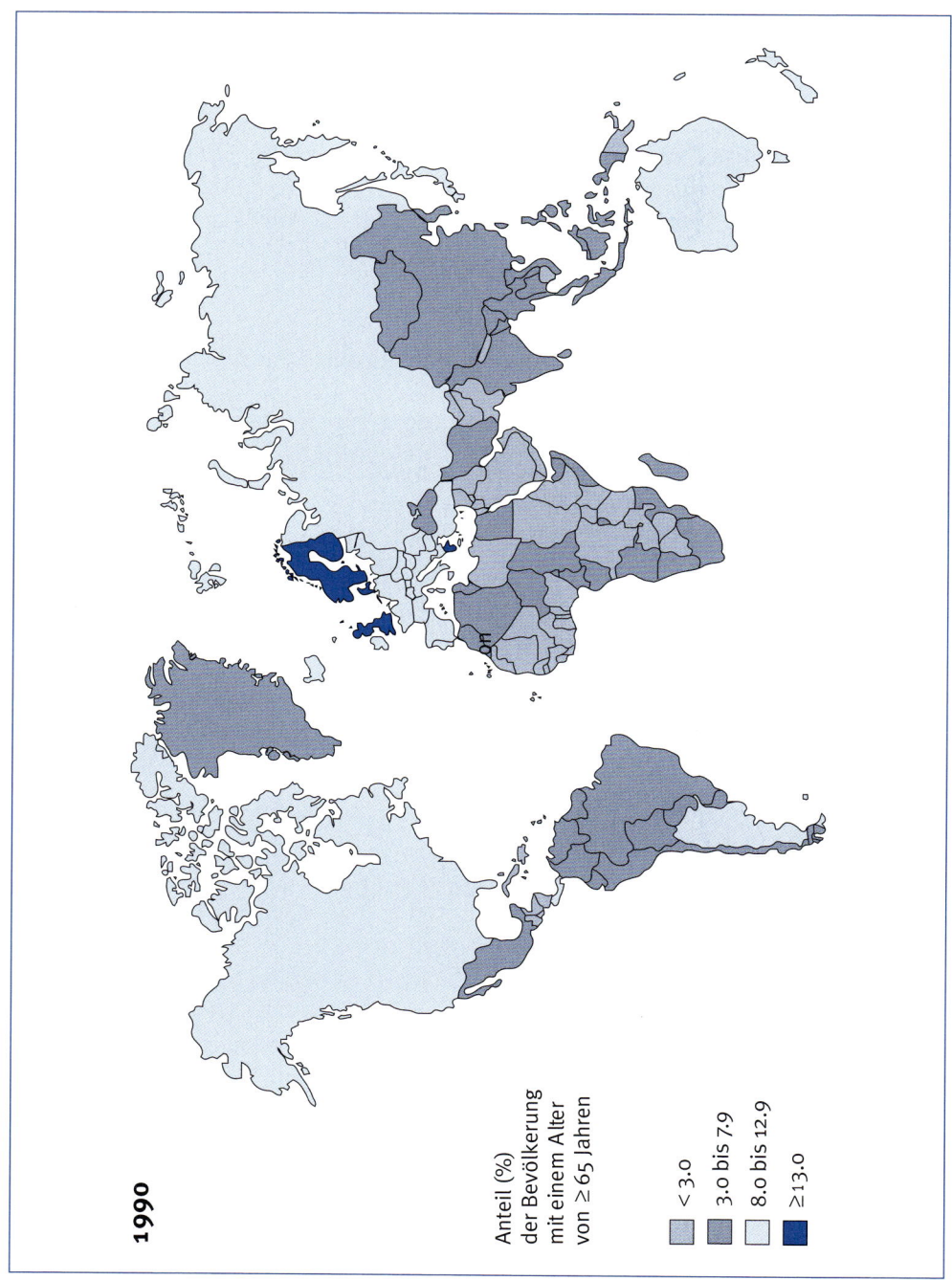

Abb. 3a und b: Verschiebung der Altersstruktur der Weltbevölkerung im Vergleich von 1990 (Abb. 3a) und 2025 (Prognose, Abb. 3b) mit einer starken Zunahme des Anteils der über 65-Jährigen.

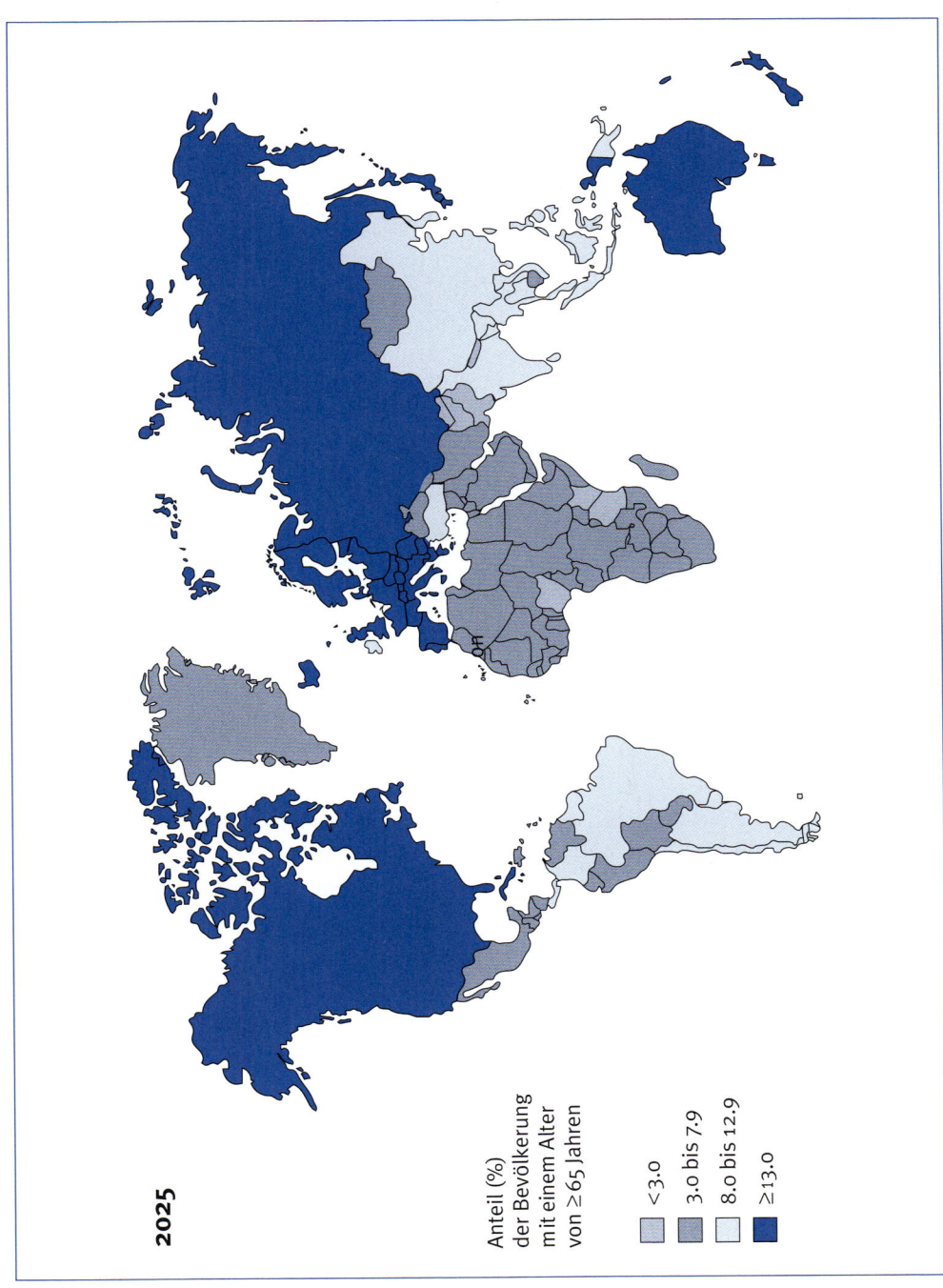

Abb. 3b

Für die Angaben zur Häufigkeit einer Krankheit gibt es verschiedene Möglichkeiten und Begriffe:

1. Die Zahl der zu einem bestimmten Zeitpunkt an einer Krankheit leidenden Menschen wird als Prävalenz bezeichnet. Sie wird sowohl durch die Krankheitsdauer bestimmt, als auch durch die Zahl an Neuerkrankungen. Die Prävalenz der Alzheimer-Demenz wird zurzeit in Deutschland auf rund 700 000 geschätzt, in Österreich auf fast 70 000 und in der Schweiz auf knapp 60 000. Das heißt, dass rund ein Prozent der Bevölkerung oder jeder hundertste Einwohner betroffen ist.

2. Die Zahl neuer Krankheitsfälle in einem bestimmten Zeitraum (meist innerhalb eines Jahres) wird als Inzidenz bezeichnet. Die Inzidenz der Alzheimer-Demenz wird in Deutschland auf über 120 000 pro Jahr geschätzt, in Österreich auf etwa 13 000 und in der Schweiz auf rund 11 000. In den nächsten Jahren wird es zu einer weiteren Zunahme kommen. Bei jeweils hunderttausend 40- bis 60-Jährigen muss mit ca. 4 Prozent Neuerkrankungen im Jahr gerechnet werden, bei den über 60-Jährigen sind es ca. 0,8–1 Prozent und bei den über 80-Jährigen etwa 3–4 Prozent, d. h. 3000 – 4000 Neuerkrankungen pro Jahr bei 100 000 Personen dieser Altersgruppe. Bei den über 75-Jährigen ist die Inzidenz der Alzheimer-Demenz höher als diejenige von Schlaganfällen.

3. Die Wahrscheinlichkeit, mit der ein Mensch überhaupt oder in einem bestimmten Lebensabschnitt eine Krankheit bekommt, wird als Morbiditätsrisiko (Erkrankungsrisiko) bezeichnet.

Nach dem 65. Lebensjahr verdoppelt es sich für die Alzheimer-Demenz rund alle fünf Jahre. Nach einer Schätzung sind knapp ein Prozent der 65- bis 69-Jährigen, zwei Prozent der 70- bis 74-Jährigen, vier Prozent der 75- bis 79-Jährigen, acht Prozent der 80- bis 84-Jährigen und rund ein Viertel der über 85-Jährigen betroffen. Nach einer anderen Berechnung beträgt das Risiko, eine Alzheimer-Demenz zu entwickeln, für jeden Menschen zwischen dem 60. und 70. Lebensjahr noch unter ein Prozent pro Jahr. Zwischen dem 70. und 80. Lebensjahr steigt das Erkrankungsrisiko dann auf anderthalb Prozent pro Jahr und jenseits des 80. Lebensjahres auf über zwei Prozent pro Jahr an.

Bei solchen statistischen Durchschnittszahlen ist aber zusätzlich zu berücksichtigen, wie es mit der geistigen Leistungsfähigkeit eines Menschen in einem bestimmten Alter aussieht. In einer amerikanischen Studie entwickelten beispielsweise nur insgesamt zwei Prozent von 80-Jährigen mit noch immer gutem Gedächtnis bei einer weiteren Langzeitbeobachtung eine Alzheimer-Demenz, während dies bei fast 30 Prozent der 70-Jährigen mit bereits bestehenden leichten Gedächtnisstörungen der Fall war.

Wann tritt die Alzheimer-Demenz auf?

Wie schon erwähnt, handelt es sich bei der Alzheimer-Demenz ebenso wie bei den anderen Demenzen um eine typische Alterskrankheit. Über 95 Prozent der Erkrankungen beginnen nach dem 65. Lebensjahr, und mit zunehmendem Alter nimmt die Häufigkeit immer stärker zu. Wenn es auch zweifellos erfreulich ist, dass immer mehr Menschen ein hohes Alter erreichen, so geht damit zwangsläufig auch eine Zunahme an Krankheiten einher, die im höheren Lebensalter vermehrt auftreten. Die immer deutlichere Umbildung der ursprünglichen Bevölkerungspyramide zu einem »Bevölkerungspilz« mit einem hohen Anteil älterer Menschen spielt dabei eine große Rolle (siehe Abb. 4 für die Entwicklung in Deutschland seit 1910).

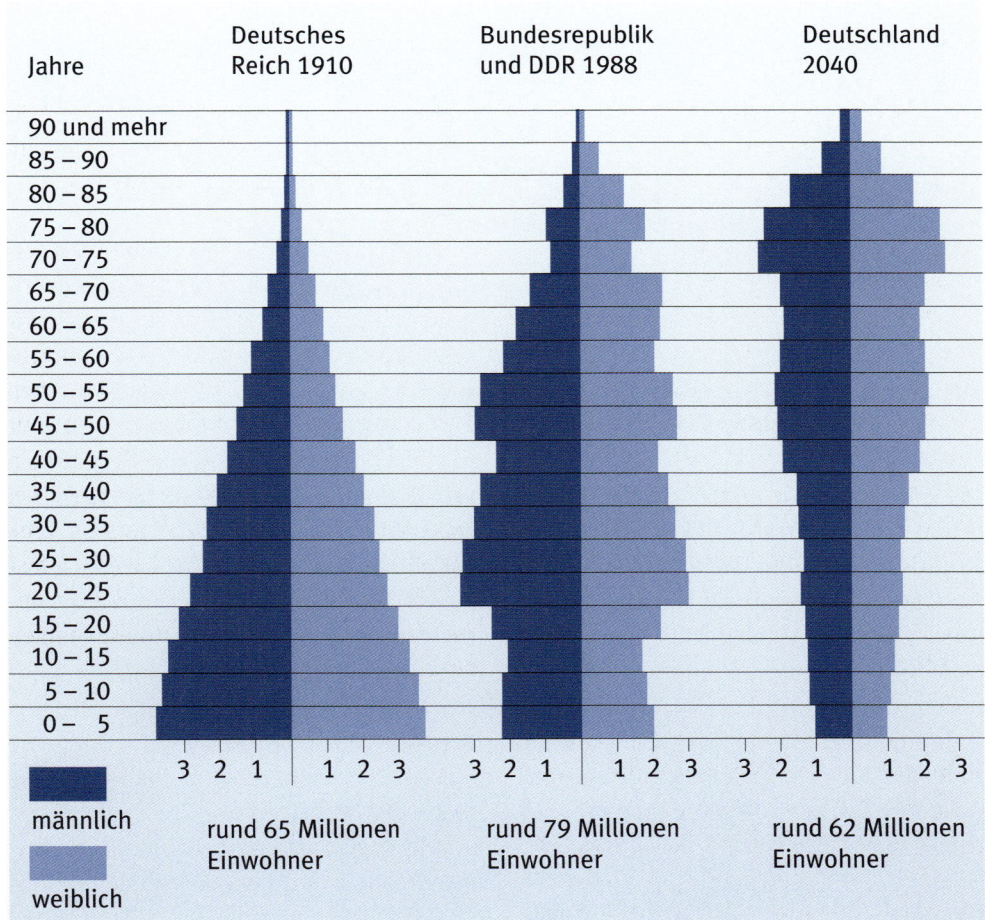

Abb. 4: Einwohnerzahl und Altersverteilung der Bevölkerung 1910 im Deutschen Reich, 1988 in der Bundesrepublik Deutschland und der früheren DDR sowie 2040 in Deutschland (Prognose).

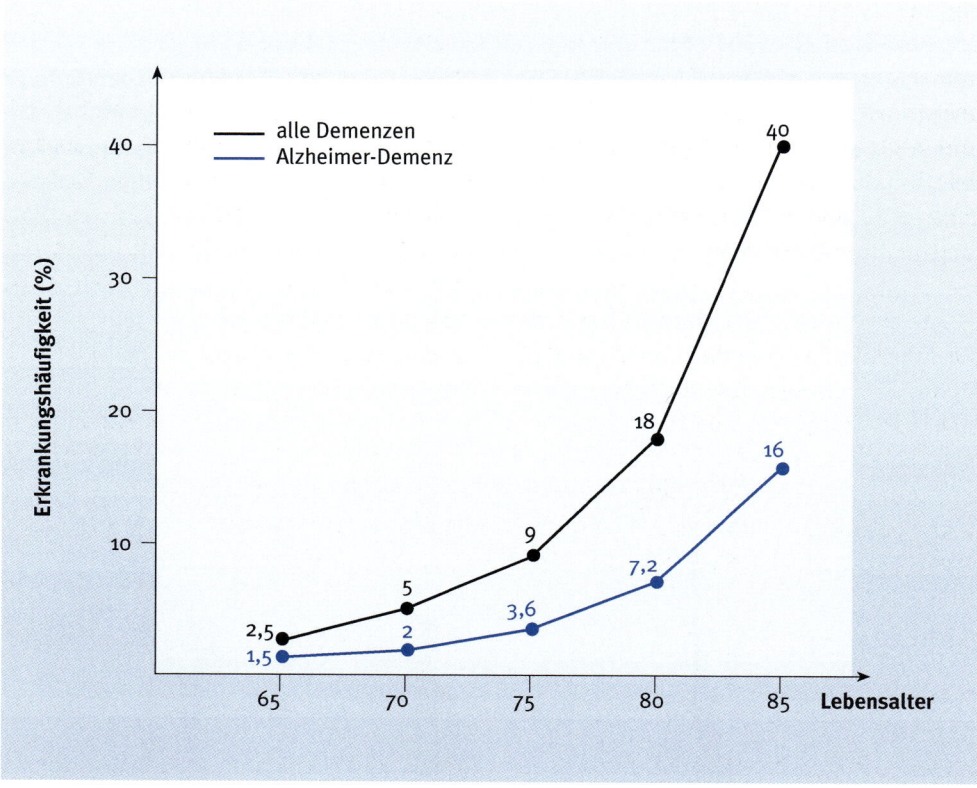

Abb. 5: Schematische Darstellung der zunehmenden Häufigkeit der Alzheimer-Demenz und sonstiger Demenzen mit steigendem Lebensalter.

Die mit dem Alter immer stärker ansteigende Erkrankungshäufigkeit (siehe Abb. 5) spricht gegen die lange Zeit vertretene Ansicht, die präsenile und senile Demenz seien zwei unterschiedliche Krankheiten (siehe S. 14). Dann wäre nämlich am ehesten sowohl ein früher Häufigkeitsgipfel – zum Beispiel um das 60. Lebensjahr herum – als auch ein später Häufigkeitsgipfel – zum Beispiel um das 80. Lebensjahr herum – zu erwarten.

Die immer stärkere Zunahme bis ins sehr hohe Lebensalter belegt, dass das Auftreten der Alzheimer-Demenz durch ein hohes Lebensalter begünstigt wird. Dies bedeutet aber nicht, dass von der Gesamtheit aller Patienten mit Alzheimer-Demenz die meisten 90 Jahre alt oder älter wären. Gleichzeitig muss nämlich berücksichtigt werden, dass der weit überwiegende Teil aller Menschen – ob ohne oder mit der Alzheimer-Demenz – noch nicht so alt wird. Durch die erhöhte Sterblichkeit alter und sehr alter Menschen an Leiden wie Krebs oder Herzinfarkt ergibt sich zurzeit für die Alzheimer-Demenz ein Häufigkeitsgipfel um das 80. Lebensjahr herum. Dieser Altersgipfel verschiebt sich aber mit dem Ansteigen des durchschnittlich erreichten Lebensalters und der Zunahme sehr alter Menschen in der Bevölkerung in den nächsten Jahren immer weiter nach oben. In England ist es beispielsweise zwischen den Jahren 1980 und 2000 nur zu einer leichten Zunahme der über 65-Jährigen in der Bevölkerung gekommen, aber nahezu zu einer Verdopplung der über 85-Jährigen.

Es gibt auch vereinzelte Hinweise, wonach die Erkrankungshäufigkeit bei sehr alten Menschen jenseits des 90. Lebensjahres nicht weiter zunimmt. Das könnte mit Befunden zusammenhängen, wonach diese sehr langlebigen Menschen meist zu einer kleineren Gruppe von 10 bis 20 Prozent der Bevölkerung zählen, die im Verlauf ihres Lebens im Gegensatz zu den meisten Menschen aufgrund erblicher Faktoren weniger Alzheimer-Veränderungen in ihrem Gehirn ablagern (siehe auch S. 80). Da es aber nur vergleichsweise wenige solcher sehr alter Menschen gibt, ist es schwer, derartige Hinweise genauer zu untersuchen. Einige Forscher vermuten dabei einen Zusammenhang mit der individuellen Apolipoproteinausstattung (siehe S. 56), indem das Vorhandensein von zwei Allelen oder »genetischen Dosen« ApoE4 (= Genotyp 4/4) in der Regel zu einem Krankheitsbeginn vor dem 70. Lebensjahr führt, der Genotyp 2/2 die beste Prognose aufweist und die Prognosen für die anderen Formen irgendwo dazwischen liegen.

Wieso haben mehr Frauen als Männer die Alzheimer-Demenz?

Frauen erreichen im Durchschnitt ein um einige Jahre höheres Lebensalter als Männer. Deshalb gibt es mehr ältere Frauen als Männer und unter den älteren Patienten mit Alzheimer-Demenz absolut gesehen mehr Frauen als Männer. Zusätzlich haben Frauen im Mittel einen etwas längeren Krankheitsverlauf. Insgesamt sind sich aber auch Fachleute noch nicht ganz einig, ob die Alzheimer-Demenz unter Berücksichtigung dieser Tatsachen bei Frauen generell häufiger ist als bei Männern oder nicht.

In einer schwedischen Untersuchung wurden fast 1500 mindestens 75-jährige, noch nicht an einer Demenz leidende Einwohner eines bestimmten Bezirks über Jahre daraufhin untersucht, bei wie vielen sich eine Alzheimer-Demenz oder sonstige Demenz entwickelt. Im Vergleich zu gleich alten Männern wurde bei Frauen sowohl häufiger allgemein eine Demenz als auch speziell eine Alzheimer-Demenz gefunden. Bei Frauen war auch bis über das 90. Lebensjahr hinaus für die Alzheimer-Demenz eine mit dem Alter immer weiter ansteigende Häufigkeit zu beobachten, was bei den Männern nicht der Fall war.

Eine französische Untersuchung beobachtete fast 3000 über 65-Jährige eines bestimmten Wohnbezirks über fünf Jahre unter dem Gesichtspunkt des Auftretens einer Alzheimer-Demenz oder anderen Demenz. Insgesamt kam es bei 190 Menschen zu einer Demenz, und 140 davon hatten die Alzheimer-Demenz. Beim Vergleich der Geschlechter ergab sich bis zum

80. Lebensjahr ein häufigeres Auftreten bei Männern, danach jedoch eine eindeutige Bevorzugung der Frauen mit einer nahezu doppelt so hohen Häufigkeit. Dieser Geschlechtsunterschied konnte inzwischen in anderen Untersuchungen mehrfach bestätigt werden.

Es hängt also offenbar in erster Linie vom Erkrankungsalter ab, ob Frauen ein erhöh-tes Erkrankungsrisiko haben oder nicht. Für diese Beobachtung spricht u. a. auch, dass bei familiären Fällen (siehe S. 51) mit Auftreten der Alzheimer-Demenz zwischen dem 50. und 70. Lebensjahr kein Geschlechtsunterschied besteht. Hier ist auch noch zu erwähnen, dass ein Östrogenmangel bei älteren Frauen nach der Menopause ein Risikofaktor für das Auftreten einer Alzheimer-Demenz sein könnte (siehe S. 68).

Wer kann die Alzheimer-Demenz bekommen, und gibt es Möglichkeiten der Früherkennung?

Jeder Mensch, der ein höheres Lebensalter erreicht, kann im Prinzip die Alzheimer-Demenz bekommen. Es ist zwar bekannt, dass Erbeinflüsse und andere Faktoren (siehe S. 62) eine Rolle spielen können, insgesamt erlaubt deren Kenntnis aber im Einzelfall keine verlässliche Vorhersage, ob jemand erkranken wird oder nicht.

Es ist bei der Alzheimer-Demenz so wie bei vielen anderen Krankheiten, bei denen man heute auch noch nicht weiß, worin im Einzelnen die Ursachen bestehen und weshalb manche Menschen sie zu einem bestimmten Zeitpunkt bekommen und andere nicht, obwohl sie beispielsweise aus derselben Familie stammen und mit denselben Ernährungsgewohnheiten und sonstigen Umwelteinflüssen aufgewachsen sind. Bei Krankheiten des Nervensystems gilt diese Feststellung zum Beispiel auch für die meisten Epilepsien, Hirntumoren, die Multiple Sklerose (MS) oder die Parkinson-Krankheit.

Für die meisten Menschen gibt es nach wie vor keine verlässlichen Methoden einer Früherkennung der Alzheimer-Demenz. In den letzten Jahren wurde zwar unter anderem herausgefunden, dass Menschen in Abhängigkeit von ihrer erblich bestimmten Ausstattung mit gewissen Transportsubstanzen für Blutfette (sogenannte Lipoproteine, speziell das Apolipoprotein; siehe auch S. 56) rechnerisch ein sehr stark erhöhtes Erkrankungsrisiko haben, und diese genetischen Merkmale können auch schon bei Kindern und Jugendlichen durch eine Blutuntersuchung nachgewiesen werden. Selbst von den theoretisch am meisten gefährdeten Menschen erkrankt aber nur ein Teil, sodass zurzeit eine Bestimmung dieser Merkmale in jungen Jahren eher verunsichert als hilfreich ist. Selbst wenn diese Untersuchung etwa erst im 65. Lebensjahr durchgeführt wird, ist ihre Vorhersagekraft für den Einzelfall sehr begrenzt.

Eine mögliche Ausnahme von dieser allgemeinen Einschätzung besteht bei den seltenen Formen einer früh, das heißt vor dem 60. Lebensjahr beginnenden familiären Alzheimer-Demenz mit eindeutig genetischer Ursache (siehe auch S. 68). Hier kann eine genetische Untersuchung der Präsenilin- und Amyloidvorläuferprotein-Gene genau vorhersagen, ob es zu einer Alzheimer-Demenz kommen wird. Von diesen genetischen Mutationen sind aber nur wenige Familien weltweit betroffen. Unter anderem lässt sich dann auch eine Veränderung des krankhaften veränderten Amyloid-Beta-Proteins im Liquor (Nervenwasser) nachweisen (siehe auch S. 150). Auch bei der früh beginnenden familiären Form ist eine Vorhersage der Erkrankung für noch Gesunde zumindest derzeit aber eher eine Belastung als eine Hilfe.

Eine Früherkennung der Alzheimer-Demenz wäre nur dann wirklich nützlich, wenn sie erstens höchst zuverlässig wäre und zweitens Maßnahmen ermöglichen würde, welche die Entwicklung der Demenz verzögern oder die Symptome nachhaltig verringern. Beides ist jetzt und auf absehbare Zeit aber noch nicht der Fall. Insofern ist es eigentlich keinem Menschen wirklich zu wünschen, dass er im Voraus weiß, ob und gegebenenfalls in welchem Alter er die Alzheimer-Demenz bekommen wird.

Welche bekannten Menschen hatten die Alzheimer-Demenz?

Nachdem die Alzheimer-Demenz wegen der im Vordergrund stehenden Zeichen eines geistigen Abbaus und Kontrollverlustes nach wie vor noch nicht zu den Krankheiten gehört, über die in der Öffentlichkeit gerne und ohne Vorurteile gesprochen wird, verwundert es nicht, dass auch nur selten bekannt wird, wenn Politiker, Schauspieler oder sonstige im öffentlichen Leben stehende bekannte Menschen betroffen sind.

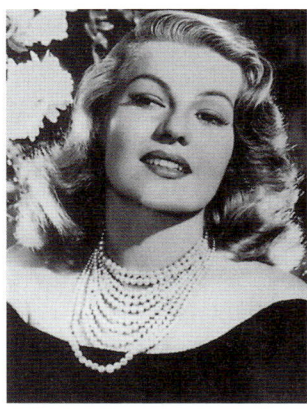 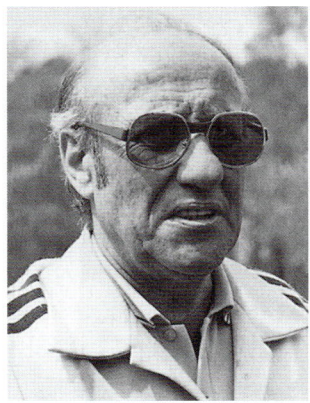 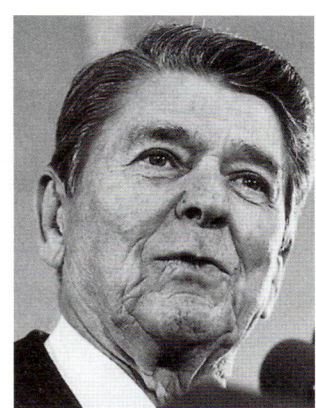

Abb. 6: Rita Hayworth   Abb. 7: Helmut Schön   Abb. 8: Ronald Reagan

25

Immanuel Kant litt in seinen letzten Lebensjahren unter Symptomen, die typisch für eine Alzheimer-Demenz sind. Die in den 40er- und 50er-Jahren berühmt gewordene amerikanische Filmschauspielerin Rita Hayworth (1918–1987; Abb. 6) war eine der ersten bekannten Personen, bei der eine Alzheimer-Demenz vermutet wurde. Allerdings wurde die eindeutige Diagnose erst recht spät gestellt, nachdem man ihren geistigen und körperlichen Abbau längere Zeit mit Alkohol und der Einnahme von Tabletten in Zusammenhang gebracht hatte.

Heute ist auch bekannt, dass Herbert Wehner (1906–1990), einer der bekanntesten deutschen Politiker der 60er- und 70er-Jahre und langjähriger Vorsitzender der SPD-Bundestagsfraktion, die Alzheimer-Demenz hatte. Gleiches gilt für Helmut Schön (1915–1996, Abb. 7), den Bundestrainer der Deutschen Fußballnationalmannschaft von 1964 bis 1978. Auch der bekannte Geiger Helmut Zacharias (1920–2002) litt an der Alzheimer-Demenz.

Der frühere amerikanische Präsident Ronald Reagan (1911–2004; Abb. 8) ist die erste bekannte Persönlichkeit, die sich selbst öffentlich zu einer Alzheimer-Demenz bekannte. Nachdem seine Ärzte bei ihm diese Diagnose gestellt hatten, veröffentlichte er im November 1994 den folgenden Brief:

Liebe Landsleute

Vor Kurzem habe ich erfahren, dass ich, wie Millionen anderer Amerikaner, an der Alzheimer-Demenz leide. (Meine Frau) Nancy und ich mussten uns entscheiden, ob wir diese Tatsache als private Angelegenheit betrachten oder sie in der Öffentlichkeit bekannt machen sollten.

Als Nancy vor einigen Jahren an Brustkrebs litt und ich mich einer Krebsoperation unterziehen musste, hat dank unserer offenen Bekanntgabe in der Bevölkerung eine Bewusstseinsbildung stattgefunden. Die Zahl der Krebs-Vorsorgeuntersuchungen ist beträchtlich angestiegen. Viele Menschen konnten in einem Frühstadium behandelt werden und anschließend ein normales, gesundes Leben führen.

Aufgrund dieser Erfahrung verspüren wir auch heute das Bedürfnis, Ihnen die Nachricht meiner Erkrankung mitzuteilen. Wir hoffen, dass dadurch die Alzheimer-Demenz bekannter wird und das Verständnis für die Betroffenen und ihre Familien wächst. Im Moment fühle ich mich sehr gut. Ich beabsichtige, die Jahre, die mir Gott auf dieser Erde noch schenkt, so zu gestalten wie bisher. Ich werde weiterhin mit meiner geliebten Nancy und meiner Familie zusammenleben, viel Zeit in der freien Natur verbringen und den Kontakt zu meinen Freunden und Anhängern aufrechterhalten.

Je weiter die Alzheimer-Demenz fortschreitet, desto schwerer wird die Bürde für die Familie der Patienten. Ich wünschte mir nur, ich könnte Nancy diese schmerzliche

Erfahrung ersparen. Mit Ihrer Unterstützung wird sie ihr Schicksal jedoch voller Mut und Vertrauen tragen.

Liebe Landsleute, ich danke Ihnen für die große Ehre, die mir zuteil wurde, Ihnen als Präsident dienen zu dürfen. Wenn der Tag kommt, an dem Gott mich zu sich ruft, gehe ich mit inniger Liebe zu diesem Land und einem unerschütterlichen Glauben an seine Zukunft.

Ich beginne nun die Reise, die mich zum Sonnenuntergang meines Lebens führt, in der Gewissheit, dass über Amerika immer wieder ein strahlender Morgen heraufdämmern wird.

Dank, meine Freunde, Gott segne Sie!   *Ronald Reagan*

Es wäre sicher sehr gut für das öffentliche Bewusstsein und die Einstellung gegenüber Patienten mit Alzheimer-Demenz und ihren Angehörigen, wenn sich auch in Deutschland, Österreich und der Schweiz mehr bekannte Persönlichkeiten derart offen zu ihrer Erkrankung bekennen.

Abgrenzung von anderen Störungen und Krankheiten

Was sind Hirnleistungsstörungen, und was ist ein hirnorganisches Psychosyndrom?

Beide bereits früher als Oberbegriffe erwähnten Ausdrücke (siehe Tab. 1, S. 17) sind ungenaue Sammelbegriffe für Störungen und Krankheiten des Gehirns, hinter denen sich sowohl die Alzheimer-Demenz als auch andere Krankheiten verbergen können. Solche überholten und weitgehend nichtssagenden Bezeichnungen werden leider nach wie vor häufig mit der Diagnose einer bestimmten Krankheit verwechselt. Auch griffige Abkürzungen wie HOPS für hirnorganisches Psychosyndrom oder POS für psychoorganisches Syndrom tragen nicht zu einer Klärung bei.

Als Hirnleistungsstörungen werden üblicherweise alle Schweregrade von Einschränkungen oder Störungen der geistigen Leistungsfähigkeit zusammengefasst. Leichte und mittelschwere Störungen bezeichnen dabei oft Vorstufen einer Demenz. Allerdings sind die Grenzen sehr unscharf, und diese Unterteilung ist auch nicht allgemein anerkannt. Ausdrücke wie hirnorganisches Psychosyndrom oder psychoorganisches Syndrom besagen nur, dass psychische und andere Störungen aufgrund einer internistischen oder Gehirnerkrankung vorliegen.

Vor allem sind die Bezeichnungen Hirnleistungsstörung, hirnorganisches Psy-chosyndrom oder psychoorganisches Syndrom viel zu allgemein. Außerdem legen sie nahe, die verschiedenen möglichen Störungen bildeten ein mehr oder weniger einheitliches Syndrom, also eine Verbindung von zusammengehörenden Krankheitszeichen, und müssten nicht weiter voneinander abgegrenzt werden. Bei der Alzheimer-Demenz handelt es sich zwar um eine solche Kombination von Hirnveränderungen und Leistungsstörungen, dennoch wird diese oberflächliche Einordnung alleine der Krankheit nicht gerecht.

Die Begriffe Hirnleistungsstörungen, hirnorganisches Psychosyndrom oder psychoorganisches Syndrom umschreiben lediglich die wichtigsten Beschwerden verschiedener Krankheiten, ohne dass Aussagen über die zugrunde liegenden Ursachen oder den zu erwartenden Krankheitsverlauf gemacht werden. Sie sind ebenso ungenau und entbehrlich wie Krankheitsbezeichnungen in Art von Schulter-Arm-Syndrom oder Leberfunktionsstörung. Auch dabei handelt es sich um keine Krankheiten im eigentlichen Sinn, und es wird nichts darüber ausgesagt, ob ein Schulter-Arm-Schmerz auf einem Bandscheibenvorfall im Bereich der Halswirbelsäule oder einem Sturz auf die Schulter beruht, beziehungsweise ob eine

Leberfunktionsstörung beispielsweise auf eine abgelaufene Entzündung der Leber oder einen Alkoholmissbrauch zurückzuführen ist. Nur wenn dies bekannt ist, ist aber eine angemessene Beurteilung des weiteren Beschwerdeverlaufs und gegebenenfalls auch eine Behandlung möglich.

Was ist eine Bewusstseinsstörung?

Obwohl jeder von uns häufig davon spricht, es sei ihm etwas bewusst gewesen oder auch nicht, ist es gar nicht so einfach, das Bewusstsein genau zu definieren. Bewusstsein hat etwas mit Wachheit und klarem Wahrnehmungsvermögen zu tun, und unter Bewusstlosigkeit wird meist ein krankhafter Zustand wie nach einer schwereren Kopfverletzung verstanden. Genau genommen tragen zu unserem Bewusstsein aber viele unterschiedliche Faktoren bei, so zum Beispiel die bereits erwähnte Wachheit. Im Schlaf sind wir alle ohne klares Bewusstsein, dennoch handelt es sich um einen normalen Zustand, der von alleine vorübergeht und aus dem wir auch erweckbar sind.

Es hat sich bewährt, bei der Beurteilung des Bewusstseins mehrere Merkmale oder Zustandsformen getrennt voneinander zu bewerten. Neben der Wachheit oder Erweckbarkeit spielen dabei das Bewusstseinsniveau und die Bewusstseinsinhalte eine Rolle. Das Bewusstseinsniveau reicht von der völligen Bewusstlosigkeit (dem Koma) über verschiedene Schweregrade einer Benommenheit und Verlangsamung bis zum »klaren« Bewusstsein. Unter normalen Bewusstseinsinhalten wird die Übereinstimmung von Erleben, Gedächtnis, Gefühlen und der Orientierung (siehe S. 109) zur Person, zum Ort und zur Zeit verstanden.

Bei der Alzheimer-Demenz sind die beiden ersten Bereiche des Bewusstseins, also die »Erweckbarkeit« und das Bewusstseinsniveau, zumindest anfänglich nicht beeinträchtigt, während die Bewusstseinsinhalte sehr früh gestört sind. Immer dann, wenn gleichzeitig eine Bewusstseinsstörung mit Störung der Erweckbarkeit oder des Bewusstseinsniveaus vorliegt, kann eine bestehende Demenz allenfalls vermutet werden. Auf der anderen Seite kommt es schon früh zu einer Störung der Bewusstseinsinhalte in der Weise, dass Erleben, Gedächtnis, Gefühle und die Orientierung nur noch teilweise miteinander übereinstimmen. Gerade Erlebtes wird nicht mehr mit den dazu passenden Erinnerungen in Verbindung gebracht, Verwechslungen führen zu unpassenden Gefühlsreaktionen, und die Kranken haben zunehmend Schwierigkeiten, zuvor absolut problemlose Situationen zu bewältigen.

Was ist ein Verwirrtheitszustand?

Als Verwirrtheitszustand (= Delir) werden verschiedene Formen einer Bewusstseinsstörung zusammengefasst, die nur vorübergehend oder auch länger dauernd vorhanden sein können (Tab. 2). Verwirrtheitszustände können auch bei einer Demenz vorkommen, sind jedoch nicht damit gleichzusetzen und treten auch unabhängig davon, zum Beispiel bei fieberhaften Infekten, sehr hohen oder sehr niedrigen Blutzuckerwerten oder Herzrhythmusstörungen mit einer dadurch verursachten Mangeldurchblutung des Gehirns vor. Nicht jeder Verwirrte ist dement, und nicht jeder Kranke mit einer beginnenden Demenz ist verwirrt.

Bei Verwirrtheitszuständen ist in erster Linie die Orientierung (siehe S. 109) gestört. Daneben bestehen typischerweise auch Störungen der Aufmerksamkeit, der Auffassung, des zusammenhängenden Denkens und des Gedächtnisses. Die Betroffenen wirken rat- und hilflos oder auch unruhig und überempfindlich. Sie können sowohl völlig passiv als auch übermäßig aktiv sein, gelegentlich kommt es auch zu aggressiven Ausbrüchen. Bei vorübergehenden Verwirrtheitszuständen sind die Betroffenen nur für Stunden bis Tage durcheinander und können Sinneseindrücke nicht mehr richtig zuordnen. Nach Abklingen des Verwirrtheitszustands haben sie dafür meist eine Erinnerungslücke. Chronische, dauerhafte Verwirrtheitszustände sind häufig Ausdruck einer demenziellen Grunderkrankung.

Verwirrtheitszustände können bei der Alzheimer-Demenz in verschiedenen Phasen als Begleiterscheinung auftreten. Häufige Auslöser in frühen bis mittleren Phasen sind zum Beispiel neben fieberhaften Infekten plötzliche Umstellungen der Lebensgewohnheiten durch Einweisungen in ein Krankenhaus oder Pflegeheim, Reisen an fremde Orte oder andere überraschend auftretende, unbekannte Situationen. Daneben können sehr viele Medikamente einschließlich Herz-Kreislaufmittel, Psychopharmaka und Schmerzmittel ursächlich verantwortlich sein (siehe auch S. 187). In späten Phasen sind die meisten Patienten mit Alzheimer-Demenz verwirrt.

Tab. 2: Vorübergehende und chronisch lang anhaltende Verwirrtheitszustände

akut (vorübergehend)	zum Beispiel bei – Fieber, – sehr hohem Blutzucker, – Alkoholrausch und -entzug (siehe auch nächster Abschnitt)
chronisch (lang anhaltend)	etwa bei fortgeschrittener Demenz, zum Beispiel Alzheimer-Demenz

Was ist ein Delir, und wie unterscheidet es sich von der Alzheimer-Demenz?

Ein Delir ist eine plötzlich eintretende und vorübergehende Bewusstseinsstörung mit Sinnestäuschungen, Unruhe und anderen körperlichen Beschwerden. Dieser akute Verwirrtheitszustand tritt am häufigsten bei Alkoholkranken in der Entzugsphase auf, daneben aber auch bei vielen anderen Krankheiten wie Leber- und Nierenversagen, Unterzuckerung, der Demenz mit Lewy-Körperchen (siehe S. 40) oder auch – meist als Nebenwirkung von Medikamenten – bei der Alzheimer-Demenz. Die Aufmerksamkeit ist meist stark vermindert beziehungsweise rasch wechselnd, weshalb die Betroffenen meist nicht in der Lage sind, kurze Wortlisten oder Zahlenreihen zu wiederholen.

Die Bewusstseinsstörung im Rahmen eines Delirs ist nicht notwendigerweise durch eine Verminderung der Wachheit (der sogenannten Vigilität), sondern durch eine Veränderung in der Klarheit der Wahrnehmung gekennzeichnet. Die Bewusstseinslage kann sowohl angehoben (übersteigerte Wachheit oder Hypervigilität) als auch vermindert sein (Schläfrigkeit oder Somnolenz). Die Kranken sind oft unruhig und verkennen aufgrund von Trugwahrnehmungen und anderen Sinnestäuschungen ihre Situation. Es kann auch zu aggressivem Verhalten kommen, zum Beispiel weil Angehörige nicht erkannt und als vermeintlich Fremde betrachtet werden. Für die Zeit des Delirs besteht hinterher eine Erinnerungslücke (Amnesie, siehe auch S. 96). Zu den wichtigsten Unterschieden im Vergleich zur Alzheimer-Demenz siehe Tabelle 3.

Was ist eine primäre oder primär degenerative Demenz?

Primär bedeutet »von Anfang an, anfänglich, zu Beginn, ursprünglich, übergeordnet«. Degenerativ bedeutet mit einem Untergang oder einem Abbau von Zellbestandteilen, Zellen oder Organen und deswegen mit Fehlfunktionen oder einem Funktionsverlust einhergehend. Entsprechend ist eine primäre oder primär degenerative Demenz eine Demenz aufgrund eines Verlustes von Nervenzellen des Gehirns, die ursächlich in sich begründet ist. Es wird also eine im Gehirn selbst liegende Ursache angenommen. Sekundäre Demenzen (siehe nächster Abschnitt) werden demgegenüber durch Krankheitsprozesse verursacht, die außerhalb des Gehirns liegen und dieses nur sekundär (in zweiter Linie) in Mitleidenschaft ziehen.

Eine weitere Unterscheidungsmöglichkeit bezieht sich darauf, dass bei primären oder primär degenerativen Demenzen der geistige Abbau führendes Krankheitszeichen und nicht Folge anderer, im Prinzip behandelbarer oder sogar heilbarer Krankheiten ist.

Tab. 3: Unterschiede zwischen der Alzheimer-Demenz und einem Delir

	Alzheimer-Demenz	Delir
Alter	meist ab 7. Jahrzehnt	jedes Alter
Beginn	langsam, allmählich, über Monate bis Jahre	meist plötzlich (oft nachts), Stunden bis Tagen
Dauer	Jahre	Stunden bis Tage
Verlauf	recht stabil	stark schwankend, Verschlimmerung nachts
Denken	erschwert, verlangsamt unzusammenhängend,	sprunghaft
Gedächtnis	Neu- und Alt- gedächtnis gestört	besonders Kurzzeit- gedächtnis gestört
Sprache	eher verminderte Sprachproduktion	oft vermehrte Sprach- produktion, aber weitschweifig und ohne Zusammenhang
Trugwahrnehmungen (Halluzinationen) und Wahnphänomene	wenig und eher spät, dann anhaltend häufige Themen: Bestehlung, Fremde im Haus	sehr oft, flüchtig, besonders optisch oder akustisch häufiges Thema: Verfolgung
Aufmerksamkeit	relativ normal	deutlich vermindert, rasch wechselnd
Gefühlslage	eher depressiv	eher ängstlich
Motorik	normal oder verlangsamt	unruhig, zittrig
Orientierung	spät gestört	früh gestört
Schlaf-Wach- Rhythmus	Tag-Nacht-Umkehr (spät)	starke Schwankungen von Stunde zu Stunde

Die wichtigsten Formen primär degenerativer Demenzen sind die Alzheimer-Demenz, die Demenz bei Demenz mit Lewy-Körperchen (siehe S. 40), die frontotemporale Demenz (siehe S. 42) und die bei vergleichsweise jüngeren Menschen vorkommende Pick-Krankheit (siehe S. 43). Außerdem werden auch die Demenzen bei der erblichen Chorea Huntington (dem »Veitstanz«), der Parkinson-Krankheit und einigen anderen seltenen Krankheiten zur Gruppe der primär degenerativen Demenzen gezählt. Weil bei diesen zuletzt genannten Krankheiten aber meist nicht die Demenz, sondern andere körperliche Krankheitszeichen im Vordergrund des Beschwerdebilds stehen, lassen sie sich meist leicht abgrenzen und werden hier nicht weiter besprochen.

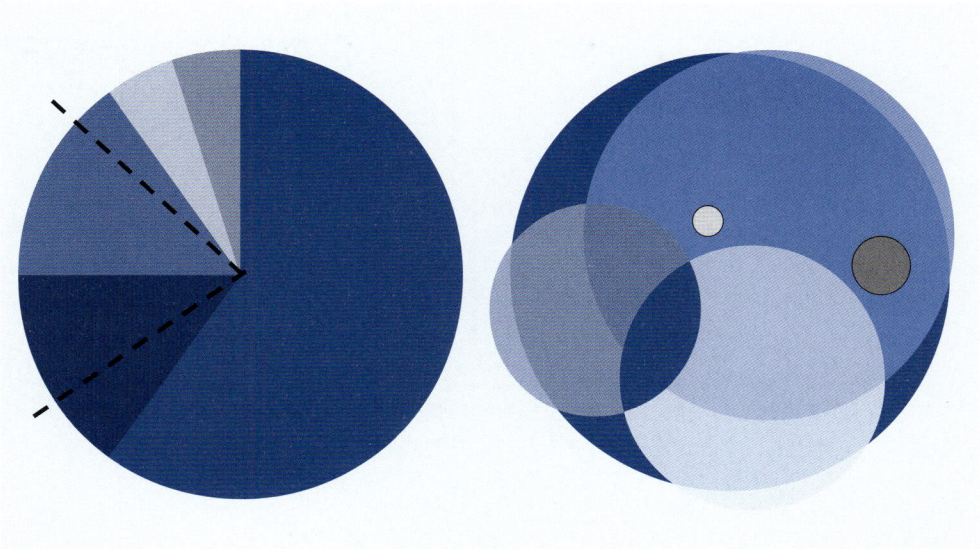

Abb. 9: Die konventionelle Vorstellung scharf voneinander abgegrenzter Hirnerkrankungen, die auch im Alter zu unterschiedlichen Demenzformen führen (Tortendiagramm links), entspricht nicht den natürlichen Verhältnissen. Tatsächlich finden sich bei alten dementen Menschen fast immer Alzheimer-Veränderungen, die von anderen Veränderungen, z. B. der Hirngefäße, überlagert werden.

Was ist eine sekundäre Demenz?

Eine sekundäre Demenz ist Folge einer anderen, behandelbaren oder sogar heilbaren Krankheit. Wie schon im vorletzten Abschnitt betont wurde, ist eine Demenz kein Merkmal einer bestimmten Krankheit, sondern ein vieldeutiges Zeichen sehr unterschiedlicher Erkrankungen, die zu einer Störung der Funktion von Nervenzellen im Gehirn führen. Dabei werden bevorzugt die für die Informationsverarbeitung beziehungsweise das Denken zuständigen Zellen geschädigt. Dies führt bei der Alzheimer-Demenz zuerst zu einer Verlangsamung und später zu einem weitgehenden Verlust der geistigen Leistungsfähigkeit.

Es gibt weit über 100 verschiedene Krankheiten, die mit einer Demenz einhergehen können. Viele davon sind allerdings für sich genommen sehr selten. Die wichtigsten Ursachen für eine Demenz im mittleren bis höheren Lebensalter sind in Tabelle 4 zusammengestellt. Bei Verdacht auf eine Alzheimer-Demenz muss stets an diese Möglichkeiten gedacht werden. Seltene Ursachen sind beispielsweise andere Krankheiten mit begleitender Demenz wie die Chorea oder Huntington-Krankheit sowie die Creutzfeldt-Jakob-Krankheit (siehe auch S. 48).

Im Unterschied zu den in der Tabelle 4 aufgeführten Krankheiten ist die Demenz bei der Alzheimer-Demenz das einzige oder zumindest ganz im Vordergrund stehende Krankheitszeichen. Bei fast allen anderen Krankheiten ist die Demenz mit anderen körperlichen oder seelischen Beschwerden verbunden. Krankheiten, bei deren Behandlung es zu einer Rückbildung der Demenz kommen kann, werden im nächsten Abschnitt besprochen.

Tab. 4: Häufigere Ursachen für eine sekundäre Demenz im mittleren bis höheren Lebensalter sowie andere Krankheiten, die eine Demenz verursachen oder vortäuschen können

Krankheit	Bemerkungen
Gefäßkrankheiten	▌ Vaskuläre Demenzen, früher auch als Multi-Infarkt-Demenz bezeichnet (oft zusätzliche neurologische Ausfälle wie Lähmungen, Gesichtsfeldausfälle, Gefühlsstörungen usw.) ▌ Lues (Syphilis) mit Schädigung der Hirngefäße
»Normaldruck«-Hydrozephalus	Störung der Verteilung des Nervenwassers im Kopf mit Aufweitung der Hirnkammern. Meist bald gleichzeitiges Auftreten von Gangstörungen und Harninkontinenz (bei Alzheimer-Demenz meist erst spät!)
Parkinson-Krankheit	Gleichzeitig typische Zeichen dieser Krankheit (verminderte Beweglichkeit, erhöhte Muskelspannung, Ruhezittern)
Tumoren und andere Raumforderungen	▌ Hirntumoren (einige Formen sind im höheren Lebensalter häufig) ▌ Tochtergeschwülste (Metastasen) von z. B. Lungen- oder Brustkrebs ▌ Chronisches Subduralhämatom (Blutung zwischen der Innenseite der Schädelknochen und dem Gehirn)
Kopfverletzungen	Sogenannte Boxer-Demenz nach jahrelangen »Mikro«-Traumen des Gehirns, aber auch nach einmaligen schweren Verletzungen
Autoimmun-Krankheiten	z. B. Multiple Sklerose (MS) oder systemischer Lupus erythematodes (SLE)
Entzündliche Krankheiten	▌ HIV-Infektion (AIDS) mit Beteiligung des Nervensystems ▌ Tuberkulose ▌ Toxoplasmose ▌ Whipple-Krankheit ▌ Progressive multifokale Leukoenzephalopathie

Wann kann es durch eine Behandlung zur Rückbildung einer Demenz kommen?

Auch wenn die einer Demenz zugrunde liegende Krankheit behandelbar ist, bedeutet dies nicht, dass es dadurch zu einer völligen oder zumindest weitgehenden Rückbildung kommt. Dies ist bedauerlicherweise die Ausnahme und nur vergleichsweise selten möglich. Seit Einführung der Computer- und Magnetresonanztomographie (siehe S. 144) in den 70er- und 80er-Jahren werden allerdings viele behandelbare oder erst in fortgeschrittenen Stadien zu einer Demenz führende Krankheiten erfreulicherweise sehr früh erkannt.

Eine durch eine Depression nur vorgetäuschte »Pseudodemenz« (siehe S. 44) ist besonders gut rückbildungsfähig. Daneben bestehen die häufigsten Ursachen von rückbildungsfähigen Demenzen neben Stoffwechselstörungen einschließlich Hormon- und Elektrolytstörungen und Vitaminmangelzuständen in Nebenwirkungen von Medikamenten (siehe Tab. 41, S. 188) oder Vergiftungen (siehe Tab. 42, S. 189). Tabelle 5 gibt einen Überblick.

Tab. 5: Ursachen für eine rückbildungsfähige Demenz

Krankheit/Störung	Bemerkungen
Blutkrankheiten	z. B. Polyzythämie, Hyperlipidämie, Hyperfibrinogenämie, Hyperhomozysteinämie
Leberkrankheit	hepatische (Leber-)Enzephalopathie, u.U. mit Erhöhung des Ammoniaks
Nierenkrankheit	▮ Nieren-(nephrogene)Enzephalopathie ▮ Dialyse-Enzephalopathie (meist nur teilweise rückbildungsfähig)
Schilddrüsenkrankheiten	▮ Unterfunktion (im Vergleich zu Patienten mit Alzheimer-Demenz meist weniger wache und aktive Kranke) ▮ Überfunktion
Nebenschilddrüsenkrankheiten	▮ Unterfunktion (Hypoparathyreoidismus) ▮ Überfunktion (Hyperparathyreoidismus)
Vitaminmangel	Vitamin B_1 Vitamin B_6 Vitamin B_{12}
Folsäuremangel	Rückbildung durch Gabe von Folsäure
Chronische Vergiftungen	z. B. durch Alkohol, Drogen oder auch durch eine Vielzahl von Medikamenten sowie Metalle und Lösungsmittel

Was ist eine kortikale und was ist eine subkortikale Demenz?

Eine kortikale Demenz ist eine Demenz aufgrund von Veränderungen in der Hirnrinde (lateinisch: Cortex cerebri); dementsprechend geht eine subkortikale Demenz auf Veränderungen unterhalb der Hirnrinde oder in tiefer liegenden Hirnabschnitten zurück. Wegen zahlreicher Misch- und Übergangsformen ist die Unterscheidung der Demenzen nach ihrer kortikalen oder subkortikalen Verteilung ähnlich problematisch wie die Unterscheidung primärer und sekundärer Demenzen. Bei fast allen Denkvorgängen kommt es im Gehirn ohnehin zu einer Beteiligung sowohl kortikaler als auch subkortikaler Strukturen. Dennoch sollen diese Begriffe und Denkmodelle hier kurz erläutert werden, weil sie immer wieder erwähnt werden und von der systematischen Einteilung her auch einige Vorteile bieten.

Bei den subkortikalen Demenzen stehen neben der Vergesslichkeit meist Persönlichkeitsveränderungen mit Verlust der Spontaneität beziehungsweise Antriebsmangel oder auch vermehrter Reizbarkeit im Vordergrund. Die geistigen Abläufe sind allgemein verlangsamt, während umschriebene Ausfälle oft fehlen. Mischformen mit sowohl kortikaler als auch subkortikaler Beteiligung sind die vaskulären Demenzen, infektiöse (erregerbedingte), toxische (durch Gifte bedingte) oder metabolische (durch Stoffwechselvorgänge bedingte) Demenzen. In den Tabellen 6 und 7 sind die wichtigsten kortikalen und subkortikalen Demenzformen sowie die entsprechenden Unterscheidungsmerkmale zusammengestellt.

Was sind vaskuläre Demenzen, und wie unterscheiden sie sich von der Alzheimer-Demenz?

Vaskulär heißt gefäß- oder durchblutungsbedingt. Vaskuläre Demenzen treten aufgrund von Durchblutungsstörungen des Gehirns auf. Die Vorstellung von arteriosklerotisch bedingten Durchblutungsstörungen oder einer »Arterienverkalkung« wurde bis vor einiger Zeit als häufigste Demenzursache überhaupt angesehen. Inzwischen weiß man, dass Durchblutungsstörungen des Gehirns alleine nur dann zu einer Demenz führen, wenn sie für das Gedächtnis und andere »höhere« Hirnleistungen wichtige Teile betreffen und dauerhaft

schädigen. Darüber hinaus hat ein nennenswerter Teil der Menschen, bei denen eine Demenz sich nach einem Schlaganfall erstmals deutlicher bemerkbar macht, bei genauer Betrachtung auch schon vorher Hinweise auf eine verminderte geistige Leistungsfähigkeit gehabt.

Früher wurde vermutet, dass vaskuläre Demenzen immer auf wiederholten, kleineren Schlaganfällen beruhen, weshalb auch von einer Multi-Infarkt-Demenz (MID) gesprochen wurde. Ein Infarkt ist

Tab. 6: Die wichtigsten kortikalen und subkortikalen Demenzformen sowie Mischformen

Kortikal	Subkortikal	Mischformen
Alzheimer-Demenz	Parkinson-Krankheit	Demenz mit Lewy-Körperchen
Demenz mit Lewy-Körperchen	Chorea Huntington	Vaskuläre Demenzen
Frontotemporale Demenz	Progressive supranukleäre Blicklähmung	Entzündliche Demenz
Pick-Krankheit	Wilson-Krankheit	Toxische und metabolische Enzephalopathie
	Normaldruckhydrozephalus	Hirntumor
	Multiple Sklerose (MS)	Zustand nach Hirntrauma
	AIDS-Enzephalopathie	Zustand nach schwerem Sauerstoffmangel des Gehirns
	Subkortikale arteriosklerotische Enzephalopathie (SAE)	Vitaminmangel

Tab. 7: Unterscheidungsmerkmale kortikaler und subkortikaler Demenzen (nach Cummings und Benson)

	Kortikale Demenz	Subkortikale Demenz
Sprache	häufig Aphasie Aussprache normal	selten Aphasie Aussprache leise, verlangsamt
Sonstige kognitive Funktionen	häufig qualitativ gestört: ▪ Urteilsvermögen ▪ Orientierung ▪ Rechnen etc.	meist in erster Linie quantitativ gestört, d. h.: ▪ verlangsamt, umständlich ▪ bruchstückhaft
Gedächtnis	eher Lernstörung	eher »Abrufstörung«
Körperhaltung	zu Beginn normal	oft gestört (z. B. gebeugt)
Gang	zu Beginn normal	oft gestört (z. B. kleinschrittig, breitbeinig oder »unsicher«)
Bewegungen	zu Beginn normal	oft gestört (z. B. Zittern oder andere unwillkürliche Bewegungen)

das teilweise Absterben von Gewebe eines Organs aufgrund einer verminderten Durchblutung; entsprechend ist ein Hirninfarkt ein Absterben von Nervenzellen im Gehirn aufgrund einer Störung der Gehirndurchblutung. Inzwischen hat sich aber gezeigt, dass sehr viele Menschen mit einer vaskulär mitverursachten Demenz keine erkennbaren Schlaganfälle erleiden, die sich durch einen plötzlichen Beginn und nach Tagen bis Wochen wieder nachlassende Beschwerden wie Lähmungen oder Sprachstörungen bemerkbar machen (siehe auch S. 91). Daher wird meist aufgrund von entsprechenden Risikofaktoren (wie hoher Blutdruck, abgelaufene Herzinfarkte oder Ähnliches) und insbesondere durch Befunde der bildgebenden Diagnostik des Gehirns auf eine am ehesten durchblutungsbedingte, vaskuläre Demenzursache geschlossen (siehe auch S. 144).

Ausnahmsweise kann es auch schon nach einem einzigen, größeren Schlaganfall zu einer erheblichen Einschränkung der geistigen Leistungsfähigkeit kommen, die die Kriterien einer Demenz erfüllt. Normalerweise setzt dies aber die Unterbrechung zahlreicher Leitungsbahnen im Gehirn voraus, was nach mehreren Schlaganfällen wahrscheinlicher ist als nach einzelnen Ereignissen. Obwohl sich nicht alle Schlaganfälle durch schwere Ausfälle bemerkbar machen müssen, zeigt die Krankheitsentwicklung meist entsprechend der Anzahl und Schwere der Schlaganfälle im Gegensatz zur Alzheimer-Demenz eine schritt- oder stufenweise Verschlechterung mit

zwischenzeitlicher teilweiser Verbesserung (Abb. 10).

Die häufigste Form der vaskulären Demenz ist die sogenannte subkortikale arteriosklerotische Enzephalopathie (SAE), die nach dem Nervenarzt Otto Binswanger (1852–1929) auch als Binswanger-Krankheit bezeichnet wird. Dabei kommt es im Marklager des Großhirns unterhalb der Hirnrinde durch arteriosklerotische Veränderungen an kleinen Arterien zu einem Gewebsuntergang, ohne dass abgrenzbare Schlaganfälle auftreten müssen. Die betroffenen kleinen Blutgefäße heißen im Englischen »small vessels«, weshalb diese Form der vaskulären Demenzen auch als »Small-vessel-disease-Demenz« (SVDD) bezeichnet wird.

Andere Formen der vaskulären Demenz bestehen unter anderem in der sogenann-

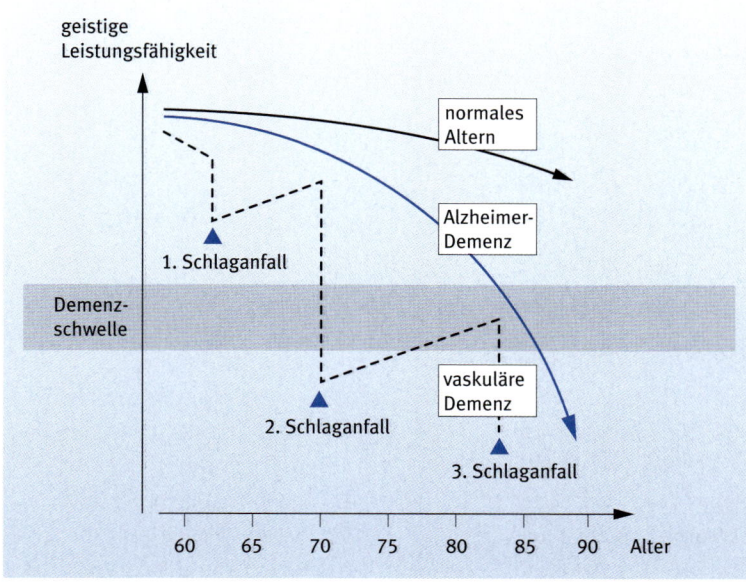

Abb. 10: Schematische Darstellung des Verlaufs der geistigen Leistungsfähigkeit bei normalem Altern, Alzheimer-Demenz und vaskulärer Demenz.

ten Amyloid-Angiopathie, die sich meist durch Blutungen in das Gehirn bemerkbar macht. Eine Amyloid-Angiopathie findet sich auch bei der Alzheimer-Demenz (siehe S. 82), wo sie aber nur ein Krankheitszeichen neben anderen darstellt. Andererseits ist denkbar, dass diese Angiopathie auch bei der Alzheimer-Demenz im Verlauf zur zunehmenden Demenz beiträgt.

Die nach einem kanadischen Neurologen benannte und weit verbreitete Hachinski- oder Ischämie-Skala (siehe Tab. 8) ist zwar sehr einfach und dadurch leicht anwendbar, wegen der mehr oder weniger willkürlichen Zuweisung von einzelnen Punkten aber auch sehr ungenau. Sie kann allenfalls zu einer vorläufigen Einordnung dienen, zur genauen Zuordnung ist sie ungeeignet. Ohnehin werden bei einer normalen, ausführlichen Erhebung der Krankengeschichte und körperlichen Untersuchung weit mehr Merkmale erfasst als mit dieser groben Skala.

Zu den wichtigsten Unterschieden zwischen der Alzheimer-Demenz und der vaskulären Demenz vom Multi-Infarkt-Typ, also nach wiederholten Schlaganfällen, siehe auch Tabelle 9.

Tab. 8: Ischämie-Skala nach Hachinski zur Unterscheidung zwischen der Alzheimer-Demenz und einer typischen Multi-Infarkt-Demenz (MID)

Nr.	Merkmal	Punkte
1	Plötzlicher Beginn der Beschwerden	2
2	Schritt- oder stufenweise Verschlechterung	1
3	Wechselhafter Verlauf der Beschwerden	2
4	Nächtliche Verwirrtheit	1
5	Persönlichkeit eher erhalten	1
6	Depression	1
7	Körperliche Beschwerden	1
8	Kontrollverlust für Gefühlsäußerungen	1
9	Bekannter Bluthochdruck	1
10	Bereits frühere(r) Schlaganfall/Schlaganfälle	2
11	Arteriosklerose der Gefäße	1
12	Neurologische Herdsymptome (z. B. Halbseitenschwäche)	2
13	Neurologische Herdzeichen (z. B. Reflexauffälligkeiten)	2
	Alzheimer-Demenz	0 – 4 Punkte
	Mischformen (nicht eindeutig)	5 – 6 Punkte
	Multi-Infarkt-Demenz	7 – 18 Punkte

Abgrenzung von anderen Störungen

Tab. 9: Unterschiede zwischen der Alzheimer-Demenz und einer vaskulären Demenz

	Alzheimer-Demenz	Vaskuläre Demenz
Beginn	unmerklich	meist plötzlich
Beschwerden	betreffen alle geistigen Funktionen	manche geistigen Funktionen bleiben erhalten
Verlauf	langsam schlechter werdend	meist plötzlich und stufenweise schlechter werdend, zum Teil aber auch langsam schlechter werdend
Geschlecht	kein sicherer Unterschied	Männer häufiger betroffen
Bluthochdruck	durchschnittlich häufig	überdurchschnittlich häufig (zirka 80%)
Schlaganfälle in der Vorgeschichte	fehlen normalerweise	häufig (nicht immer!)
Lähmungen	fehlen normalerweise	häufiger
Taubheitsgefühle	fehlen normalerweise	häufig
EEG	allgemein verändert	umschrieben verändert
CT/MRT	allgemeine Atrophie, besonders kortikal	umschriebene Defekte, besonders subkortikal

Hier sei betont, dass eine vaskuläre Demenz ohne Alzheimer-Veränderungen selten ist! Eine der häufigsten Fehldiagnosen bei Demenzkranken ist die einer gemischten Alzheimer- und vaskulären Demenz als reine vaskuläre Demenz.

Was ist eine Demenz mit Lewy-Körperchen, und wie unterscheidet sie sich von der Alzheimer-Demenz?

Die so genannten Lewy-Körperchen wurden erstmals von F.H. Lewy, einem zeitweisen Mitarbeiter im Labor von Alois Alzheimer während dessen Zeit in München (siehe S. 15), in Nervenzellen des Gehirns von Menschen mit der Parkinson-Krankheit nachgewiesen. Inzwischen weiß man aber, dass sie sich darüber hinaus auch im Gehirn normal alternder Menschen (so zum Beispiel bei mehr als 10 Prozent aller über 90-Jährigen), bei der Alzheimer-Demenz und bei anderen Krankheiten finden. Bei der nach ihnen benannten Demenzerkrankung sind sie besonders zahlreich in den Hirnzellen nachweisbar, weshalb auch von der Demenz mit Lewy-Körperchen gesprochen wird.

Die Demenz mit Lewy-Körperchen ähnelt der Alzheimer-Demenz in vielen Merkmalen und wurde bis vor wenigen Jahren überhaupt nicht als eigenständige Erkrankung betrachtet. Inzwischen steht aber fest, dass die Demenz mit Lewy-Körperchen vergleichsweise häufig ist, und derzeitige Schätzungen gehen von 15 bis 25 Prozent aller Demenzen aus. Neben der Alzheimer-Demenz hat sie auch noch Gemeinsamkeiten mit der Parkinson-Krankheit; andere Bezeichnungen lauten Lewy-Körperchen-Demenz oder senile Demenz vom Lewy-Körperchen-Typ. In den letzten Jahren wurde außerdem zusätzlich eine Variante der Alzheimer-Demenz mit Lewy-Körperchen beschrieben, was die Abgrenzung der beiden Krankheiten voneinander zusätzlich erschwert.

Meist macht sich die Demenz mit Lewy-Körperchen mit wechselnd stark ausgeprägter Verwirrtheit und visuellen Halluzinationen (siehe S. 123) bemerkbar, oft finden sich auch Hinweise auf eine Parkinson-Symptomatik, Bewusstseinsstörungen oder Stürze. Ein wesentlicher Unterschied zur Alzheimer-Demenz besteht in einer be-

Tab. 10: Unterschiede zwischen Alzheimer-Demenz und Demenz mit Lewy-Körperchen

	Alzheimer-Demenz	Demenz mit Lewy-Körperchen
Gedächtnisstörungen	früh	häufig erst spät
Verlauf	langsam schlechter werdend, mehr oder weniger stetiger Abbau	oft deutliche Schwankungen, besonders der Aufmerksamkeit (Delir)
Visuelle Halluzinationen	selten früh	häufig (90%) und früh, entweder losgelöst vom wirklichen Hintergrund oder in diesen eingebettet
Begleitende Parkinson-Symptomatik	spät, wenn überhaupt	häufig und früh, besonders Verlangsamung der Bewegungen und erhöhte Muskelspannung (Rigor); daneben auch wiederholte Stürze
Sonstige neurologische Symptomatik	selten	Wiederholter Bewusstseinsverlust, Schlafstörungen z. B. mit Albträumen und Ausagieren der Träume
CT/MRT	allgemeine Atrophie	mäßige allgemeine Atrophie
besondere Empfindlichkeit gegenüber Neuroleptika	nein	ja, Todesfälle möglich
Histologie	Alzheimer-Fibrillen und -Plaques	Lewy-Körperchen sowie meist Alzheimer-Plaques und Neurofibrillen

41

sonderen Empfindlichkeit bei Demenz mit Lewy-Körperchen gegenüber Neuroleptika (siehe S. 173), die bei einer Nichtbeachtung in Einzelfällen sogar zu tödlichen Kompli-

kationen führen kann. Die wichtigsten Unterschiede zwischen den beiden Krankheiten sind in Tabelle 10 zusammengestellt.

Was ist eine frontotemporale Demenz, und wie unterscheidet sie sich von der Alzheimer-Demenz?

Die frontotemporale Demenz (FTD) ist wie die im letzten Abschnitt dargestellte Demenz mit Lewy-Körperchen und die noch zu besprechende Pick-Krankheit eine der Alzheimer-Demenz in einigen Merkmalen sehr ähnliche Krankheit, die bei etwa zehn Prozent aller Demenzen vorliegt. Zur besseren Verdeutlichung der Eigenständigkeit der Krankheit wird manchmal auch von einer »Frontotemporalen Demenz vom Nicht-Alzheimer-Typ« gesprochen. Gelegentlich wird sie auch als Frontallappen-Demenz

(FLD) bezeichnet; weil die Veränderungen aber neben dem Frontal- auch den Temporallappen (siehe auch S. 74) betreffen, ist diese Benennung ungenau.

Das Erkrankungsalter ist ähnlich wie bei der Alzheimer-Demenz und Pick-Krankheit, der Beginn meist rascher und der Verlauf im Durchschnitt etwas kürzer. Die wichtigsten Unterschiede zur Alzheimer-Demenz sind in Tabelle 11 zusammengefasst.

Tab. 11: Unterschiede zwischen Alzheimer-Demenz und frontotemporaler Demenz

	Alzheimer-Demenz	frontotemporale Demenz
Alter	meist ab 7. Jahrzehnt	5.–7. Jahrzehnt, später selten diagnostiziert
Familiäres Vorkommen	selten	häufig (50%)
Beteiligte Chromosomen	1, 12, 14, 19, 21	3, 17
Beginn	meist langsam	meist relativ langsam
Persönlichkeitsveränderung	meist erst spät für Umwelt deutlich	früh »Verwahrlosung« einschließlich der persönlichen Hygiene
Verminderter Antrieb	selten	häufig
Unruhe	seltener und spät	häufig und früh
Gedächtnisstörung	immer	vergleichsweise selten
Störung des Erkennens von Gesichtern	meist spät	früh

Fortsetzung Tabelle 11

	Alzheimer-Demenz	frontotemporale Demenz
Euphorie/Enthemmung, fehlende Krankheits-einsicht	selten	fast immer vorhanden
Apraxie (Störungen bei Be-wegungen und Handlungen)	früh	selten
Orientierungsstörung	früh und häufig	selten, lange erhalten
Sprache, Sprechen	meist spät gestört (Palilalie, Logoklonie)	früh gestört (Stereotypien), Echolalie, Sprachzerfall bis Mutismus
Erhöhter Muskeltonus	häufig	selten
Inkontinenz	spät	früh
Epileptische Anfälle	in Spätphasen möglich	selten
EEG-Veränderungen	relativ früh	auch in fortgeschrittenen Stadien meist normal
CT/MRT	allgemeine Atrophie	Atrophie von Stirn- und vorderem Schläfenlappen
PET	verminderter Stoffwechsel im Schläfen- und Scheitel-lappen beidseits	verminderter Stoffwechsel im Stirn- und Schläfenlappen beidseits
Besonders betroffene Hirnteile	Schläfen- und Scheitel-lappen	Stirn- und vorderer Schläfen-lappen
Hirngewebs-veränderungen	Alzheimer-Fibrillen und -Plaques	Nervenzellverlust

Was ist eine Pick-Krankheit, und wie unterscheidet sie sich von der Alzheimer-Demenz?

Die sogenannte Pick-Krankheit ist eine Sonderform der frontotemporalen Degenerationen. Bei den Krankheitszeichen stehen Veränderung der Persönlichkeit beziehungsweise Verhaltensstörungen im Vordergrund, und die Merkfähigkeit ist anfangs kaum oder überhaupt nicht vermindert. Im Gehirn findet sich ein eher umschriebener Verlust der Nervenzellen im Bereich der Hirnrinde von Stirn- und Schläfenlappen, weshalb sie inzwischen meist als Unterform der im letzten Abschnitt besprochenen frontotemporalen Demenzen aufgefasst wird. Eine wirksame Behandlung steht bis heute nicht zur Verfügung.

43

Die Grenzen zwischen Pick-Krankheit und Alzheimer-Demenz als auch zwischen Pick-Krankheit und frontotemporaler Demenz sind unscharf, und es gibt oft Krankheitsfälle von Patienten bis zum 70. Lebensjahr, die von manchen Fachleuten in die eine und von anderen in die andere Gruppe eingeordnet werden. Eine sichere Unterscheidung ist nur histologisch möglich. Bei einer nach dem 70. Lebensjahr beginnenden Demenz ist eine Pick-Krankheit allerdings extrem unwahrscheinlich. Kürzlich konnte auch eine familiäre Form der Pick-Krankheit mit Vererbung auf dem Chromosom 17 nachgewiesen werden. Die wichtigsten Unterschiede sind in Tabelle 12 zusammengefasst.

Tab. 12: Unterschiede zwischen Alzheimer-Demenz und Pick-Krankheit

	Alzheimer-Demenz	Pick-Krankheit
Alter	meist ab 7. Jahrzehnt	5.–7. Jahrzehnt
Familiäres Vorkommen	selten	häufig (etwa 50%)
Beteiligte Chromosomen	1, 12, 14, 19, 21	3, 17
Persönlichkeits-veränderung	meist erst spät für Umwelt deutlich	schon früh deutlich (unkritisches, sorglos-enthemmtes Verhalten)
Gedächtnisstörungen	früh	spät
Sprache, Sprechen	eher später gestört	meist früh gestört Wernicke-Aphasie)
Räumliche Orientierung	früh gestört	bleibt erhalten
Apraxie (Störungen bei Bewegungen und Handlungen)	früh	spät (räumlich erhalten)
Akalkulie (Rechenstörung)	früh	spät
Klüver-Bucy-Syndrom	spät, wenn überhaupt	früh möglich
CT/MRT	allgemeine Atrophie	umschriebene Atrophie
Besonders betroffene Hirnteile	Schläfen- und Scheitellappen	Stirn- und Schläfenlappen
Hirngewebs-veränderungen	Alzheimer-Fibrillen und -Plaques	Pick-Einschlusskörper

Was ist ein Demenzsyndrom der Depression, und wie unterscheidet es sich von der Alzheimer-Demenz?

Klagen älterer Menschen über Gedächtnisstörungen sind meist Ausdruck einer gutartigen Altersvergesslichkeit (siehe S. 98) oder einer Depression. Während Patienten mit Alzheimer-Demenz ihre Probleme fast immer herunterspielen oder untertreiben, klagen depressive Patienten von sich aus und meist sehr nachdrücklich darüber. Bei einer Depression treten entsprechende Krankheitszeichen wie frühzeitige Erschöpfbarkeit, Reizbarkeit oder Versagensängste in aller Regel auch vor kognitiven Störungen auf, während es bei der Alzheimer-Demenz umgekehrt ist. Gedächtnisstörungen im Rahmen einer Depression sind auch nie so stark ausgeprägt wie bei einer Alzheimer-Demenz. Depressive vergessen nie, wer ihr Partner ist, wo sie leben oder wie sie heißen, und sie finden sich in einer fremden Umgebung im Gegensatz zu Patienten mit Alzheimer-Demenz gut zu-

recht. Bei der Alzheimer-Demenz nimmt mit zunehmender Dauer auch die Einsicht der Betroffenen für ihre Situation immer mehr ab.

Zu den wichtigsten Unterschieden zwischen der Alzheimer-Demenz und dem Demenzsyndrom der Depression siehe auch Tabelle 13. Dabei ist aber immer auch an die Möglichkeit zu denken, dass sowohl eine Depression als auch eine Alzheimer-Demenz vorliegen. Gerade zu Beginn sind manche Patienten mit Alzheimer-Demenz verständlicherweise niedergeschlagen.

Tab. 13: Unterschiede zwischen der Alzheimer-Demenz und dem Demenzsyndrom der Depression (DSD)

	Alzheimer-Demenz	Demenzsyndrom der Depression (DSD)
Alter	meist ab 7. Jahrzehnt	jedes Erwachsenenalter
Beginn	unmerklich über Monate bis Jahre	meist rasch in Stunden bis Tagen
Ähnliche Episoden in der Vorgeschichte	nein	häufiger
Arztbesuch	oft auf Drängen der Angehörigen	oft aus eigenem Antrieb
Erscheinung/ Verhalten	vernachlässigt, unordentlich, labil, apathisch, u.U. auch »witzelnd«	besorgt, gehemmt (manchmal auch agitiert), klagsam, traurig
Klagen über Gedächtnisstörungen	selten, eher ungenaue Beschwerdeschilderung	häufig, meist genaue Beschwerdeschilderung
Tagesschwankungen	oft abends oder bei Müdigkeit schlechter	meist morgens schlechter (Morgentief)
Stimmung	wechselnd, leicht umzustimmen (Einbußen werden nicht wahrgenommen)	gleichbleibend depressiv (Einbußen werden verstärkt erlebt)
Angst	gering	Versagensangst
Aufmerksamkeit, Konzentration	gestört	meist nicht gestört

Fortsetzung Tabelle 13

	Alzheimer-Demenz	Demenzsyndrom der Depression (DSD)
Schuldgefühle	nein, beschuldigt häufiger andere	ja, häufiger (Minderwertigkeits- und Schuldgefühle)
Wahnideen	nicht einfühlbar (z. B. Bestehlungswahn)	einfühlbar (z. B. Schuld-, Krankheitswahn)
Verhalten	meist unbesorgt, fordernd	meist sehr besorgt, unsicher, zurückhaltend
Körperpflege	wird vernachlässigt	bleibt unauffällig
Klagsamkeit	gering (Bagatellisierung)	ausgeprägt
Antwort auf Fragen	oft »knapp daneben«	oft »ich weiß nicht«
Auffassung	meist stark gestört	meist nicht gestört
Anstrengung bei Aufgaben	bemüht sich, Freude bei Bewältigung	kaum Bemühungen, lustlos
Gedächtnisstörung	mehr Neuzeitgedächtnis (kaum Klagen)	Neu- und Altzeitgedächtnis (starke Klagen darüber)
Andere kognitive Störungen	zunehmende Störungen und Zerfall (auch von Schrift und Zeichnen)	nein; abgesehen von einer Verlangsamung keine Aphasie, Apraxie, Anomie, Orientierungsstörung usw.
Leistungsfähigkeit	gleichbleibend schlecht	zeitweise gut, erhaltene praktische Fähigkeiten
Schlaf	Schlaf-Wach-Rhythmus oft gestört (häufig Tag-Nacht-Umkehr)	häufig frühmorgendliches Erwachen
Nächtliche Unruhe und Verwirrtheit	oft	selten
Sexuelle Bedürfnisse (Libido)	eher spät ungestört	eher früh gestört
Medikamente/Alkohol	selten Missbrauch	häufiger Missbrauch
Verlauf	langsam schlechter werdend, stetiger Verlauf	meist rasch schlechter werdend, wechselnder Verlauf
Antidepressive Therapie	ohne Einfluss auf Gedächtnis und Denken	bessert Gedächtnis und Denken
Dauer	chronisch, bleibend	akut, vorübergehend

Was ist ein Normaldruck-Hydrozephalus, und wie unterscheidet er sich von der Alzheimer-Demenz?

Als Hydrozephalus oder »Wasserkopf« bezeichnet man besonders bei Kindern eine Vergrößerung des Kopfumfangs aufgrund einer Störung des Nervenwasserkreislaufs mit einer Drucksteigerung im Kopf. Bei Erwachsenen können sich die Schädelknochen nicht mehr ausdehnen, weshalb es auch nicht mehr zu einer Vergrößerung des Kopfes kommen kann. Außerdem ist ein Hydrozephalus im jüngeren und mittleren Erwachsenenalter vergleichsweise selten. Erst im höheren Alter kommt es wieder häufiger zu einer solchen Störung, die wegen einer meist nicht oder nur angedeutet nachweisbaren Drucksteigerung Normaldruck-Hydrozephalus genannt wird. Andere Bezeichnungen sind Niedrigdruck- (englisch: low pressure) Hydrozephalus oder mit Bezugnahme auf die verantwortliche Resorptionsstörung des Liquors »aresorptiver« (= auf eine fehlende Resorption zurückgehender) Hydrozephalus.

Die typische Beschwerdekombination von Kranken mit einem Normaldruck-Hydrozephalus besteht im gleichzeitigen Auftreten einer Demenz mit Gangstörungen und einer Inkontinenz. Besonders wichtig ist, dass die Demenz bei einem Normaldruck-Hydrozephalus nach einer neurochirurgischen Operation zur Korrektur des gestörten Nervenwasserkreislaufs im Kopf ebenso wie die anderen Krankheitszeichen rückläufig sein oder sich sogar wieder weitgehend normalisieren kann. Die wichtigsten Unterschiede zwischen den beiden Krankheiten sind in Tabelle 14 zusammengestellt.

Tab. 14: Unterschiede zwischen der Alzheimer-Demenz und dem Normaldruck-Hydozephalus

	Alzheimer-Demenz	Normaldruck-Hydrozephalus
Alter	meist ab 7. Jahrzehnt	ab 5. Jahrzehnt
Beginn	unmerklich	meist rasch
Verlauf	langsam schlechter werdend, mehr oder weniger stetiger Abbau	langsam schlechter werdend, nach einer Operation Besserung möglich (siehe unten)
Demenz	»global«, mehr oder weniger alle geistigen Leistungsbereiche betroffen	in erster Linie Antriebs- und Gedächtnisstörungen; erst später auch andere Bereiche betroffen
Harninkontinenz	spät	sehr früh
Gangstörung	allenfalls spät	sehr früh (unsicher, breitbeinig, Startschwierigkeiten)

Fortsetzung Tabelle 14

	Alzheimer-Demenz	Normaldruck-Hydrozephalus
EEG	allgemein verändert	zeitweise sogenannte Hirndruck-zeichen mit über den vorderen Abschnitten betonten langsamen Wellen
CT oder MRT	allgemeine Atrophie, besonders kortikal	Aufweitung der Hirnkammern, zu-sätzlich Dichte- oder Intensitätsmin-derungen um die erweiterten Kam-mern herum, keine nennenswerte Atrophie der Hirnrinde
Effekt einer Lumbal-punktion mit Entnahme von viel Liquor	keiner	meist deutliche Besserung von Gangstörung, Inkontinenz und auch Demenz
Chirurgische Behandlungs-möglichkeit	keine	Einlage eines so genannten Shunts zur Ableitung des Nervenwassers aus dem Kopf

Was ist eine Creutzfeldt-Jakob-Krankheit, und wie unterscheidet sie sich von der Alzheimer-Demenz?

Die Creutzfeldt-Jakob-Krankheit ist eine seltene, übertragbare und erworbene Krankheit des Gehirns, bei der es neben einer Demenz insbesondere zu Bewegungsstörungen kommt. Nach dem heutigen Wissen handelt es sich um eine sogenannte Prionenerkrankung oder Prionose. Prione sind nur im Elektronenmikroskop sichtbare, sehr kleine, eiweißhaltige infektiöse (ansteckende) Teilchen. Im Gegensatz zu Bakterien und Viren enthalten sie keine sogenannte Ribonukleinsäure als Grundstoff für Gene (siehe auch S. 52) und werden durch viele der üblichen Desinfektionsverfahren nicht zerstört.

Prione werden außer für die Creutzfeldt-Jakob-Krankheit noch für einige andere, ebenfalls seltene Krankheiten des Nervensystems verantwortlich gemacht. In der jüngsten Zeit hat sich gezeigt, dass Prione bei an »Rinderwahnsinn« erkrankten Kühen mit einer offenbar auf den Menschen übertragbaren Variante der Creutzfeldt-Jakob-Krankheit eine ursächliche Rolle spielen. Bei jedem zweiten Kranken beginnt die Creutzfeldt-Jakob-Krankheit mit allgemeinen Beschwerden wie etwa innerer Unruhe, Schlaflosigkeit, Störungen der Merk- und Konzentrationsfähigkeit sowie vermehrter Erschöpf- und Ermüdbarkeit. Im weiteren Verlauf treten dann meist sehr rasch andere Beschwerden und Zeichen hinzu. Die wichtigsten Unterschiede zur Alzheimer-Demenz sind in Tabelle 15 zusammengefasst.

Tab. 15: Unterschiede zwischen Alzheimer-Demenz und Creutzfeldt-Jakob-Krankheit

	Alzheimer-Demenz	Creutzfeldt-Jakob-Krankheit
Alter	meist ab 7. Jahrzehnt	schon ab dem 2. Jahrzehnt möglich
Übertragbarkeit	nein	möglich
Myoklonien	selten (5–10%) und spät	häufig (90%) und früh
Epileptische Anfälle	spät	häufig
Gangunsicherheit	spät	früh
EEG-Veränderungen	spät und unspezifisch	früh und typisch
CT/MRT	allgemeine Atrophie	keine Atrophie
Besonders betroffene Hirnteile	Schläfen- und Scheitellappen	alle Teile
Übliche Krankheitsdauer	8 Jahre	bei 90% unter 1 Jahr
Hirngewebs-veränderungen	Alzheimer-Fibrillen und -Plaques	schwammartige Veränderungen

Was sind »gemischte Demenzen«?

Nachdem eine Reihe von charakteristischen Demenzformen von der typischen Alzheimer-Demenz bis zur extrem seltenen Creutzfeldt-Jakob-Enzephalitis erläutert wurde, müssen wir einräumen, dass es noch häufigere Demenzformen gibt, nämlich die gemischten Demenzen. Dies wird meist übersehen, und die Unkenntnis darüber führt zu schwerwiegenden Konsequenzen.

Eine genaue Hirngewebsuntersuchung dementer Patienten zeigt, dass die Mehrzahl keineswegs unter einer reinen Alzheimer-Demenz mit Nervenzellverlust, Alzheimer-Plaques und Neurofibrillen leidet, sondern unter einer Mischung von diesen alzhei-mertypischen Hirnveränderungen plus einer Reihe unterschiedlicher Hirngefäßveränderungen. Dazu kommen häufig andere neurodegenerative Veränderungen (z. B. Lewy-Körperchen und Pick-Zellen) sowie die Folgen früherer Hirnerkrankungen aufgrund von Entzündungen oder Verletzungen. In Prozentzahlen bedeutet dies, dass nahezu 100% der Patienten mit einer Demenz im höheren Lebensalter Alzheimer-Veränderungen aufweisen, 75% zeigen Veränderungen der feinen Hirngefäße und 50% Folgen von Schlaganfällen. Keine dieser einzelnen Veränderungen muss allein ausreichen, um eine Demenz zu verursachen. Meist werden die Symptome durch die individuelle Mischung der zugrunde liegenden Hirnveränderungen hervorgerufen.

Die Gehirne alter dementer Patienten zeigen damit als Haupteigenschaft eine sogenannte »Multi-Morbidität«, das heißt, es finden sich Merkmale von mehr als einer Hirnerkrankung. Diese vielfältigen Veränderungen bieten eigentlich auch die Möglichkeit zu einer vielschichtigen Vorbeugung und Behandlung. Häufig wird diese Chance jedoch nicht erkannt und die Untersuchungsergebnisse werden sogar missverstanden!

Weist ein dementer Patient etwa in der Vorgeschichte, durch seine Symptome oder in der Schichtaufnahme des Gehirns Hinweise auf Durchblutungsstörungen auf, so wird meist eine vaskuläre Demenz diagnostiziert und so getan, als leide er nicht gleichzeitig unter einer Alzheimer-Demenz. Dies ist ein folgenschwerer Irrtum, der auf einer Unkenntnis der tatsächlichen Häufigkeit neurodegenerativer und vaskulärer Hirnveränderungen im Alter und bei den Demenzen beruht.

Zusammengefasst darf man davon ausgehen, dass ein alter dementer Patient selbst dann, wenn er ausgeprägte Hirngefäßveränderungen zeigt, meist auch dann an einer Alzheimer-Demenz und deren Folgen leidet.

Vererbung und Ursachen

Wird die Alzheimer-Demenz vererbt?

Bei Erbkrankheiten denken wir in der Regel an von Eltern auf ihre Kinder übertragene Krankheiten, die sich schon relativ bald nach der Geburt bemerkbar machen. Von dieser Regel gibt es zwar Ausnahmen wie zum Beispiel die Chorea Huntington (den »Veitstanz«, eine mit unwillkürlichen Bewegungsstörungen und oft auch einer Demenz einhergehende Krankheit), die sich im Vergleich zur Alzheimer-Demenz aber schon im mittleren Erwachsenenalter zeigt, wenn fast ausnahmslos noch keine anderen schweren Krankheiten aufgetreten sind. Woraus soll aber auf die Vererbung einer Krankheit geschlossen werden, die erst im höheren bis sehr hohen Alter auftritt, wenn viele Betroffene zum Beispiel schon an Krebs, Herzinfarkt oder Schlaganfall gestorben sind? Eine vererbte Anlage, die – wenn überhaupt – erst nach 50 oder mehr Jahren offenbar wird, ist nicht ohne weiteres zu erkennen.

Dennoch steht heute fest, dass die Vererbung zumindest bei einem kleineren Teil der Patienten mit Alzheimer-Demenz eine ganz entscheidende Rolle spielt. Die meisten Krankheitsfälle treten jedoch sporadisch auf, das heißt ohne erkennbare erbliche Belastung. Nur bei rund jedem dritten Kranken findet sich mindestens ein weiterer Krankheitsfall in der Familie, und bei höchstens fünf Prozent der Betroffenen besteht eine klar erkennbare familiäre Häufung (siehe S. 68). Es kommt aber sicher vor, dass die Alzheimer-Demenz von Eltern jetzt Betroffener früher zum Beispiel als »Verkalkung« oder anderweitig falsch eingeordnet worden ist oder die Eltern aus anderen Gründen früh verstorben sind, bevor die Krankheitsanlage überhaupt zum Tragen kommen konnte.

Selbst bei Erkrankung eines eineiigen Zwillings liegt das Risiko für den zweiten Zwilling mit vollständig übereinstimmenden Erbanlagen auch nur bei 40 bis 60 Prozent. Daneben sprechen Beobachtungen wie ein um 15 Jahre unterschiedlicher Krankheitsbeginn bei einem eineiigen Zwillingspaar für zusätzliche andere Faktoren. Bei zweieiigen Zwillingen fand sich in manchen Untersuchungen sogar nur ein Erkrankungsrisiko von rund zehn Prozent. Auch hier scheinen aber die Dauer der Nachbeobachtung und das vom gesunden Zwilling erreichte Lebensalter von entscheidender Bedeutung zu sein. So ergaben einige Untersuchungen mit einer langen Verlaufsbeobachtung ähnlich wie bei eineiigen Zwillingen ein Erkrankungsrisiko von rund 40 Prozent. Schließlich haben auch sonstige Kinder von Erkrankten, die selbst das 85. Lebensjahr erreichen, ein zwischen 40 bis 50 Prozent liegendes Risiko.

Insgesamt sprechen die derzeit vorliegenden Befunde nur bei den seltenen klar erkennbar familiären Alzheimer-Demenzen (siehe auch S. 68) für eine so genannte autosomal dominante Vererbung. Dabei wird die Krankheitsanlage im Durchschnitt an eins von zwei Kindern weitergegeben. Da aber auch bei eineiigen Zwillingen mit völlig gleichen Erbanlagen und Erreichen eines hohen Alters nur rund die Hälfte erkranken, können genetische Faktoren alleine nicht für das Auftreten der Krankheit verantwortlich gemacht werden. Ob die Krankheit bei ererbter Anlage auch tatsächlich auftritt oder nicht, hängt offensichtlich von zusätzlichen Einflüssen und dabei nicht nur von dem erreichten Lebensalter ab. Viele der Risikoträger sterben aber vor Beginn der Alzheimer-Demenz an anderen Leiden.

Für das Auftreten der in der Fachsprache als sporadisch bezeichneten, zahlenmäßig weit überwiegenden Erkrankungsfälle ohne erkennbare familiäre Belastung kommen unterschiedliche Erklärungen in Frage. So wird diskutiert, die Erbanlagen könnten aufgrund noch zu klärender Mechanismen erst in einem höheren Lebensalter zum Tragen kommen, ihre Penetranz oder Durchsetzungskraft könnte von zusätzlichen Einflussgrößen gesteuert werden, oder sie könnten auch nur zur Krankheit prädisponieren (für sie empfänglich machen) und damit andere Ursachen in ihren Auswirkungen begünstigen.

Was sind Chromosomen und Gene?

Chromosomen sind die nur mikroskopisch sichtbaren Träger der Erbanlagen in den Kernen aller Körperzellen, die je zur Hälfte von einer Samenzelle des Vaters und einer Eizelle der Mutter stammen. Normalerweise hat jede Zelle 23 Chromosomenpaare oder 46 Chromosomen. Davon sind 22 Paare oder 44 Chromosomen nach ihrer Größe durchnummerierte sogenannte autologe (übereinstimmende) Chromosomen und ein Paar als X und Y bezeichnete heterologe (nicht übereinstimmende) oder Geschlechtschromosomen (Abb. 11). Haben die Körperzellen zwei X-Chromosomen, ist damit das weibliche Geschlecht festgelegt, bei einer Kombination je eines X- und Y-Chromosoms das männliche Geschlecht.

Chromosomen haben einen langen (Abkürzung: q) und kurzen (p) Arm, die durch das sogenannte Zentromer verbunden werden. Die Ortsangabe 16p bedeutet also beispielsweise »kurzer Arm des Chromosoms 16«. Auf den 46 Chromosomen jeder Körperzelle sind wie auf Perlschnüren insgesamt etwa 100 000 Gene aufgereiht. Jedes Gen besteht wiederum aus etwa 10 000 Paaren von Basen oder Laugen (Abb. 12).

Der chemische Stoff, aus dem sich die Gene zusammensetzen, ist die sogenannte Desoxyribonukleinsäure (DNS; englisch: desoxyribonucleic acid = DNA). Die DNS ist das biologische Erbe, das jeder Mensch von seinen Eltern erhält und in dem alle notwendigen Informationen gespeichert sind, damit sich aus einer befruchteten Eizelle schließlich ein Mensch entwickeln kann. Viele Merkmale des menschlichen Körpers wie etwa die Augenfarbe und

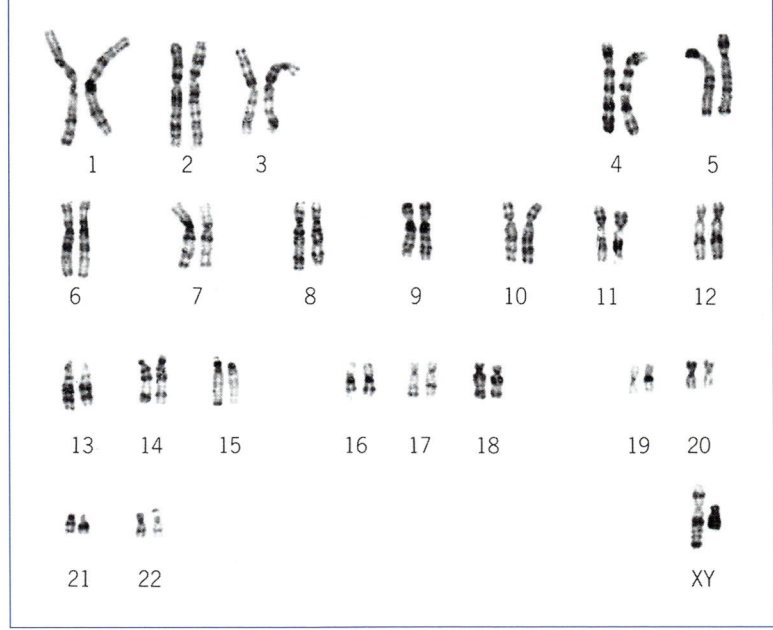

Abb. 11: Normaler Chromosomensatz eines Mannes mit 2 x 22 autologen Chromosomen sowie den Geschlechtschromosomen X und Y.

auch zahlreiche Krankheiten werden ganz eindeutig vererbt. Die DNS liegt als umeinandergedrehter und stark »verknäuelter« Doppelstrang vor, der auch als Doppelhelix bezeichnet wird. Die wichtigsten Bausteine sind dabei die vier verschiedenen Basen Adenin, Cytosin, Guanin und Thymin, von denen sich jeweils Adenin und Thymin beziehungsweise Cytosin und Guanin gegenüberliegen. Die Reihenfolge dieser Basenpaare innerhalb eines bestimmten Chromosomenabschnitts entspricht einem Gen. Als Allel werden dabei die einen bestimmten Abschnitt eines Chromosoms besetzenden Genformen bezeichnet. Zwei Allele auf einander entsprechenden Chromosomenabschnitten werden auch homolog genannt.

Viele Erbkrankheiten beruhen auf einer Abwandlung der normalen Aufeinander-

folge in bestimmten Genen oder Chromosomenabschnitten, was in der Fachsprache als Mutation bezeichnet wird. Handelt es sich um eng umschriebene, nur wenige Aminosäuren betreffende Veränderungen, wird auch von Punktmutationen gesprochen.

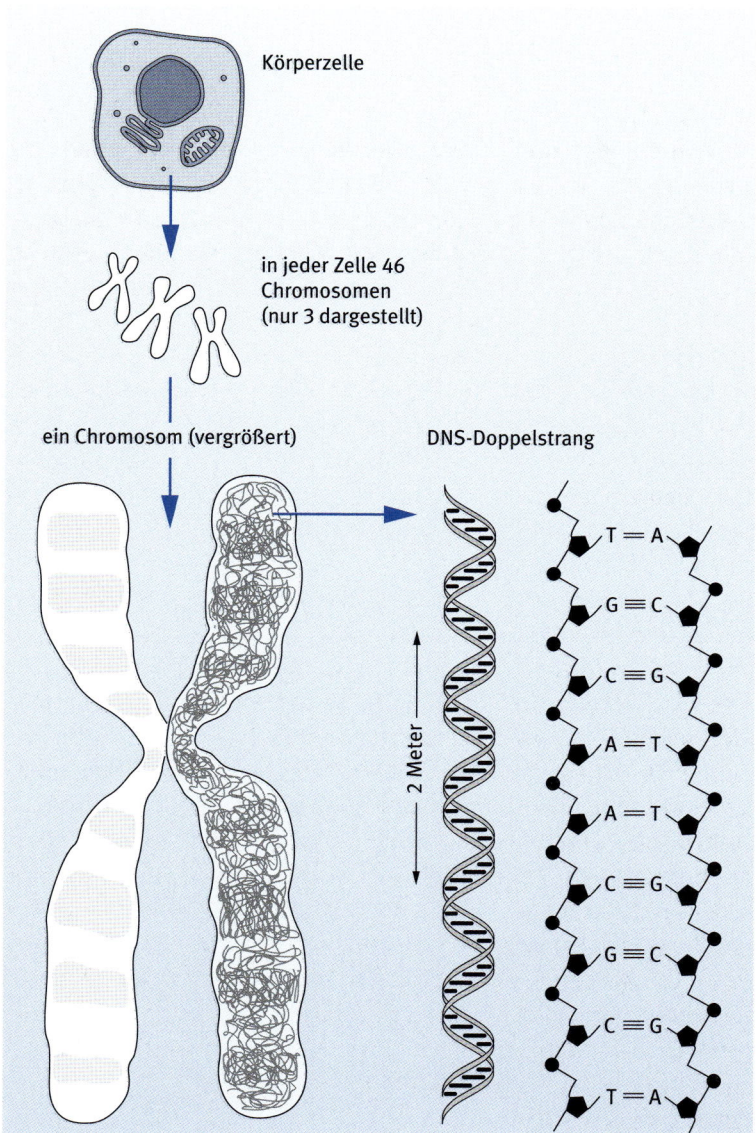

Körperzelle

in jeder Zelle 46
Chromosomen
(nur 3 dargestellt)

ein Chromosom (vergrößert)

DNS-Doppelstrang

2 Meter

T = A
G ≡ C
C ≡ G
A = T
A = T
C ≡ G
G ≡ C
C ≡ G
T = A

Abb. 12: Schematische Darstellung von Chromosomen, DNS-Doppelstrang und den vier Basen Adenin (A), Cytosin (C), Guanin (G) und Thymin (T).

Welche Chromosomen und Gene sind an der Vererbung der Alzheimer-Demenz beteiligt?

An der Vererbung der Alzheimer-Demenz sind verschiedene Chromosomen und damit auch verschiedene Gene beteiligt. Nach dem derzeitigen Wissensstand handelt es sich dabei um die Chromosomen 1, 14, 19 und 21.

Fast alle Menschen (96 bis 98 Prozent) mit einer als Mongolismus oder Down-Syndrom bezeichneten, von Geburt an vorhandenen Chromosomenstörung entwickeln in ihren Gehirnzellen ab dem 40. Lebensjahr die histologischen (feingeweblichen) Zeichen einer Alzheimer-Demenz. Beim Down-Syndrom sind in den Zellkernen jeweils drei anstelle normalerweise nur zwei Chromosomen 21 vorhanden, was in der medizinischen Fachsprache als Trisomie 21 bezeichnet wird. Deswegen haben die Betroffenen in allen Körperzellen sozusagen eine 50-prozentige Überdosis aller auf dem Chromosom 21 liegenden Gene, unter anderem desjenigen, das eine wesentliche Rolle bei der Bildung von Amyloid spielt (siehe S. 82). Menschen mit Down-Syndrom haben in ihrem Gehirn bereits vor dem 30. Lebensjahr einzelne, verstreute Amyloidablagerungen, und später treten Alzheimer-Plaques und -Fibrillen (siehe S. 82) hinzu. Auch ältere Menschen mit Down-Syndrom müssen aber trotz der feingeweblichen Befunde nicht zwangsläufig die klinischen Zeichen einer Alzheimer-Demenz entwickeln. Dies ist nur bei rund 10 Prozent der 40- bis 50-Jährigen, bei rund 35 Prozent der 50- bis 60-Jährigen und bei rund 75 Prozent der über 65-Jährigen der Fall.

Allerdings ist die für den Mongolismus verantwortliche Chromosomenstörung nicht mit derjenigen für die Alzheimer-Demenz identisch. Auf dem Chromosom 21 befindet sich auch das für die Bildung des sogenannten Amyloidvorläuferproteins (siehe S. 87) verantwortliche Gen. Bei einem allerdings nur sehr kleinen Anteil der Fälle mit familiärer Häufung einer früh beginnenden Alzheimer-Demenz scheint es in dem entsprechenden Chromosomenabschnitt zu so genannten Punktmutationen zu kommen.

Die Chromosomen 1 und 14 spielen bei den verschiedenen anderen Formen früh beginnender familiärer Alzheimer-Demenz eine Rolle. So konnten auf dem Chromosom 1 schon zu Lebzeiten der Betroffenen Mutationen im Bereich von Genen nachgewiesen werden, die als Präsenilin 2 bezeichnet wurden. Auf dem langen Arm des Chromosoms 14 (14q) konnte ein mit der früh beginnenden familiären Alzheimer-Demenz verknüpfter Genort nachgewiesen werden, der für bis zu 80 Prozent dieser Krankheitsfälle verantwortlich gemacht wird. Dieses Gen wurde Präsenilin 1 genannt.

Bei spät beginnender familiärer Alzheimer-Demenz besteht bei fast der Hälfte der Betroffenen eine Verbindung mit einem Genlokus auf dem langen Arm des Chromosoms 19 (19q), zusätzlich wurden auch bei sporadisch Erkrankten Anomalien an diesem Chromosom beschrieben (Tab. 16).

An der Vererbung der Alzheimer-Demenz können also mehrere Chromosomen beteiligt sein. Wahrscheinlich ist diese Veränderungsmöglichkeit an verschiedenen Genorten (genetische Heterogenie) auch die Ursache für das in einigen Aspekten auch klinisch deutlich unterschiedliche Erscheinungsbild (phänotypische Heterogenität; siehe auch S. 14).

Tab. 16: Alzheimer-Demenz und Veränderung an Chromosomen und Genen

Chromosom	Gen	Form, Vererbung und Häufigkeit der Beteiligung bei der Alzheimer-Demenz
1	Präsenilin 2 (PS2)	teilweise früh beginnende (40–85 Jahre) familiäre Form, autosomal-dominante Vererbung, selten, unter 1% der Fälle
14	Präsenilin 1 (PS1)	früh beginnende (30–60 Jahre) familiäre Form, autosomal-dominante Vererbung, ca. 50% der früh beginnenden Fälle
19	Apolipoprotein E4 (ApoE4)	spät beginnende (ab 60 Jahre) familiäre und sporadische Form, häufig, ca. 40% der Fälle
21	Amyloidvorläufer-protein (APP)	früh beginnende (45–65 Jahre) familiäre Form, autosomal-dominante Vererbung, selten, unter 1% der Fälle

Welche Rolle spielen die Apolipoproteine?

Apolipoproteine sind Verbindungen aus Lipiden (= Fetten) und Proteinen (= Eiweißen). Es gibt verschiedene Formen oder Varianten der Apolipoproteine, die mit dem Zusatz A bis E versehen und als ApoA bis ApoE abgekürzt werden. Die Bildung der Apolipoproteine wird durch ein Gen auf Chromosom 19 gesteuert und erfolgt außer in Körperorganen wie Leber, Niere oder Milz auch im Nervensystem. Apolipoproteine sind ein normaler Bestandteil vieler Blutfette, und ihre wichtigste Aufgabe besteht im Nervensystem in der Beteiligung an Wachstums-, Erhaltungs- und Reparaturvorgängen der Nervenzellmembranen. Darüber hinaus ist schon längere Zeit bekannt, dass Störungen der Apolipoproteine mit einem erhöhten Risiko von Gefäßerkrankungen einhergehen. Im Gehirn scheint ApoE die wichtigste Rolle zu spielen, manche der anderen Formen wie ApoA1 oder ApoB kommen dort überhaupt nicht vor. Neben der in der Allgemeinbevölkerung mit etwa 80 Prozent weitaus häufigsten Genvariante ApoE3 gibt es zwei weitere, als ApoE2 und ApoE4 bezeichnete Formen (siehe Tab. 17).

Bei der Alzheimer-Demenz ist die Allelfrequenz für ApoE4 sowohl bei erkennbar familiären (siehe S. 68) als auch bei den sporadischen Fällen erhöht. Bei den seltenen familiären Fällen konte nachgewiesen werden, dass das Erkrankungsrisiko in Abhängigkeit von der Zahl der ApoE4-Allele von 20 Prozent für Menschen ohne ApoE4-Allel bis auf 90 Prozent für Träger von zwei ApoE4-Allelen steigen und das mittlere Erkrankungsalter um mehr als 10 Jahre abnehmen kann. Einer hohen ApoE4-Dosis entspricht eine hohe Bindungsfähigkeit von Apolipoprotein und damit ein erhöhtes Amyloidoserisiko (siehe S. 87). Vergleichsuntersuchungen mit gesunden Kontrollpersonen haben gezeigt, dass das ApoE4-Allel bei nahezu 60 Prozent der Patienten mit Alzheimer-Demenz und bei nur 25 Prozent der Kontrollpersonen nachgewiesen werden konnte. Patienten mit Alzheimer-Demenz mit zwei ApoE4-Allelen (homozygote Merkmalsträger) erkranken vergleichsweise früher und zeigen einen ungünstigeren Krankheitsverlauf.

Obwohl im Detail noch vieles unklar ist, wird derzeit unter anderem diskutiert, dass ApoE4 im Gegensatz zu ApoE2 und ApoE3 das Tauprotein (siehe S. 82) als wahrscheinlichen Grundbaustein von Neurofibrillen ungenügend vor einer krankhaften Verstoffwechslung (einer Phosphorylierung) schützt. Dies könnte dann wiederum über eine Störung neuronaler Transport- und Wachstumsmechanismen zur Bildung von Neurofibrillen und zum Zelltod führen. Es gibt auch Hinweise darauf, dass Apolipoproteine am Übergang von diffusen Plaqueablagerungen in neuritische oder Alzheimer-Plaques (siehe S. 82) beteiligt sind.

Etwa 30 bis 40 Prozent aller Patienten mit Alzheimer-Demenz besitzen allerdings

kein ApoE4, und es gibt sehr viele Menschen mit ApoE4, die keine Alzheimer-Demenz bekommen. Außerdem entwickelt nur ein Teil der ApoE4-Merkmalsträger auch tatsächlich eine Alzheimer-Demenz, und für 35-jährige homozygote Menschen wurde das durchschnittliche Lebenszeitrisiko mit unter 10 Prozent berechnet. Das ApoE4-Gen beziehungsweise das Vorhandensein der entsprechenden Allele ist also für das Auftreten der Alzheimer-Demenz weder eine notwendige noch hinreichende Bedingung. Wahrscheinlich beschleunigt es in erster Linie auch ansonsten ablaufende degenerative Prozesse, wofür auch sein gehäuftes Vorkommen bei anderen Krankheiten des Gehirns spricht. Außerdem scheint es Menschen wie zum Beispiel Raucher zu geben, für die ein Fehlen von ApoE4 ungünstig ist und mit einem erhöhten Erkrankungsrisiko einhergeht (siehe S. 66).

Das Risiko für einen bislang gesunden 65-Jährigen, im weiteren Verlauf seines Lebens die Alzheimer-Demenz zu bekommen, beträgt ohne Kenntnis der genetischen ApoE-Ausstattung etwa 15 Prozent. Für Menschen mit einem ApoE4-Allel ist es mit knapp 30 Prozent im Durchschnitt doppelt so hoch, und für Menschen ohne ApoE4-Allel liegt es bei knapp 10 Prozent. Auch bei noch nicht dementen älteren Menschen mit gelegentlichen Gedächtnisstörungen ist der Prozentsatz von ApoE4-Merkmalsträgern überdurchschnittlich hoch.

Tab. 17: Häufigkeitsverteilung der verschiedenen ApoE-Allele und Phänotypen in der Normalbevölkerung und bei Patienten mit Alzheimer-Demenz (nach Roses)

	Normalbevölkerung	Patienten mit Alzheimer-Demenz
Allelfrequenz		
A2	3 %	4 %
A3	83 %	57 %
A4	14 %	39 %
	100 %	100 %
Phänotyp		
A2/A2	0 %	0 %
A2/A3	5 %	6 %
A2/A4	0 %	2 %
A3/A3	70 %	35 %
A3/A4	22 %	38 %
A4/A4	3 %	19 %
	100 %	100 %

Wieso könnten Viren oder andere Krankheitserreger eine Rolle spielen?

Viren beziehungsweise Krankheitserreger oder virusähnliche Strukturen könnten unter anderem deshalb etwas mit der Entstehung der Alzheimer-Demenz zu tun haben, weil zum Beispiel von Viren bekannt ist, dass sie in der Lage sind, die Chromosomen und damit die Erbinformation zu verändern. Außerdem gibt es eine in manchen Merkmalen ähnliche, aber extrem seltene Krankheit (die Creutzfeldt-Jakob-Krankheit; siehe S. 48), die durch Übertragung eines bislang noch nicht genau bekannten Erregers in Virusgröße hervorgerufen wird.

Eine englische Forschergruppe untersuchte Gehirne von an der Alzheimer-Demenz und aus anderen Gründen verstorbenen alten Menschen und konnte zeigen, dass bei der Alzheimer-Demenz überzufällig häufig eine Kombination von Apolipoprotein E4 und einem stattgehabten Kontakt mit Herpesviren vorlag. Ein Vergleich der Gehirnschnitte von 46 an der Alzheimer-Demenz verstorbenen Menschen mit 44 aus anderen Gründen Verstorbenen ergab, dass bei 53 Prozent der Alzheimer-Gehirne sowohl Apo E4 als auch das Herpes-simplex-Virus 1 nachweisbar waren, was bei nur etwa fünf Prozent der Kontrollen der Fall war. Eine gleichartige Untersuchung aus Frankreich konnte diese Ergebnisse allerdings nur ansatzweise bestätigen.

Die meisten Menschen kommen schon früh im Lauf des Lebens mit dem Herpes-simplex-Virus in Kontakt. Dieses hält sich im Nervensystem versteckt, besonders

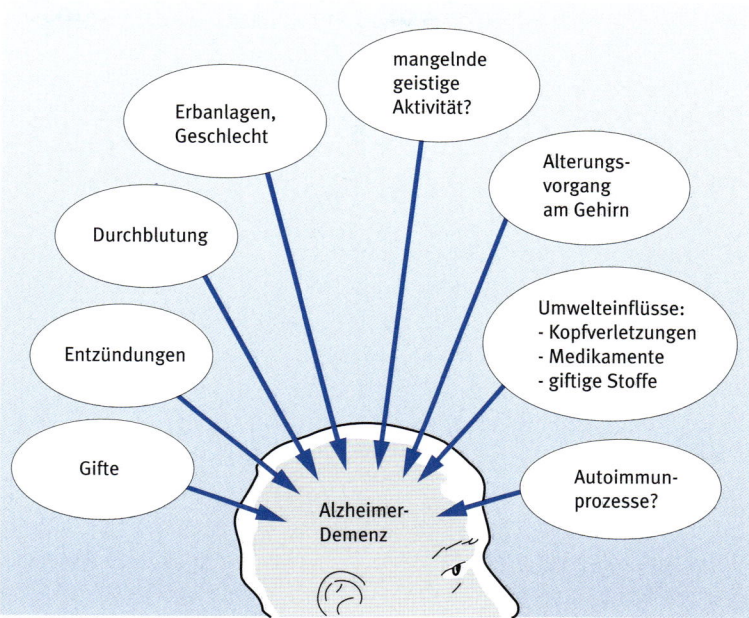

Abb. 13: Mögliche Einflussgrößen für die Entstehung der Alzheimer-Demenz

gern in dem Trigeminus- oder Gesichtsnerv, und führt von Zeit zu Zeit zu dem Lippenherpes (»Lippenbläschen«). Daneben kann es durch eine andere Form dieses Virus in jedem Lebensalter zu einer schweren und lebensbedrohlichen Form einer Gehirnentzündung kommen, der Herpessimplex-Enzephalitis. Interessanterweise sind bei dieser Hirnerkrankung in erster Linie dieselben Hirnabschnitte betroffen wie bei der Alzheimer-Demenz. Die englische Forschergruppe vermutete, dass das Herpes-simplex-Virus im Gehirn älterer Menschen durch verschiedene körperliche und eventuell auch seelische Vorgänge reaktiviert werden kann und dann zu einer zunehmenden Gehirnschädigung führt.

Es könnte sein, dass weder das Vorhandensein einer ererbten ApoE4-Ausstattung noch einer erworbenen Herpes-simplex-Virusinfektion alleine ausreicht, um eine Alzheimer-Demenz zu bekommen, sondern beide Bedingungen erfüllt sein müssen. Ein eindeutiger Nachweis einer ursächlichen Beteiligung des Herpesvirus oder anderer Viren steht bei der Alzheimer-Demenz aber bisher aus und wird von vielen Forschern auch nach wie vor als unwahrscheinlich angesehen.

Was sind andere mögliche Ursachen?

Zurzeit wird noch eine Reihe anderer Möglichkeiten erwogen, die neben einer Vererbung alleine oder auch gemeinsam von Bedeutung sein könnten.

Vergiftungen mit Metallen oder anderen schädlichen Stoffen (Toxinen) wurden vor allem deswegen lange Zeit als Ursache erörtert, weil im Gehirn einiger Patienten mit Alzheimer-Demenz erhöhte Aluminiumwerte beschrieben wurden und einige Forschergruppen einen Zusammenhang zwischen der Konzentration von Aluminium im Trinkwasser und der Häufigkeitsverteilung der Alzheimer-Demenz fanden. Es gibt auch andere Krankheiten, wie zum Beispiel Störungen der Hirnfunktion unter Daueranwendung der Dialyse (Blutwäsche mit der künstlichen Niere), die zu erhöhten Aluminiumkonzentrationen im Gehirn führen können. Möglicherweise kommt es zu einer vermehrten Durchlässigkeit der Blut-Hirn-Schranke, die das Gehirn normalerweise wie eine Schutzhaut von schädlichen Stoffen im Organismus abschirmt. Inzwischen steht aber fest, dass Alzheimer-Plaques kein Aluminium enthalten und frühere Befunde auf Verunreinigungen beruhten. Außerdem fand sich bei Menschen mit hoher Aluminiumbelastung kein erhöhtes Erkrankungsrisiko, so dass Aluminium mit großer Sicherheit keine ursächliche Rolle spielt.

Neben einem Überschuss beziehungsweise einer Vergiftung mit Metallen wie Aluminium wird vereinzelt auch ein Mangel von bestimmten Stoffen wie zum Beispiel Zink als Ursache diskutiert. Zink ist für zahlreiche Stoffwechselvorgänge des Körpers erforderlich, und in bestimmten Teilen des Gehirns – insbesondere dem für das Gedächtnis besonders wichtigen Hippocampus (siehe S. 80) – wurden bei Verstorbenen mit der Alzheimer-Demenz verminderte Zinkkonzentrationen nachgewiesen.

Andere möglicherweise ursächliche oder auslösende Umweltgifte sind unter anderem Lösungsmittel von Farbstoffen oder Inhaltsstoffe von Flugbenzin. So beschreiben manche Untersuchungen bei Malern und Lackierern oder Beschäftigten von Flugplätzen eine Häufung der Alzheimer-Demenz. In einer englischen Untersuchung wiesen auf dem Land wohnende Menschen gegenüber Städtern ein erniedrigtes Risiko für die Alzheimer-Demenz auf. Sowohl auf Medikamente als auch Umweltgifte wird an anderer Stelle noch ausführlich eingegangen (siehe auch S. 187).

Bei Autoimmunprozessen beginnt das Immun- oder Abwehrsystem des Körpers aus verschiedenartigen Gründen, Abwehrstoffe (Antikörper) gegen körpereigene Gewebebestandteile zu bilden, diese dann anzugreifen und eventuell zu zerstören. Beispiele für bekannte Autoimmunkrankheiten sind die rheumatoide oder chronische Arthritis (Gelenkrheuma) oder am Nervensystem die Multiple Sklerose (MS). Bei der Alzheimer-Demenz könnten altersabhängige Veränderungen an den Chromosomen in den Nervenzellen des Gehirns dazu führen, dass von diesen Zellen gebildete Eiweißkörper vom Abwehrsystem fälschlicherweise als Fremdkörper eingestuft und angegriffen werden. Für diese Möglichkeit spricht, dass die Zahl der Autoimmunantikörper mit dem Lebensalter deutlich ansteigt. Inzwischen weisen zusätzliche Befunde auf eine spezifische Beteiligung des Immunsystems hin, weil in den Plaques (siehe S. 82) sogenannte Interleukine nachgewiesen werden konnten, die bei vielen Entzündungsprozessen vorkommen.

Auch Störungen der chemischen Transmitter (Überträgerstoffe) oder andere neurochemische Störungen könnten eine Rolle spielen. Nachgewiesenermaßen liegt bei der Alzheimer-Demenz eine Störung der cholinergen (durch Acetylcholin bedingten) Übertragung vor, daneben in schwächerer Form auch eine Störung anderer Transmitter (siehe auch S. 86). Es spricht jedoch vieles dafür, dass dies nur Folge und nicht Ursache der Krankheit ist. So könnten manche cholinergen Nervenzellen besonders empfindlich gegenüber den bislang unbekannten Auslösern sein.

Durchblutungs- oder Stoffwechselstörungen (zum Beispiel eine Störung des Sauerstoffübertritts aus dem Blut oder eine Störung der Zuckerverwertung in den Nervenzellen) wurden zwar als Ursache in Erwägung gezogen, wahrscheinlich sind sie aber ebenfalls Folge und nicht Ursache der krankheitsbedingten Veränderungen im Gehirn. Vereinzelte Hinweise, wonach die Verminderung von Durchblutung und Stoffwechsel über das Ausmaß hinausgeht, das alleine aufgrund des Zelluntergangs zu erwarten wäre, sind wenig überzeugend.

Eine andere weit verbreitete, aber ebenfalls noch unbewiesene Annahme geht davon aus, dass die Tätigkeit beziehungsweise das Funktionieren von Körperzellen oder -organen wichtigste Voraussetzung zur Erhaltung ihrer Struktur sei. Dies soll in ganz besonderem Masse für die Nervenzellen mit ihren zahllosen Verbindungen untereinander gelten. Einer nachlassenden Funktion des Nervensystems käme dann eine wichtige Rolle bei der Entstehung und Entwicklung der Alzheimer-Demenz zu, und die Strukturveränderungen im Gehirn könnten das Ergebnis einer Anpassung an im Alter verringerte Anforderungen sein. Dafür sprechen auch Menschen, die angeblich kurze Zeit nach ihrer Berentung oder Pensionierung geistig deutlich »abgebaut« haben. Bei genauerer Betrachtung stellt sich aber gelegentlich heraus, dass die Betroffenen diese Störungen auch schon vor ihrem Ruhestand hatten.

Am wahrscheinlichsten ist, dass eine Kombination mehrerer oder aller dieser inneren und äußeren Einflüsse das Beschwerdebild der Alzheimer-Demenz verursacht. Erbanlagen und möglicherweise durch Umwelteinflüsse ausgelöste Veränderungen des Immunsystems könnten über Reaktivierung von Viren gemeinsam zu den Krankheitszeichen führen.

Was sind Risikofaktoren beziehungsweise was kann die Entstehung begünstigen?

Risikofaktoren für eine Krankheit sind Merkmale einer Person oder Umweltbedingungen, die zu einer erhöhten Wahrscheinlichkeit des Auftretens führen. Selbst mehrere Risikofaktoren führen nicht zwangsläufig zur Alzheimer-Demenz. Es bedeutet lediglich, dass die Wahrscheinlichkeit für die Krankheit in einer Gruppe von Menschen mit diesen Risikofaktoren höher ist als in einer Gruppe von Menschen ohne diese Risikofaktoren. So wie es Menschen mit unter Umständen sogar mehreren Risikofaktoren gibt, die dennoch auch im hohen Alter keine Alzheimer-Demenz bekommen, gibt es Menschen ohne erkennbare Risikofaktoren, bei denen die Krankheit trotzdem auftritt.

Dass ein zunehmendes Alter (siehe S. 21), eine Häufung von Demenzerkrankungen in der Familie, das Down-Syndrom (siehe S. 55) und das Vorhandensein bestimmter erblicher Ausstattungen mit Apolipoproteinen (siehe S. 56) das Entstehen einer Alzheimer-Demenz begünstigen, wurde bereits ausführlich dargestellt. Daneben gibt es aber noch eine Reihe anderer möglicher Einflussgrößen (siehe Abb. 13, S. 59). In der Tabelle 18 sind die wesentlichen Ergebnisse aus zwei großen Untersuchungen in Europa und Kanada zusammengestellt. Die Angabe »mal 3,5« bedeutet, dass Menschen mit diesem Risikofaktor im Durchschnitt ein auf das Dreieinhalbfache erhöhtes Risiko haben, die Alzheimer-Demenz zu bekommen. Die Ergebnisse der beiden Studien stimmen aber nicht immer überein; zum Beispiel bei einer Parkinson-

Krankheit in der Familie oder einer Schilddrüsenunterfunktion (Hypothyreose) in der eigenen Vorgeschichte.

Demenz bei Angehörigen 1. Grades
Wenn in einer Familie bei Angehörigen 1. Grades (Kindern oder Geschwistern) eine Alzheimer-Demenz oder sonstige Demenz bekannt ist, liegt es auf der Hand, dass dies ein Risikofaktor ist, selbst zu erkranken. Die Zahlenangaben für diese Risikoerhöhung schwanken je nach Untersuchung zwischen 50 Prozent und mehr als einer Verdoppelung.

Geringe Schulbildung
Nach vielen Untersuchungen ist das Risiko einer Alzheimer-Demenz umso höher, je schlechter die Schulbildung ist. Allerdings ist diese Annahme teilweise immer noch umstritten und könnte ohnehin nur einen ursächlichen Einfluss unter vielen anderen darstellen. Es muss auch berücksichtigt werden, dass Menschen mit einer geringeren Schulbildung von vornherein ein im Durchschnitt niedrigeres Leistungsvermögen haben, zumindest in den Bereichen, die von Intelligenztests oder anderen neuropsychologischen Messverfahren erfasst werden. So fanden sich bei Patienten mit Alzheimer-Demenz mit schlechter Schulbildung im Vergleich zu solchen mit Abitur oder Studium auch schon zu Beginn der Krankheit im Durchschnitt deutlich schlechtere Werte in dem Mini-Mental-Status-Test (MMST, siehe S. 137). Außerdem

Tab. 18: Risikofaktoren für eine Alzheimer-Demenz

	Europäische Studie	Kanadische Studie
Demenz bei Verwandten 1. Grades	mal 3,5	mal 2,6
Schulausbildung unter 7 Jahre	nicht untersucht	mal 4,0
Geistige Behinderung in der Familie	nicht untersucht	mal 3,2
Parkinson-Krankheit in der Familie	mal 2,4	mal 0,9
Schilddrüsenunterfunktion in der Vorgeschichte	mal 2,3	mal 0,6
Schädel-Hirn-Trauma in der Vorgeschichte	mal 1,8	mal 1,7
Depression in der Vorgeschichte	mal 1,8	mal 1,1
Alter der Mutter bei der Entbindung über 40 Jahre	mal 1,7	nicht untersucht

ist zum Beispiel denkbar, dass eine bessere Schulbildung und geistige Übungseffekte Zeichen einer Demenz länger »überbrükken«. Es bestehen dann gewissermaßen zu Anfang noch größere Reserven der Leistungsfähigkeit des Gehirns. In diese Richtung deuten auch Befunde, wonach Menschen mit einer überdurchschnittlich guten Schulbildung zwar später die Zeichen einer Alzheimer-Demenz zeigen, gleichzeitig aber einen kürzeren Krankheitsverlauf haben beziehungsweise früher versterben als solche mit einer schlechten Schulbildung.

Parkinson und andere Krankheiten des Nervensystems

Patienten mit Alzheimer-Demenz haben nach einigen Untersuchungen überdurchschnittlich oft einen Angehörigen ersten Grades mit der Parkinson-Krankheit. Es gibt auch einzelne feingewebliche Befunde wie den Nachweis sogenannter Lewy-Körperchen, die bei beiden Krankheiten vorkommen (siehe S. 92), und möglicherweise haben sie auch zumindest teilweise gleichartige Ursachen. Außerdem besteht in Familien mit dementen Angehörigen auch dann ein erhöhtes Risiko einer Alzheimer-Demenz, wenn es sich bei den bisher aufgetretenen Erkrankungen um andere Demenzformen wie etwa vaskuläre Demenzen handelt.

Andere körperliche Krankheiten

Einige amerikanische Untersuchungen fanden bei weiblichen Patienten mit Alzheimer-Demenz eine Häufung von Schilddrüsenunterfunktionen (bei jeder vierten Betroffenen oder 25 Prozent gegenüber nur 7 Prozent der Kontrollen) und bei Er-

63

krankungen jenseits des 75. Lebensjahres auch vermehrt Herzinfarkte in der Vorgeschichte. Auch dies konnten andere Studien aber nicht bestätigen. Dasselbe gilt für Hinweise auf vermehrte Lymphome (eine bestimmte Art von Blutkrebs) oder psychiatrische Krankheiten.

Mehrfach wurde berichtet, dass Patienten mit Alzheimer-Demenz seltener zuckerkrank sein sollen als Kontrollpersonen. Dies könnte wegen einer oft verminderten Nahrungsaufnahme von Patienten mit Alzheimer-Demenz aber auch mit der Besserung einer ernährungsbedingten Alterszuckerkrankheit zusammenhängen. Nachdem eine 1998 veröffentlichte Untersuchung bei fast 4000 Männern in den USA, die erstmals im Alter von 45 bis 68 Jahren und dann erneut 25 Jahre später untersucht worden waren, noch keinen Zusammenhang zwischen der Zuckerkrankheit (Diabetes mellitus) und der Alzheimer-Demenz finden konnte, war dies bei einer neueren Untersuchung der Fall. Danach haben Menschen, die in der Mitte ihres Lebens an einem Diabetes mellitus leiden, 30 Jahre später ein stark erhöhtes Risiko, an einer Demenz zu erkranken. Für die Studie untersuchten Forscher fast 1900 von etwa 2600 noch lebenden Teilnehmern einer mehr als 10 000 Studienteilnehmer umfassenden Studie zu Herzkrankheiten. Per telefonischer Befragung identifizierten sie 652 Personen mit einem Durchschnittsalter von 82 Jahren, bei denen möglicherweise eine Demenz aufgetreten sein könnte. Diese wurden dann nochmals persönlich interviewt. Dabei wurde bei 309 der Patienten eine Demenz sicher erkannt. Anhand des Datenabgleichs konn-

ten die Wissenschaftler nachweisen, dass die Studienteilnehmer, die in den Jahren von 1963 bis 1968 an einem Diabetes mellitus erkrankt waren, zur Jahrtausendwende fast dreimal häufiger von einer Demenz betroffen waren als die damals gesunden Studienteilnehmer.

Schädel-Hirn-Traumen (Unfälle mit Kopfverletzungen)

Bei Patienten mit Alzheimer-Demenz wurden gegenüber Vergleichs- oder Kontrollpersonen (gesunde Menschen gleichen Alters und Geschlechts) in der früheren Vorgeschichte bis zu fünfmal häufiger schwere Schädel-Hirn-Traumen festgestellt. Eine US-amerikanische Studie fand beispielsweise bei 15 bis 20 Prozent der Patienten mit Alzheimer-Demenz in der Vorgeschichte schwere Kopfverletzungen, die bis zum 35. Lebensjahr erlitten worden waren, während dies nur bei fünf Prozent einer Kontrollgruppe der Fall war. Im mittleren bis höheren Lebensalter erlittene Kopfverletzungen scheinen bedeutsamer zu sein als lange zurückliegende, und bei Männern scheint der Zusammenhang eher gegeben zu sein als bei Frauen. In diesem Zusammenhang muss auch die sogenannte Boxer-Demenz erwähnt werden, bei der es auch feingeweblich zu einigen Merkmalen der Alzheimer-Demenz kommt. Interessanterweise kommt es bei Menschen mit der Apolipoproteinausstattung ApoE4 (siehe S. 56) nach einem schweren Schädel-Hirn-Trauma rasch zum Auftreten von für die Alzheimer-Demenz charakteristischen feingeweblichen Veränderungen, und Kopfverletzungen können ruhende Virusinfektionen (zum Beispiel mit dem

Herpes-simplex-Virus; siehe S. 58) wieder aktivieren.

Alter der Eltern

Ein höheres Lebensalter der Mutter bei Eintreten der Schwangerschaft geht mit einem erhöhten Risiko für Chromosomenveränderungen des Kindes einher, unter anderem für die bereits genannte Trisomie 21 als Ursache des Mongolismus oder Down-Syndroms (siehe S. 55). Da bei der Alzheimer-Demenz erbliche Einflüsse beteiligt sind, wurde in einem höheren Alter der Mutter ein Risikofaktor vermutet. Einige der zu dieser Frage durchgeführten Untersuchungen haben dies (ohne Auftreten einer Trisomie 21) aber nicht bestätigen können. Ein Zusammenhang mit dem Alter des Vaters wurde bislang nur insofern beschrieben, als ein sehr niedriges Alter des Vaters bei der Zeugung gehäuft mit einer spät beginnenden Alzheimer-Demenz einhergeht. Meistens dürften sich beide Einflussmöglichkeiten gegenseitig mehr oder weniger aufheben, weshalb nur bei der Kombination eines sehr jungen Vaters mit einer eher »alten« Mutter ein deutlich erhöhtes Risiko zu erwarten ist.

Rauchen beziehungsweise Nikotin

Neben der allgemein bekannten gesundheitsschädlichen Wirkung des Rauchens mit einem deutlich erhöhten Erkrankungsrisiko für Lungenkrebs und Gefäßleiden haben sich in mehreren Untersuchungen auch Hinweise ergeben, dass starke Raucher häufiger eine Alzheimer-Demenz entwickeln als Nichtraucher. Vorübergehend wurde aber auch eine erniedrigte Häufig-

keit der Alzheimer-Demenz bei Rauchern im Vergleich zu Nichtrauchern beschrieben. Inwieweit ein allgemein stimulierender Effekt von Nikotin für diese Beobachtungen mitverantwortlich war und die Raucher unter den Patienten mit Alzheimer-Demenz geistig »fitter« erscheinen ließ, lässt sich nicht sicher entscheiden. Außerdem gibt es im Gehirn vergleichbar zu den Rezeptoren für Acetylcholin (siehe S. 77) auch so genannte Nikotinrezeptoren, deren Dichte bei der Alzheimer-Demenz abnimmt. Nachdem bei Gesunden gezeigt werden konnte, dass Rauchen zu einer erhöhten Dichte dieser Rezeptoren führt, beschrieben amerikanische Forscher 1996 zusätzlich, dass Nikotin das Zusammenklumpen von Amyloid-Beta-Protein zu Plaques (siehe S. 82) verhindern kann. Zumindest fanden sie dies in Laborexperimenten mit wässrigen Lösungen von Amyloid-Beta-Protein, denen sie Nikotin zusetzten. Ein Schönheitsfehler dieses Experiments war allerdings, dass es von der Tabakindustrie gefördert worden war, und außerdem steht der entsprechende Nachweis des möglichen Effektes im Gehirn von Patienten mit Alzheimer-Demenz ohnehin noch aus.

Ein methodischer Fehler der Untersuchungen mit einem vermeintlich schützenden Effekt des Rauchens bestand darin, dass Patienten mit Alzheimer-Demenz retrospektiv (rückblickend) hinsichtlich ihrer Rauchgewohnheiten verglichen werden. Eine groß angelegte prospektive (vorausschauende) Studie bei fast 7000 mindestens 55-Jährigen in Holland konnte dann nachweisen, dass aktive Raucher sogar überdurchschnittlich stark gefährdet sind, die Alzheimer-Demenz zu bekommen, besonders dann, wenn sie eine für Nichtraucher günstige Ausstattung mit fehlendem ApoE4 (siehe S. 56) haben. Weitere Studien haben dieses Ergebnis untermauern können, weshalb die Zeiten endgültig vorbei sind, in denen man zumindest noch ein gesundheitliches Argument für das Rauchen hatte.

Stress und andere psychosoziale Belastungen

Manchmal wird behauptet, die Alzheimer-Demenz gehe zumindest teilweise auf den vermehrten Stress in westlichen Industriegesellschaften zurück. Es blieben bevorzugt solche Menschen verschont, die es schaffen würden, sich diesen Einflüssen weitgehend zu entziehen und ein glückliches Leben zu führen. Als Beleg für diese Annahme werden unter anderem Befragungen sehr alter und nicht von der Alzheimer-Demenz betroffener Menschen angeführt, die von einem erfüllten und zufriedenen Leben berichten. Insgesamt spricht aber wenig für dieses Erklärungsmodell, zumal es sich ausnahmslos um retrospektive (rückblickende) Untersuchungen handelt. Für einen Nachweis dieser Annahme wäre eine prospektive (vorausschauende) Untersuchung von beispielsweise 100 rundum zufriedenen Menschen mit dem Nachweis zu fordern, dass es bei ihnen im Vergleich zu 100 anderen Menschen, die ihnen abgesehen von der »Zufriedenheit« in allen Merkmalen ähneln (also Alter, Geschlecht, Einkommen und Lebensumstände, sonstige Gesundheitsmerkmale), eindeutig seltener zu einer Alzheimer-Demenz kommt.

Was sind keine Ursachen?

Mit großer Sicherheit spielen Persönlichkeit und Charakter der Kranken keine ursächliche Rolle. Es wurde zwar vereinzelt auch von Fachleuten vermutet, dass zum Beispiel in sich gekehrte, zurückgezogene oder misstrauische Menschen ein erhöhtes Erkrankungsrisiko hätten; überwiegend wird dies aber abgelehnt. Möglicherweise wird eine Alzheimer-Demenz bei solchen Menschen nur früher deutlich oder ist für die Angehörigen besonders unangenehm.

Die Alzheimer-Demenz ist weder eine »Bestrafung« für einen schlechten Lebenswandel noch für eine ungesunde Ernährung oder anderes Fehlverhalten der Kranken und erst recht nicht für eine schlechte Betreuung durch die Partner oder Angehörigen. Unter Umständen schon Jahre vor der Diagnosestellung bestehende Krankheitszeichen wie eine allgemeine Unsicherheit oder ein Meiden von geselligen Kontakten sollten auch im Rückblick nicht falsch interpretiert werden. Auch für diese ersten Zeichen gilt, dass die Alzheimer-Demenz deren Ursache und nicht deren Folge ist. Letztlich können sowohl strebsame als auch faule Menschen, solche mit gutem als auch schlechtem »Charakter«, mit oder ohne Schicksalsschläge und früheren körperlichen oder psychischen Krankheiten erkranken.

Aufgrund eines selteneren Auftretens der Alzheimer-Demenz in Ländern wie Nigeria oder Indien wurde vermutet, dass kulturelle Einflüsse wie die Ernährung oder Lebensweise eine Rolle spielen könnten. Dies lässt sich jedoch leicht dadurch entkräften, dass in solchen Staaten der Dritten Welt bislang nur ein kleinerer Teil der Bevölkerung über 65 Jahre alt wird und das Risikoalter für die Alzheimer-Demenz erreicht.

Was könnte die Entstehung verhindern oder verzögern und gibt es Schutzfaktoren?

Es wurde zunächst vermutet, dass mit derselben Eindeutigkeit, wie die Vererbung der Apolipoproteinallele für ApoE4 mit einem erhöhten Erkrankungsrisiko einhergeht (siehe S. 56), bei einer ApoE2-Ausstattung ein unterdurchschnittliches Risiko bestehen würde. Weitere Untersuchungen haben dies aber nicht bestätigt, und es wurde sogar gezeigt, dass eine ApoE2-Ausstattung mit einem gehäuften Auftreten und einer auf durchschnittlich vier Jahre verkürzten Überlebenszeit einer früh beginnenden familiären Alzheimer-Demenz verknüpft sein kann.

Schutzfaktoren gegen eine Krankheit sind im Gegensatz zu Risikofaktoren solche Merkmale oder Verhaltensweisen, die zu einer verminderten Wahrscheinlichkeit des Auftretens führen. Wie bei den Risikofaktoren bedeuten aber selbst mehrere Schutzfaktoren nicht, dass man die Alzheimer-Demenz nicht doch bekommen könnte.

Andere körperliche Krankheiten oder Medikamente

Menschen mit einer rheumatoiden Arthritis oder primär chronischen Polyarthritis (PCP) scheinen ein unterdurchschnittliches Erkrankungsrisiko zu haben. Während in einer Vergleichsuntersuchung rund drei Prozent der Allgemeinbevölke-rung über 65 Jahre davon betroffen waren, war dies nur bei 0,4 bis 0,5 Prozent gleich alter Menschen mit einer rheumatoiden Arthritis der Fall. Zusätzlich fanden sich Hinweise, dass dieser Unterschied auch auf die bei solchen Erkrankungen verordneten Medikamente, sogenannte nichtsteroidale Antirheumatika wie etwa Diclofenac (Handelsnamen z.B. Benfofen, Rewodina oder Voltaren), Indometacin (Handelsname z.B. Amuno), Ketoprofen (Handelsnamen z.B. Alrheumun oder Orudis) oder Phenylbutazon (Handelsnamen z.B. Ambene oder Butazolidin) zurückzuführen sein könnte. Möglicherweise spielen hier immunologische Vorgänge mit Abschwächung entzündlicher Vorgänge eine Rolle, die eine Alzheimer-Demenz begünstigen (siehe auch S. 60).

In der Tabelle 19 sind in Ergänzung zu den Risikofaktoren der Tabelle 18 die wesentlichen Ergebnisse aus den beiden bereits dort berücksichtigten großen Untersuchungen in Europa und Kanada zusammengestellt. Die Angabe »mal 0,5« bedeu-

Tab. 19: Schutzfaktoren gegen eine Alzheimer-Demenz

Arthritis / Rheuma in der Vorgeschichte	mal 0,5
Gebrauch sogenannter nicht-steroidaler Antirheumatika	mal 0,6

tet zum Beispiel, dass die Betroffenen ein auf die Hälfte vermindertes Risiko haben.

Die Wirkung der Östrogene auf das Alzheimer-Risiko ist umstritten. Der Mechanismus der Östrogenwirkung wird hauptsächlich darin gesehen, dass der Stoffwechsel des Gehirns und dabei insbesondere derjenige des als Schlüsseltransmitter für das Lernen und Gedächtnis geltenden Acetylcholins beeinflusst wird. Weiterhin gibt es Hinweise, dass Östrogene zu einem Abbau von Alzheimer-Plaques führen können.

Hohes Bildungsniveau

Es wurde bereits erwähnt, dass eine geringe Schulbildung beziehungsweise ein niedriges Bildungsniveau mit einer erhöhten Wahrscheinlichkeit des Auftretens einer Alzheimer-Demenz einhergeht. Umgekehrt hat sich gezeigt, dass Menschen mit einem hohen Bildungsniveau seltener beziehungsweise später erkranken als der Bevölkerungsdurchschnitt.

Als wahrscheinlichste Erklärung wird die sogenannte Reservekapazität des Gehirns herangezogen. Sehr wahrscheinlich kann eine hohe Bildung das Auftreten von Demenzzeichen hinauszögern, weil die Betreffenden im Gegensatz zu gleich alten Menschen mit schlechterer Bildung die Möglichkeit haben, Ausfälle durch früher erworbene besondere Fähigkeiten oder Ausgleichsmechanismen zunächst ganz und später eine Zeit lang noch teilweise auszugleichen. Letztlich kann aber auch ein hohes Bildungsniveau eine Demenz nur verzögern und nicht verhindern.

Ein amerikanischer Kollege hat einmal zwar scherzhaft, aber letztlich doch zutreffenderweise auf die ihm häufig gestellte Frage, wie man sich möglichst wirksam vor der Alzheimer-Demenz schützen könne, geantwortet, dies sei doch ganz einfach: »Select your parents carefully and die early«. Auf Deutsch lautet die Empfehlung kurz und bündig: »Suche dir deine Eltern sorgfältig aus und sterbe früh«!

Wie häufig ist eine familiäre Alzheimer-Demenz?

Eine eindeutig erkennbare familiäre Häufung der Alzheimer-Demenz ist selten. Nur bei einem kleineren Teil der Kranken sind auch Geschwister oder Kinder erkrankt. Bei ihnen liegt meist eine familiäre Alzheimer-Demenz mit einer autosomal-dominanten Vererbung (siehe S. 52) vor. Insgesamt findet sich eine klare familiäre Häufung bei weniger als fünf Prozent aller Patienten mit Alzheimer-Demenz, und bis Ende der 80er-Jahre waren weltweit weniger als 100 entsprechende Familien

bekannt. Die weitaus häufigeren Alzheimer-Demenzen von Menschen, bei denen sich in der engeren Familie weder früher entsprechende Fälle fanden noch bei den lebenden Verwandten ersten Grades entsprechende Hinweise bestehen, werden als »sporadisch« bezeichnet.

Im Gegensatz zu früheren Annahmen unterscheiden sich familiäre und sporadische Alzheimer-Demenzen im Prinzip weder bezüglich des Erkrankungsalters noch hinsichtlich des Erscheinungsbildes oder Verlaufs. Es gibt also sowohl früh als auch spät beginnende familiäre und sporadische Erkrankungsformen. Bei den verschiedenen Formen der familiären Alzheimer-Demenz sind allerdings verschiedene Chromosomen beziehungsweise Gene beteiligt (siehe auch Tab. 16, S. 56).

Darüber hinaus ist die Frage offen, ob nicht doch zumindest bei einem Teil der vermeintlich sporadisch auftretenden Alzheimer-Demenzen genetische Einflüsse eine Rolle spielen. Diese könnten in nicht von den Eltern ererbten, sondern nur bei den Erkrankten selbst auftretenden Mutationen (siehe S. 53) bestehen, für die verschiedene Umwelteinflüsse verantwortlich sein könnten. Daneben ist auch denkbar, dass familiäre Krankheiten durch frühzeitige Todesfälle aufgrund anderer Ursachen nicht als solche erkannt werden.

Wie hoch ist das Erkrankungsrisiko für Angehörige?

Verständlicherweise befürchten viele Angehörige, selbst die Alzheimer-Demenz zu bekommen. In den meisten Familien erkrankt aber nur ein Mitglied, und nur bei rund jedem dritten bis vierten Betroffenen finden sich ein oder mehrere ebenfalls erkrankte Angehörige ersten Grades. Das entsprechende Risiko hängt neben dem Erkrankungsalter bereits Betroffener davon ab, ob mehr als ein Familienmitglied erkrankt ist. Das Risiko für Kinder von Patienten mit Alzheimer-Demenz scheint gleich hoch zu sein wie dasjenige für Geschwister.

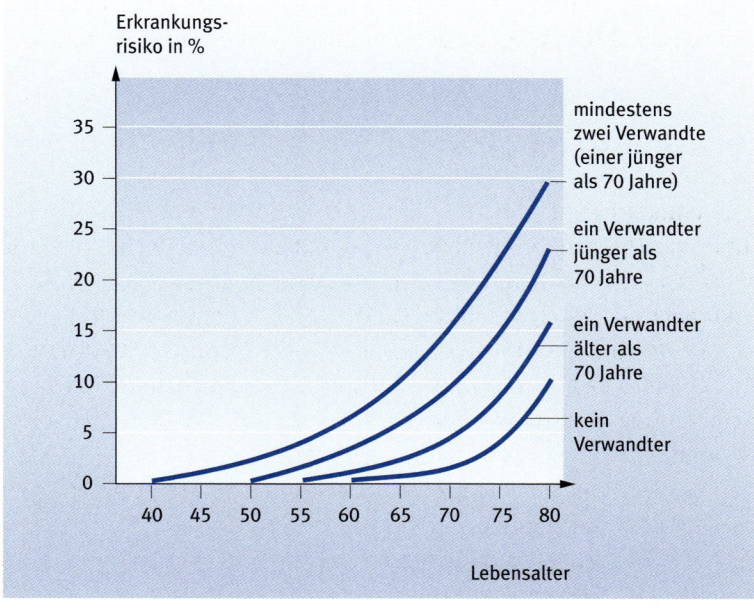

Abb. 14: Erkrankungsrisiko für Angehörige von Patienten mit Alzheimer-Demenz in Abhängigkeit vom eigenen Alter, Erkrankungsalter des Patienten und Grad der Verwandtschaft.

Wie aus der Abbildung 14 zu entnehmen ist, beträgt das durchschnittliche Risiko bei einem betroffenen Angehörigen im Alter von über 70 Jahren ohne weitere Fälle in der Familie für Verwandte ersten Grades (Kinder und Geschwister) im Alter von 70 Jahren 2 bis 5 Prozent, im Alter von 75 Jahren 5 bis 10 Prozent, im Alter von 80 Jahren 10 bis 17 Prozent und im Alter von 85 Jahren 15 bis 21 Prozent. Es liegt damit nur geringfügig über der Erkrankungswahrscheinlichkeit ohne ein betroffenes Familienmitglied. Bei Erkrankung jüngerer oder mehrerer Angehöriger steigt das Risiko deutlich an und liegt schon für ein Alter von 65 Jahren bei 10 bis 15 Prozent. Verwandte zweiten Grades (Neffen, Nichten, Enkel) haben nur in Familien mit frühem Krankheitsbeginn und mehreren Kranken ein erhöhtes Risiko. Verwandte von Patienten mit Alzheimer-Demenz müssen sich also nur dann ernsthafte Sorgen machen, selber zu erkranken,

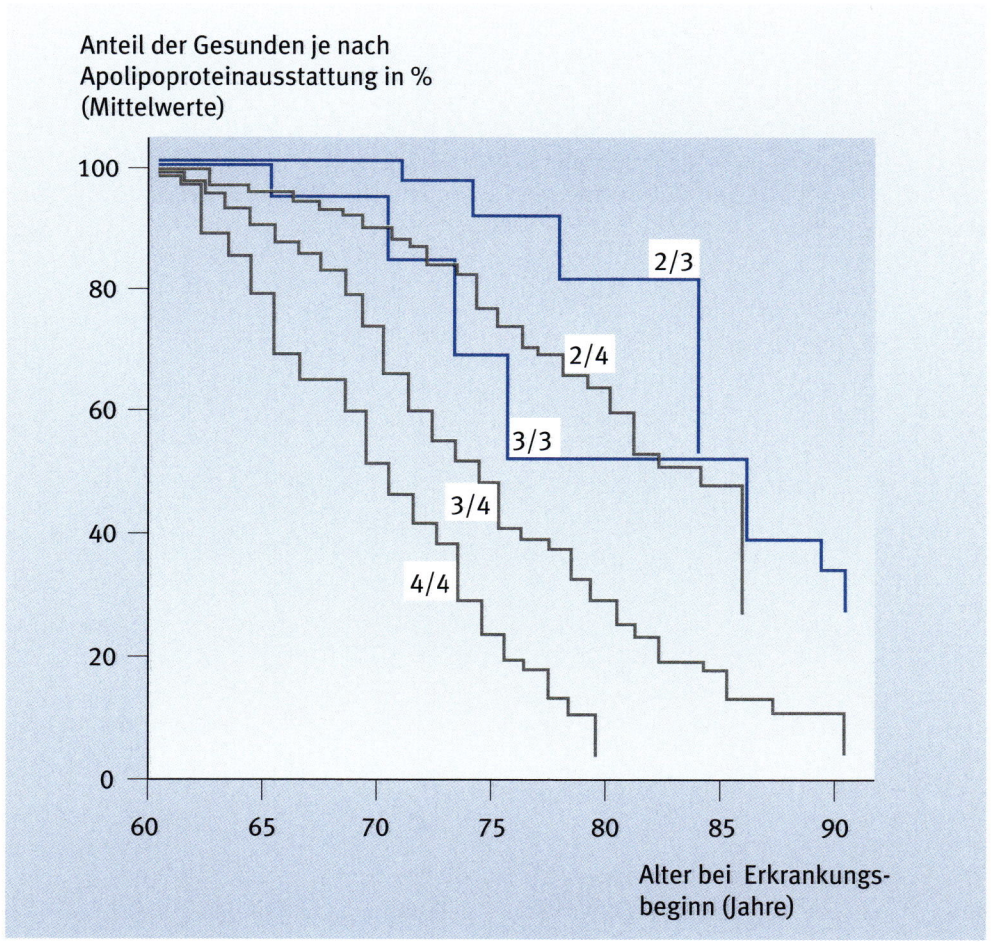

Abb. 15: Erkrankungsrisiko bzw. Chance, in einem bestimmten Alter keine Alzheimer-Demenz zu bekommen, in Abhängigkeit von der eigenen Apolipoproteinausstattung.

wenn ein familiäres Auftreten im mittleren Lebensalter und in früheren Generationen bekannt ist oder es in der jetzigen Generation mehr als einen betroffenen Angehörigen ersten Grades gibt.

Die im letzten Absatz wiedergegebenen Daten stammen aus älteren Untersuchungen ohne Berücksichtigung der ebenfalls vererbten Ausstattung mit Apolipoproteinen. In Kenntnis der jeweiligen Apolipoproteinausstattung lässt sich das Erkrankungsrisiko noch wesentlich genauer vorhersagen (siehe Abb. 15). Bei der ungünstigsten Variante E4/E4 beträgt die Chance eines bislang gesunden 60-Jährigen, mit 80 Jahren noch nicht erkrankt zu sein, weniger als 10 Prozent, während sie bei den Varianten E2/E3 oder E3/E3 derzeit über 50 Prozent, eher 80 bis 90 Prozent beträgt. Es ist zu erwarten, dass bald entsprechende Untersuchungen vorliegen werden, die sowohl den Verwandtschaftsgrad als auch die Apolipoproteine berücksichtigen, was zu noch verlässlicheren Zahlen führen wird.

Veränderungen am Nervensystem

Wie sind das Nervensystem und das Gehirn aufgebaut?

Das Nervensystem des Menschen besteht aus drei Teilen: dem Zentralnervensystem, peripheren Nervensystem und autonomen Nervensystem (Abb. 16). Das Zentralnervensystem (ZNS) besteht aus dem Gehirn und Rückenmark. Das Gehirn teilt sich wiederum in Großhirn, Kleinhirn und Hirnstamm auf. Es liegt innerhalb des knöchernen Schädels am oberen Ende des Rückenmarks und sammelt und verarbeitet die von verschiedenen Stellen des Körpers eintreffenden Signale. Diese erreichen das

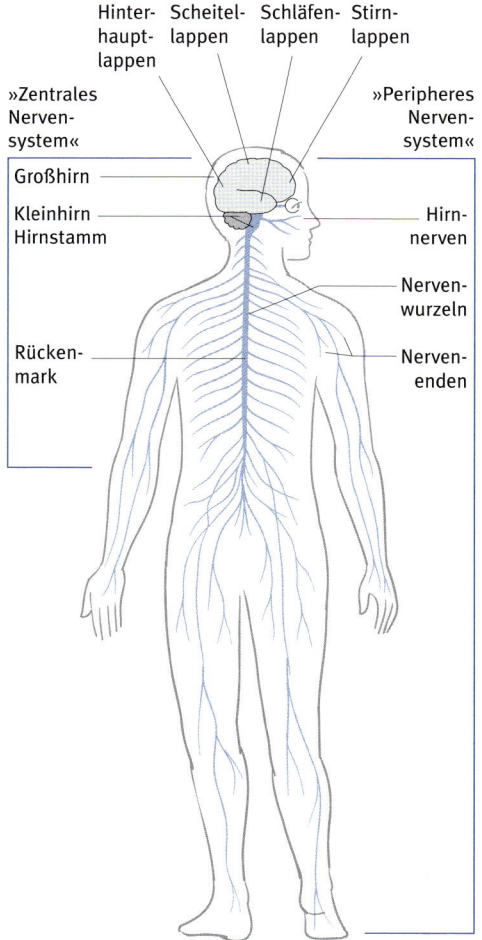

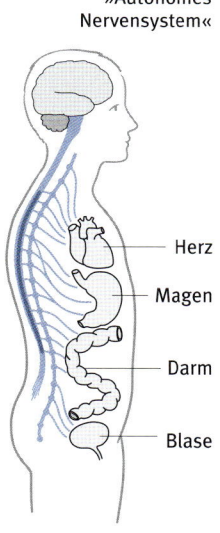

Abb. 16: Aufbau des Nervensystems (zentrales, peripheres und autonomes Nervensystem).

Gehirn über das periphere Nervensystem, ein System vielfältigster Nervenbahnen, die vom Rückenmark aus eine Verbindung zu jedem Winkel des Körpers herstellen. Dies gilt für die Fingerspitzen ebenso wie für das Herz, den Darm oder die Muskulatur.

Im ZNS finden sich zwei Hauptarten von Gewebe, die nach ihrem Aussehen als graue und weiße Substanz bezeichnet werden. Beim Gehirn bildet die graue Substanz in erster Linie den auch als Rinde bezeichneten schmalen, außen liegenden Rand und ist als Sitz der Nervenzellen gewissermaßen die Denk- und Schaltzentrale. Daneben finden sich auch noch Nervenzellverbände in der Tiefe des Gehirns, die

als Stammganglien bezeichnet werden. Die weiße Substanz besteht hauptsächlich aus den mit Kabeln vergleichbaren Nervenfasern, die zur Verbindung zwischen den mindestens 15 Milliarden (!) Nervenzellen des menschlichen ZNS mit einer noch weit größeren Zahl von Fortsätzen und damit für die Informationsübertragung im Nervensystem verantwortlich sind. Eine einzige Nervenzelle kann mit mehreren tausend anderen in Verbindung stehen.

Die peripheren Nerven sind die zwischen dem Rückenmark und den verschiedenen Organen und Abschnitten des Körpers verlaufenden Nervenstränge und sind bei der Alzheimer-Demenz nur indirekt betroffen.

Welche Spezialisierungen innerhalb des Gehirns gibt es?

Das Gehirn ist eine aus vielen verschiedenen Teilen zusammengesetzte, hochspezialisierte Steuerzentrale vieler Abläufe im Körper. Es ist das mit Abstand komplizierteste Organ des Menschen und modernsten Computern nicht nur vergleichbar, sondern in fast allen Bereichen deutlich überlegen. So steht jede Nervenzelle mit tausenden anderen Nervenzellen in Verbindung und zwischen diesen findet ein dauernder Informationsaustausch statt.

Das Gehirn kontrolliert und steuert fast alle Abläufe im Körper. Wie wir uns bewegen, was wir wahrnehmen und empfinden, wie wir uns verhalten und was wir fühlen, denken und planen, all dies ist das Ergebnis der Tätigkeit von Nervenzellen in unserem Gehirn. Einiges von dem, was wir tun, erfolgt absichtlich. Üblicherweise denken

wir beispielsweise nach, bevor wir etwas sagen. Viele Handlungen oder Abläufe im Körper erfolgen aber auch »unbewusst« beziehungsweise ohne dass wir vorher darüber nachdenken. So ziehen wir unsere Hand von einer heißen Herdplatte rasch zurück oder bekommen bei kaltem Wetter eine Gänsehaut, wenn wir uns nicht warm genug angezogen haben. Auch diese Abläufe werden, ohne dass wir es »mitbekommen«, vom Gehirn gesteuert.

Die Tätigkeit der Gesamtheit aller Nervenzellen ist für das Denken, Fühlen und Handeln verantwortlich. Verschiedene Nervenzellen haben jeweils bestimmte, nur ihnen zugeordnete Funktionen. Im Gehirn hat eine Aufgabenverteilung mit einer weitgehenden Spezialisierung stattgefunden. Es gibt Gehirnzellen, die für das

Ingangsetzen von Bewegungen zuständig sind, andere sind für die Wahrnehmung von Schmerz verantwortlich und wieder andere für das Sprechen oder Sehen.

Diese strenge Zuordnung der verschiedenen Nervenzellen zu bestimmten Aufgaben hat Vor- und Nachteile. Der Hauptvorteil besteht wie bei allen Spezialisierungen in einer hohen Leistungsfähigkeit. Der Hauptnachteil liegt darin, dass die anderen Nervenzellen bei einer Störung nicht sofort in der Lage sind, die Aufgaben ausgefallener Gehirnabschnitte zu übernehmen. Dies macht sich auch deswegen besonders nachteilig bemerkbar, weil abgestorbene Nervenzellen des Gehirns im Gegensatz zu vielen anderen Geweben des Körpers nicht ohne weiteres nachwachsen können.

Welche Aufgaben haben die verschiedenen Teile des Gehirns?

Das Großhirn ist beim Menschen im Vergleich zum Tierreich am weitesten entwickelt und macht mehr als drei Viertel des Gehirns aus. Es enthält die Schaltstellen oder »Zentren« für das Denken, Wahrnehmen, Sprechen und bewusste Handeln. Diese Funktionen werden oft auch als »höhere« bezeichnet, weil sie den Menschen vom Tier unterscheiden. Das Großhirn hat in etwa die Form von zwei Fäusten, die an den Handgelenken aneinandergedrückt werden. An der Oberfläche ähnelt es den beiden Hälften einer übergroßen Walnuss, die im Gegensatz zu einer Walnuss aber ziemlich weich sind. Das Großhirn ist spiegelbildlich in zwei weitgehend gleiche Hälften oder Hemisphären unterteilt. Jede Hälfte untergliedert sich nochmals in den Frontal-(Stirn-)Lappen, den Temporal-(Schläfen-)Lappen, den Parietal-(Scheitel-)Lappen und den Okzipital-(Hinterhaupts-)Lappen (Abb. 17).

Der Frontal- oder Stirnlappen ist unter anderem für die Bewegungen des Körpers verantwortlich. Hinter dem Frontallappen liegt der Parietal- oder Scheitellappen, der unter anderem für Gefühlswahrnehmungen wie spitz oder stumpf und warm oder kalt zuständig ist. Im noch weiter hinten liegenden Okzipital- oder Hinterkopflappen liegt das Zentrum für das Sehen. Der an der Seite liegende Temporal- oder Schläfenlappen ist unter anderem für das Gedächtnis sowie Hören, Schmecken und Riechen verantwortlich.

Die für die Kraftentwicklung und Bewegungen verantwortlichen Nervenzellen liegen beidseits in einem relativ schmalen Streifen am hinteren Ende des Frontallappens. Dieser Streifen erstreckt sich jeweils vom Scheitel vor der Zentralfurche (Sulcus centralis) nach unten und außen. Direkt dahinter auf der anderen Seite der Zentralfurche liegen am Vorderrand des Scheitellappens weitgehend spiegelbildlich dazu diejenigen Nervenzellen, die für Sinneswahrnehmung wie Berührung, Schmerz und Temperatur verantwortlich sind.

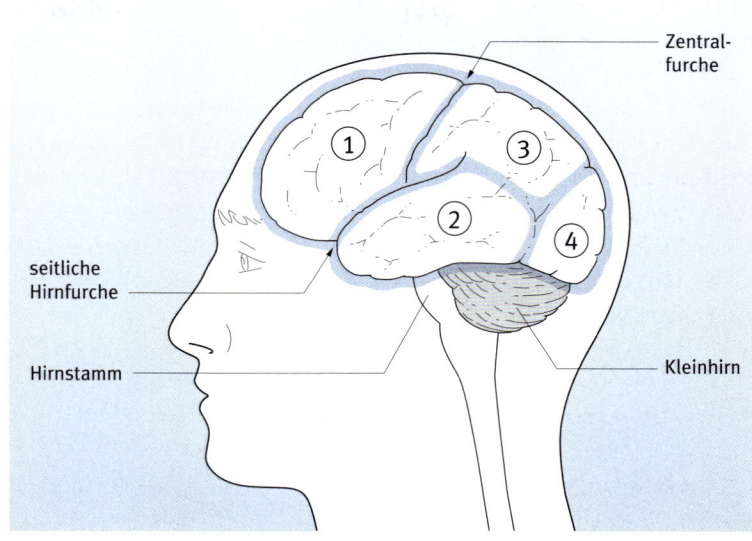

Abb. 17: Aufbau des Gehirns mit Frontal-(Stirn-)Lappen (1), Temporal-(Schläfen-)Lappen (2), Parietal-(Scheitel-)Lappen (3) und Okzipital-(Hinterkopf-)Lappen (4).

Das Sprachzentrum ist um die seitliche Hirnfurche (Fissura Sylvii oder Sylvi'sche Furche) herum angeordnet und schließt die angrenzenden Abschnitte des Stirn-, Schläfen-, Scheitel- und Hinterkopflappens mit ein. Ein Teil wird auch als »motorisches« und ein anderer Teil als »sensorisches« Sprachzentrum bezeichnet. Das motorische Zentrum ist vorwiegend für das Formulieren der Sprache und das sensorische Zentrum ist vorwiegend für das Verstehen von Sprache zuständig. Das Sehzentrum liegt ganz hinten im Hinterhauptslappen. Die Nervenfasern innerhalb des Gehirns, die ihre Informationen von der Netzhaut über die Sehnerven erhalten und zum Sehzentrum weiterleiten, werden als Sehbahn bezeichnet.

Der Hirnstamm und die Stammganglien sind Sitz »tieferer«, auch bei Tieren vorhandener Funktionen wie der Kontrolle von Atmung und Kreislauf. Darüber hinaus liegen die Nervenzellen der »Kerne« oder

Ausgangspunkte der Hirnnerven im Hirnstamm verteilt. Schließlich verlaufen alle Nervenbahnen vom Körper zum Großhirn und umgekehrt von der Großhirnrinde zum Körper durch den Hirnstamm und die Stammganglien, die man sich wie dichtgedrängte Umschalt- und Kabelstationen vorstellen kann.

Der Hirnstamm liegt am Übergangsbereich zwischen Gehirn und Rückenmark und kann nochmals in Mittelhirn (Mesenzephalon), Brücke (Pons) und verlängertes Mark (Medulla oblongata) unterteilt werden. Im verlängerten Mark liegen die für die Steuerung der lebenswichtigen, aber weitgehend unbewusst ablaufenden Körpervorgänge wichtigen Nervenzentren. Atmen, Schlucken, Blutdruck und Herzschlag werden alle von hier aus kontrolliert. Wie der Name schon vermuten lässt, bildet die Brücke ein Verbindungsteil zwischen verschiedenen anderen Abschnitten des Gehirns. Das Mittelhirn bildet den Übergang zwischen Hirnstamm und Großhirn.

Das Kleinhirn ist Sitz von Funktionen wie zum Beispiel der Kontrolle von Gleichgewicht und unwillkürlich-reflektorisch ablaufender Bewegungsmuster, die im Laufe des Lebens zur Gewohnheit werden. Unter anderem erreichen Signale aus dem Gleichgewichtsorgan des Innenohrs in der knöchernen Schädelbasis das Kleinhirn und informieren über die Lage und Bewegungen des Kopfes im Raum. Signale vom Rückenmark spiegeln neben der Anspannung von Muskeln und Stellung von Gelenken auch Berührungs- und Druckreize wider. Von den zahlreichen vom Kleinhirn ausgehenden Nervenbahnen ist ein großer Teil an der Feinabstimmung und Kontrolle von Bewegungen beteiligt.

Wie funktionieren Nervenzellen?

Die Funktion von Nervenzellen beruht auf einem elektrischen Spannungsunterschied zwischen ihrer Innen- und Außenseite. Dieser kommt dadurch zustande, dass wie in den verschiedenen Teilen einer Batterie die Verteilung von sogenannten Ionen inner- und außerhalb der Zellen unterschiedlich ist. Ionen sind elektrisch geladene Teilchen wie beispielsweise Natrium (Na^+) und Chlorid (Cl^-), die in fester Form zusammen Kochsalz (NaCl) ergeben. Natri- um und Chlorid sind außerhalb von Nervenzellen in einer höheren Konzentration vorhanden als innerhalb, und bei Kalium verhält es sich umgekehrt. Zusätzlich gibt es noch eine ganze Reihe anderer Ionen wie Kalzium oder Magnesium. Diese Ionen können nicht einfach durch die Außenwände der Nervenzellen hindurchtreten, sondern bedürfen dazu entweder sogenannter Ionenkanäle oder aber elektrischer Pumpen. Ionenkanäle sind von Ami-

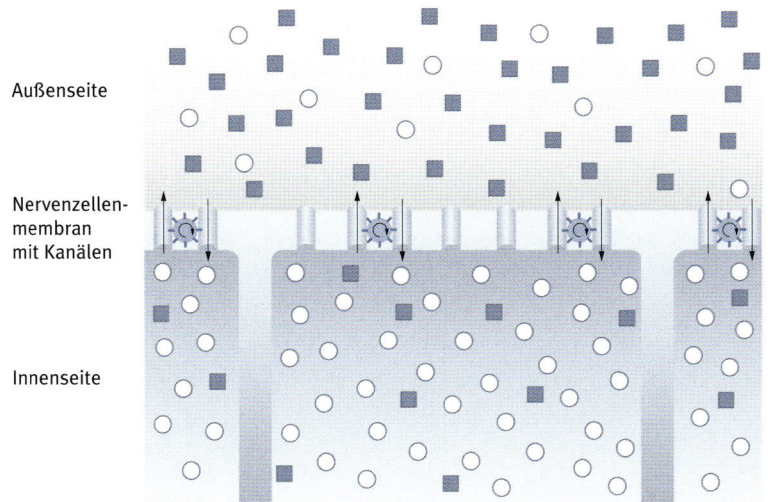

Außenseite

Nervenzellen-
membran
mit Kanälen

Innenseite

Abb. 18: Schematische Darstellung von Innen- und Außenseite von Nervenzellen mit dem Konzentrationsunterschied für Natrium- (gefüllte Quadrate) und Kalium-Ionen (offene Kreise) sowie den Durchtrittskanälen und Pumpen in den Nervenzellmembranen.

nosäuren gebildete Durchtrittsstellen für Ionen durch die Wand von elektrisch erregbaren Körperzellen (neben Nervenzellen insbesondere auch Muskelzellen), die wie Schleusen geöffnet und geschlossen werden können. Die ebenfalls in die Zellwand eingebauten elektrischen Pumpen sorgen dafür, dass der normale Konzentrationsunterschied zwischen Innen- und Außenseite auch nach zwischenzeitlichem Öffnen der Ionenkanäle wiederhergestellt wird (Abb. 18).

Im Ruhezustand besteht zwischen der Innen- und Außenseite von Nervenzellen ein Spannungsunterschied in der Größenordnung von 70 mV (70 tausendstel Volt), der also sehr gering ist. Bei Erregung einer Nervenzelle kommt es kurzfristig zu einem Abbau und sogar zu einer Umkehr dieser Spannung, die dann über die oben erwähnten Ionenpumpen sehr rasch wiederhergestellt wird. Dieser kurze Spannungswechsel entspricht einem sogenannten Aktionspotenzial oder einem elektrischen Impuls, der sich über die Zellwand in die Ausläufer der Nervenzelle fortsetzt und so auch auf benachbarte Zellen übertragen wird. Je nachdem ob es sich um einzelne Impulse oder Impulsserien handelt, können auch die benachbarten Nervenzellen aktiviert und ihrerseits zum Aussenden abnormer Impulsserien veranlasst werden.

Wie stehen Nervenzellen untereinander in Verbindung?

Nervenzellen stehen untereinander in einem dauernden und lebhaften Kontakt. Sie senden gleichzeitig elektrische Impulse an viele andere Zellen und erhalten Impulse von diesen. Die motorischen Nervenfasern übertragen die Bewegungsbefehle des zentralen Nervensystems an die Muskulatur. Sensible Nervenfasern sind für die Übermittlung von Berührungs-, Schmerz- und Temperaturempfindungen an das Gehirn zuständig, die sensorischen Nervenfasern der Hirnnerven für die Übermittlung von Sehen, Hören, Riechen, Schmecken und Gleichgewicht.

Nervenzellen sind jedoch nicht direkt miteinander verknüpft, sondern stehen über chemische Überträgerstoffe (sogenannte Transmitter) in Verbindung (Abb. 19 und Tab. 20). Wenn eine Nervenzelle aktiv ist,

Tab. 20: Die wichtigsten Überträgerstoffe oder Transmitter

hemmend	erregend	neutral
Gamma-Aminobuttersäure (GABA)	Aspartat	Acetylcholin
Glyzin	Glutamat	Dopamin
Beta-(ß-)Alanin		(Nor)Adrenalin
Taurin		Serotonin
Homocarnosin		Somatostatin

sendet sie elektrische Impulse aus oder »feuert«. Dabei läuft an ihrer Zellwand ein elektrischer Strom entlang, der an den Endungen der Zellfortsätze (den sogenannten Synapsen) bewirkt, dass chemische Überträgerstoffe oder Transmitter freigesetzt werden, die die elektrische Aktivität dann auf benachbarte Zellen übertragen. Die Transmitter werden von den Nervenzellen selbst hergestellt und in kleinen Bläschen in den Synapsen an den Nervenendigungen gespeichert. Bei der Weitergabe einer Erregung an eine andere Zelle wird eine bestimmte Menge des Überträgerstoffes in den schmalen Raum zwischen den beiden Zellen ausgeschüttet und lagert sich an besonderen Rezeptoren (Bindungsstellen) der nachgeschalteten Zelle an.

Es gibt also sowohl hemmende als auch erregende Überträgerstoffe, und bei einigen – als neutral bezeichneten – ist es so, dass sie sowohl zu einer Hemmung als auch Erregung führen können. Zu dieser Klasse gehört auch das Acetylcholin, das bei der Alzheimer-Demenz besonders stark gestört ist. Die erregenden Transmitter werden in der Fachsprache als exzitatorisch und die hemmenden als inhibitorisch bezeichnet. Ein Beispiel für erregende Transmitter ist Glutamat, ein Beispiel für hemmende Stoffe ist Gamma-Aminobuttersäure (abgekürzt GABA).

Jede einzelne von Milliarden Nervenzellen ist in einem komplizierten Netzwerk mit hunderten bis tausenden anderer Zellen verbunden, von denen sie Impulse oder

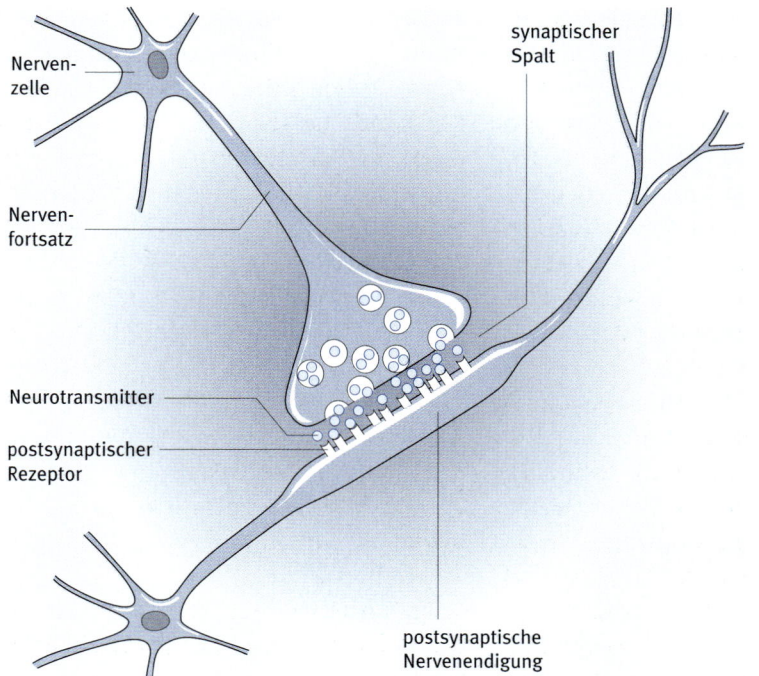

Nervenzelle

Nervenfortsatz

Neurotransmitter

postsynaptischer Rezeptor

synaptischer Spalt

postsynaptische Nervenendigung

Abb. 19: Schematische Darstellung einer Synapse als Verbindung von zwei Nervenzellen. Eine in der Synapse ankommende elektrische Erregung führt zum Ausschütten des Überträgerstoffes (Transmitters), der sich nach Durchqueren des synaptischen Spaltes an speziellen Bindungsstellen (Rezeptoren) der nachgeschalteten (postsynaptischen) Nervenzelle anlagert.

Nachrichten empfängt und an die sie selbst welche weitergibt. Die Informationen aussendenden Zellen schicken ihre Impulse zu den Synapsen. Diese liegen entweder an Dendriten der empfangenden Zelle, direkt an deren Zellkörper oder an deren Axon.

Was unterscheidet die Alzheimer-Demenz vom normalen Altern des Gehirns?

Der wesentliche Unterschied zwischen den Veränderungen am Gehirn bei der Alzheimer-Demenz und bei normalem Altern besteht in Ausdehnung und Intensität der neurodegenerativen und Hirngefäßveränderungen! Im Gehirn praktisch aller alten Menschen finden sich Alzheimer-Veränderungen und meistens sogar in recht deutlicher Form. Es gibt einen zweifelsfreien statistischen Zusammenhang zwischen der Ausprägung der Neurodegeneration und einer Abnahme der geistigen Leistungsfähigkeit. Keineswegs selten sind jedoch ausgeprägte Hirnveränderungen, ohne dass Betroffene eindeutige Zeichen einer Demenz zeigen. Offensichtlich kommt es auch auf die »Qualität« der Nervenverknüpfungen an, was sich zumindest bislang allerdings selbst unter dem Mikroskop nicht recht erkennen lässt. Sehr selten sind dagegen ältere demente Menschen, deren Gehirne keine deutlichen Alzheimer- oder andere Veränderungen aufweisen.

Festzuhalten bleibt, dass Patienten mit einer Alzheimer-Demenz durchschnittlich schwerere Hirnveränderungen aufweisen als altersgleiche Menschen, die noch keine Zeichen einer Demenz entwickelt haben. Einen grundsätzlichen, »kategorialen« Unterschied zwischen dem sogenannten normalen Altern und der Alzheimer-Demenz gibt es aber nicht. Die Risikofaktoren, welche zu einer etwas rascheren Entwicklung der Hirnveränderungen (z. B. bestimmte, seltene Mutationen) und zu einer etwas früheren Manifestation der Demenz (z. B. Vorschädigung des Gehirns, geringe »Reservekapazität« etc.) beitragen können, wurden bereits in einem anderen Abschnitt erwähnt (siehe S. 62).

Das Argument, dass es immer wieder 100-Jährige gebe, die nicht dement seien, sticht nicht. Erstens belegen die sorgfältigen Untersuchungen an repräsentativen Höchstaltrigen, dass die Mehrzahl unter kognitiven Defiziten leidet (die sich in deren Umfeld jedoch nicht notwendigerweise dramatisch auswirken müssen). Zweitens kann die herausragende Elite der heute 100-Jährigen keineswegs mit dem Bevölkerungsdurchschnitt verglichen werden. Dabei handelt es sich um ganz besondere Exemplare unserer Spezies mit einer exquisiten biologischen und geistigen Ausstattung. Diese Ausstattung muss sich nicht notwendigerweise in einer glänzenden Karriere zeigen, sondern kann durchaus in einer stilleren Art von Lebensklugheit, »Weisheit« und glücklichen Lebensumständen bestehen.

Selbst wenn der weitere Anstieg der Lebenserwartung in den deutschsprachigen Ländern unter anderem auf eine immer noch gute medizinische Versorgung mit dem Ergebnis einer länger gewahrten Gesundheit zurückzuführen ist, werden die meisten Menschen in den letzten Lebensjahren verstärkt durch körperliche und geistige Schwächen geplagt. Das normale, durchschnittliche Altern liegt in den einzelnen Altersstufen zwischen den Extremwerten eines außergewöhnlich erfolgreichen, gesunden Alterns einerseits und andererseits den schweren, altersassoziierten Defiziten, wie z.B. einer fortgeschrittenen Alzheimer-Demenz.

Welche Teile des Gehirns sind von der Alzheimer-Demenz besonders betroffen?

Während kein Hirnabschnitt verschont bleibt, zeigen besonders Anteile der Temporal-(Schläfen-) und Parietal-(Scheitel-) Lappen, schwächer auch der Frontal-(Stirn-)Lappen (siehe dazu Abb. 17, S. 75) Zellveränderungen und eine zunehmende Atrophie. Die für Grundfunktionen des Gehirns wie Sehen, Hören, Berührungs- und Schmerzwahrnehmung und Bewegungen zuständigen Gebiete bleiben lange Zeit erhalten. Im Temporallappen sind von den mehr innen liegenden Gehirnanteilen besonders der Hippocampus und die sogenannte entorhinale Rinde betroffen.

Der Hippocampus ist besonders für das Gedächtnis wichtig und darüber hinaus wie die Hirnrinde quasi ein Schaltpult, das Informationen gezielt in andere Gehirnteile weiterleitet. Auch die entorhinale Rinde ist eine wichtige Sammelstelle, die Informationen aus verschiedenen Hirnabschnitten über eine besondere Nervenbahn (den Tractus perforans) an den Hippocampus sendet und spielt eine herausragende Rolle für das Gedächtnis.

Welche Veränderungen treten am Gehirn auf?

Die Alzheimer-Demenz führt zum Absterben von Nervenzellen des Gehirns, wodurch auch die Menge der Hirnsubstanz abnimmt. Dieses Schrumpfen wird in der medizinischen Fachsprache als Atrophie bezeichnet. Die normalerweise engen und flachen Furchen zwischen den Hirnwindungen werden weit und tief, und der entsprechende Raum wird mit Nervenwasser gefüllt (Abb. 20). Gleichzeitig erweitern sich auch die ebenfalls von Nervenwasser ausgefüllten innenliegenden höhlenartigen Hirnkammern, die in der Fachsprache als Ventrikel bezeichnet werden. Besonders in fortgeschrittenen Stadien der Alzheimer-Demenz kann mit einer Computer- oder Magnetresonanztomographie (siehe S. 144) genau festgestellt werden, wie ausgeprägt die Schrumpfung des Gehirns und die Erweiterung der mit Nervenwasser gefüllten Räume ist.

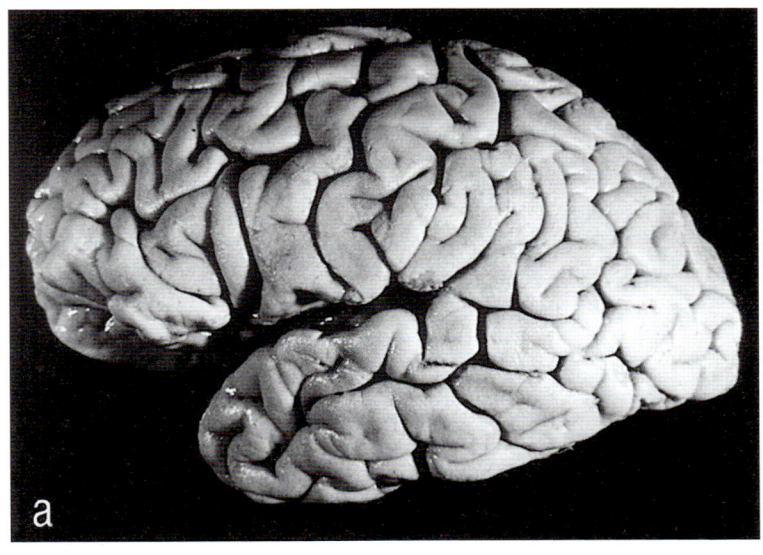

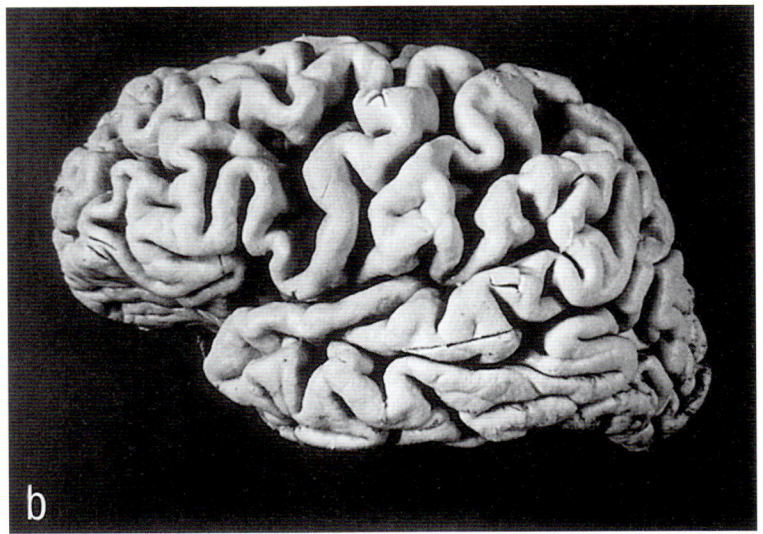

Abb. 20: Seitliche Ansicht des Großhirns nach Entfernen der Hirnhäute. Das obere Bild (a) zeigt das Gehirn eines älteren Menschen ohne Alzheimer-Demenz mit breiten Hirnwindungen und schmalen, tiefen Furchen. Das untere Bild (b) zeigt das Gehirn eines Patienten mit Alzheimer-Demenz mit schmalen, geschrumpften Windungen und breiten, tiefen Furchen.

Im Verlauf der Alzheimer-Demenz stirbt bis zur Hälfte aller Nervenzellen des Gehirns ab, was neben der Hirnrinde auch tiefer liegende Nervenzellansammlungen einschließlich der Abschnitte betrifft, über die viele Nervenbahnen zum und vom Rückenmark mit der Hirnrinde verbunden sind. Die Beschwerden der Alzheimer-Demenz gehen also letztendlich darauf zurück, dass viele Nervenzellen ausfallen und auch die vorhandenen aufgrund des Verlustes eines Großteils ihrer Verbindungen mit anderen Nervenzellen (siehe S. 77) zunehmend nicht mehr in der Lage sind, ihre normale Leistung zu erbringen. Im Vergleich zu altersgleichen Gesunden liegt das Gehirngewicht von Patienten mit Alzheimer-Demenz um 10 bis 15 Prozent niedriger, wobei sowohl die graue als auch die weiße Substanz betroffen ist. Die Erklärung dafür, dass die Gewichtsabnahme des Gehirns nicht 50 Prozent beträgt, liegt darin, dass viele andere Zellen des Nervengewebes wie etwa Gliazellen (zwischen den Nervenzellen liegende Stütz- und Nährzellen) einschließlich der Astrozyten (»Sternzellen«, sternförmige große Gliazellen) oder Blutgefäße nicht oder kaum betroffen sind.

Welche Veränderungen treten an den Nervenzellen auf?

Im Gehirn von Patienten mit Alzheimer-Demenz lassen sich die folgenden charakteristischen feingeweblichen Strukturveränderungen finden:

- Verkümmern und Abnahme der gleichsam als »Antennen« funktionierenden Dendritenfortsätze der Nervenzellen für den Empfang von Informationen aus anderen Zellen (siehe S. 84).
- Auftreten flammen- oder tennisschlägerartig aussehender fibrillärer Ablagerungen, den Alzheimer-Fibrillen oder neurofibrillären Bündel (Abb. 21d), in den Nervenzellen und ihren Fortsätzen. Dabei handelt es sich um dicht gepackte abnorme Faserbündel aus paarweise beziehungsweise als Doppelstränge umeinander gedrehte Filamente (englisch: paired helical filaments oder kurz PHF). Bestandteile sind sogenannte mikrotubuliassoziierte Proteine und dabei insbesondere das Tau-Protein. Dieses Protein zeigt eine vermehrte Phosphorylierung oder Verknüpfung mit Phosphor (Phospho-Tau), die auch als Hyperphosphorylierung bezeichnet wird. Mikrotubuli sind Strukturen für den innerhalb von Nervenzellen stattfindenden Stofftransport, der bei der Alzheimer-Demenz beeinträchtigt ist.
- Auch außerhalb der Nervenzellen bilden Proteine unlösliche, faserförmige Verdichtungen, die Amyloidfibrillen genannt werden. Daneben kommt es zu fleckförmigen Amyloidablagerungen, die als Amyloid-, neuritische, senile oder Alzheimer-Plaques bezeichnet werden. Diese Plaques bestehen in der Mitte aus einer Ansammlung dünner Amyloid-Filamente, die von veränderten Nervenfortsätzen umgeben sind. In der Umgebung findet sich Abbaumaterial zugrunde gegangener Nervenzellen (Abb. 21a und c). Die Amyloidablagerungen werden auf S. 87 noch ausführlicher besprochen.
- In den Wänden der Blutgefäße der Großhirnrinde und der weichen Hirnhäute findet eine Amyloidablagerung in Kapillaren (haarfeinen Blutgefäßen), kleinen Venen und Arterien statt (Abb. 21b). Die durch diese Ablagerung in und an der Wand der Blutgefäße entstehende Erkrankung wird Amyloid- oder kongophile Angiopathie (mit dem Farbstoff Kongorot besonders gut anfärbbare Gefäßveränderung) genannt.
- Als granulovakuoläre Degeneration (körnchen- und bläschenförmiger Gewebeuntergang) werden kleine, flüssig-

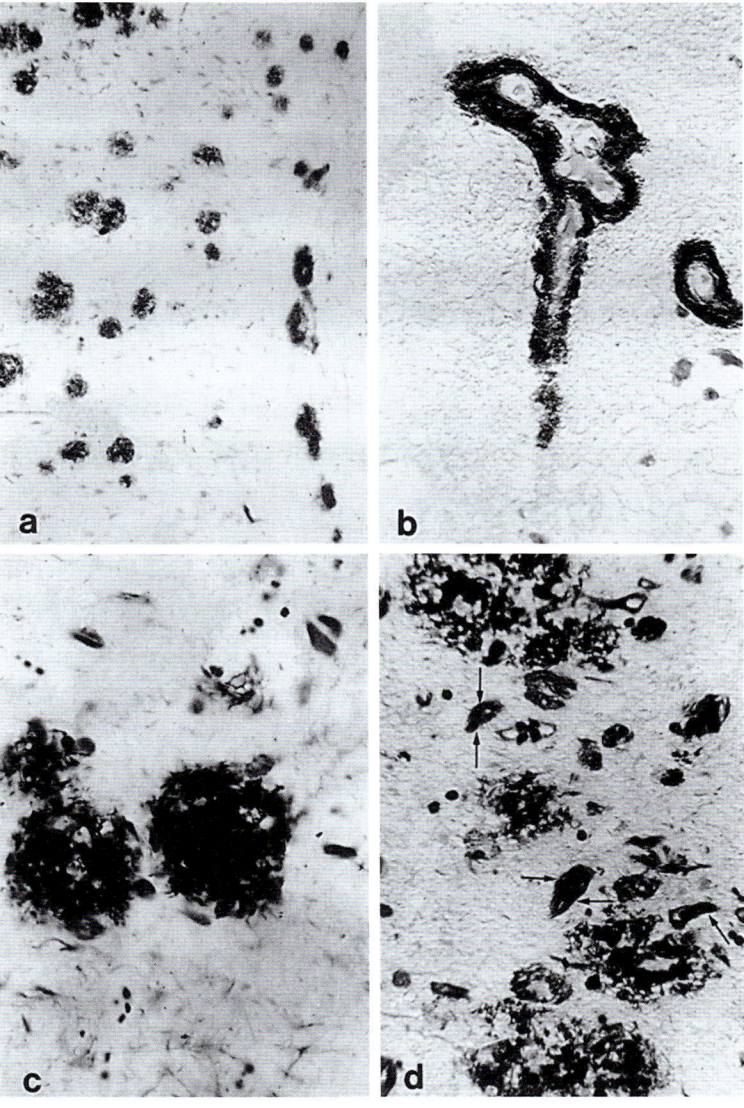

Abb. 21: Feinge-
webliche Verände-
rungen im Gehirn
bei der Alzheimer-
Demenz mit
a) zahlreichen, über-
wiegend diffusen
Amyloid-Plaques in
der Großhirnrinde
b) massiver Amylo-
id-Angiopathie in
der Hirnrinde,
c) zwei großen,
amyloidhaltigen
Plaques (bei starker
Vergrößerung),
d) Alzheimer-
Plaques und typi-
schen Alzheimer-
Fibrillen (Pfeile) im
Hippocampus

keitsgefüllte Hohlräume bezeichnet, die
zwar vereinzelt in den Nervenzellen fast
aller alten Menschen vorkommen, bei
der Alzheimer-Demenz jedoch gehäuft.

In aller Regel finden sich in der von einer granulovakuolären Degeneration
betroffenen Nervenzelle auch neurofibrilläre Bündel.

Veränderungen am Nervensystem

Welche Veränderungen der Verbindungen treten zwischen den Nervenzellen auf?

Jede Nervenzelle hat zahlreiche Fortsätze, über die sie mit anderen Nervenzellen in Verbindung steht. Neben einem langen Fortsatz, dem Axon oder Achsenzylinder, sind dies die stark verästelten und relativ kurzen Dendriten (Abb. 22). Es ist leicht vorstellbar, dass eine Störung dieses Verbindungsnetzes dazu führen kann, die Leistungsmöglichkeiten des Gehirns empfindlich zu beeinträchtigen.

Bei der Alzheimer-Demenz kommt es wahrscheinlich schon im Anfangsstadium zu Veränderungen der Synapsen zwischen den Nervenzellen. Ihre Zahl lässt besonders stark in den Abschnitten nach, die für die sogenannten assoziativen kognitiven Funktionen oder die Abstimmung der Tätigkeit verschiedener Hirnabschnitte aufeinander verantwortlich sind. Das Ausmaß der Abnahme an Synapsen beträgt in den für das Gedächtnis besonders wichtigen Gehirnabschnitten des Hippocampus (siehe S. 80) bis zu 75 Prozent.

Wenn man das Gehirn mit einem komplizierten elektrischen Schaltkasten oder Computer vergleichen will, können die Veränderungen bei der Alzheimer-Demenz stark vereinfachend auch so beschrieben werden:

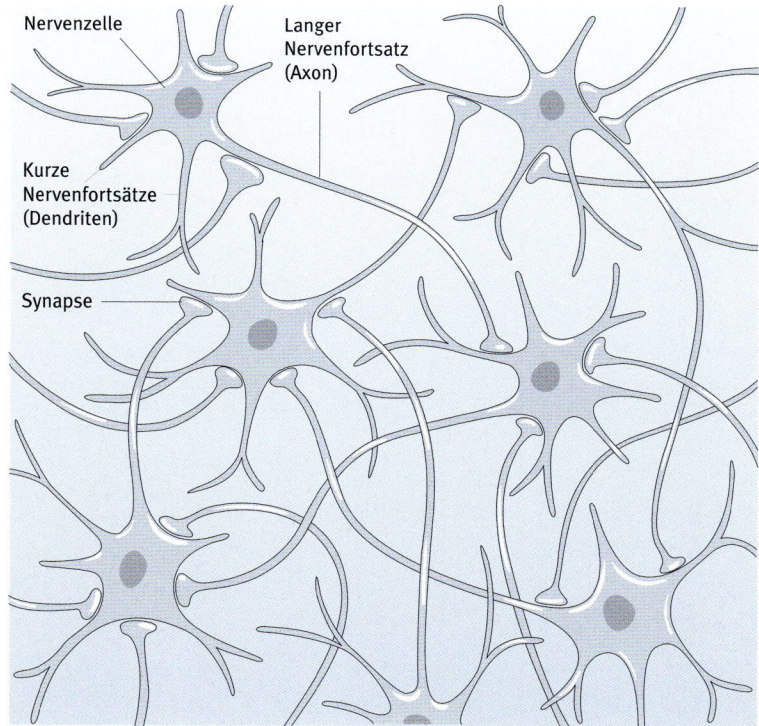

Nervenzelle

Langer Nervenfortsatz (Axon)

Kurze Nervenfortsätze (Dendriten)

Synapse

Abb. 22: Schematische Darstellung eines Netzes von Nervenzellen mit jeweils einem langen Axon und vielen kurzen Dendriten.

▪ Immer mehr Leitungen und Schalter gehen kaputt,

▪ früher bestehende oder herstellbare Verbindungen gehen verloren oder funktionieren nicht mehr richtig,

▪ es gibt immer mehr Kurzschlüsse,

▪ die Leistungsfähigkeit nimmt bis zur »Unbrauchbarkeit« ab.

Welche anderen Störungen der Informationsübertragung im Gehirn kommen vor?

Bei der Alzheimer-Demenz kommt es in den betroffenen Hirnabschnitten früh zu einer Störung der chemischen Erregungs- und damit Informationsübertragung an den Synapsen (siehe S. 77). Dies betrifft insbesondere diejenigen Zellen und Ner-

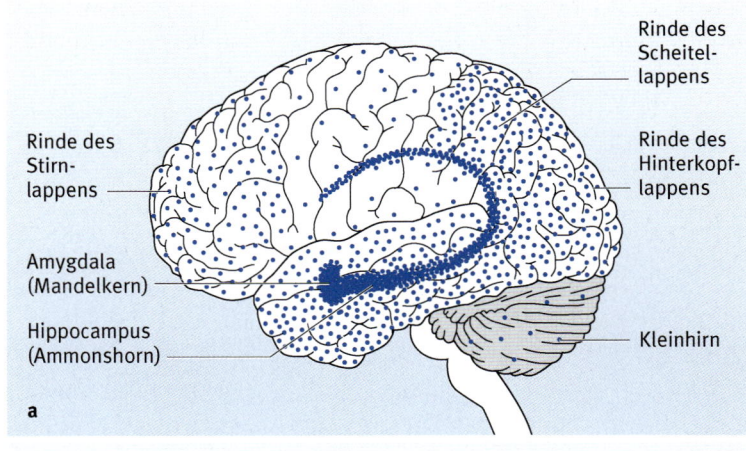

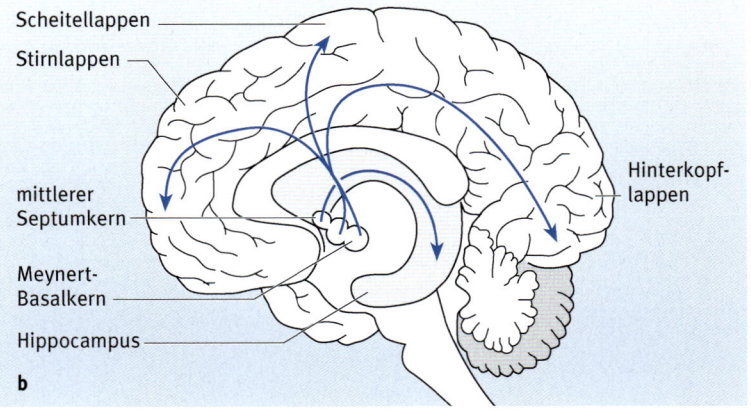

Abb. 23: a) Seitliche Ansicht des Gehirns mit Darstellung des bevorzugten Auftretens der krankhaften Veränderungen in den Bereichen, die für das Gedächtnis und sogenannte kognitive Funktionen wichtig sind. b) Schematische Darstellung der wichtigsten cholinergen Leitungsbahnen des Gehirns.

85

venbahnen, die von dem Überträgerstoff Acetylcholin abhängig sind. Diese Nervenbahnen werden auch als cholinerg bezeichnet.

In der Regel benutzt jede Nervenzelle nur einen bestimmten Transmitter und kann auch nur diesen herstellen. Dazu sind verschiedene Hilfsmittel erforderlich, unter anderem als Enzyme bezeichnete Eiweiße. Für die Herstellung von Acetylcholin wird das Enzym Cholin-Acetyltransferase (CAT) benötigt. Im Gehirn von Patienten mit Alzheimer-Demenz ist es um bis zu 90 Prozent vermindert, weitaus stärker, als es die verminderte Zahl an Nervenzellen erwarten lassen würde. Als Folge davon steht in den Nervenzellen zu wenig Acetylcholin als Überträgerstoff zur Verfügung, um Informationen an andere Zellen weiterzugeben. Das Ausmaß des Mangels an Acetylcholin entspricht der Stärke der bestehenden Demenz.

Viele der cholinergen Nervenzellen, die ihre Signale in die grauen Zellen der Hirnrinde senden, haben ihren Zellkörper in einem speziellen Kerngebiet an der Unterseite des Frontallappens (Abb. 23). Bei der Alzheimer-Demenz gehen viele dieser Zellen zugrunde. Dieser Verlust cholinerger Nervenzellen ist Grund für einige Symptome der Demenz, aber er ist nicht Ursache der Erkrankung.

Welche anderen Überträgerstoffe außer Acetylcholin sind vermindert?

Bei der Alzheimer-Demenz ist die cholinerge Übertragung mit einer Abnahme des normalen Acetylcholingehalts im ganzen Gehirn am stärksten gestört. Gleichzeitig sind aber – wenn auch geringer – andere Transmittersysteme betroffen. So sind auch Nervenzellen und -bahnen beteiligt, die als Überträgerstoffe die Substanzen Glutamat, Serotonin und in manchen Fällen Somatostatin benutzen.

Die Bedeutung von Glutamat und anderer Überträgerstoffe für die Alzheimer-Demenz ist wahrscheinlich lange Zeit unterschätzt worden. So ist die glutaminerge Übertragung in verschiedenen Hirnabschnitten stark beeinträchtigt. Auch im serotonergen System (Überträgerstoff = Serotonin) mit Zellsystemen unter anderem zwischen tiefliegenden Strukturen und der Hirnrinde sowie dem Hippocampus findet sich eine Abnahme um 40 bis 60 Prozent. Sogenannte Neuropeptide wie Somatostatin sind um zirka 60 Prozent vermindert, während im (nor)adrenergen System (Überträgerstoffe = Adrenalin beziehungsweise Noradrenalin) mit gleichartigen Verbindungen wie im serotinergen System keine eindeutigen Störungen beschrieben wurden.

Das dopaminerge System, das bei der Parkinson-Krankheit von zentraler Bedeutung ist, ist bei der Alzheimer-Demenz erst später gestört. Dies gilt wahrscheinlich auch für den hemmenden Überträgerstoff Gamma-Aminobuttersäure (englisch: gamma aminobutyric acid, GABA). Es ist allerdings möglig, dass diese Befunde zumindest teilweise nur ein unspezifischer Ausdruck eines allgemeinen Nervenzelluntergangs sind.

Tabelle 21 fasst die wichtigsten Störungen der verschiedenen Transmittersysteme zusammen.

Tab. 21: Bei der Alzheimer-Demenz gestörte Überträgerstoffe

Überträgerstoff	System	Veränderung
Acetylcholin	cholinerg	Abnahme bis 90 %
Serotonin	serotoninerg	Abnahme bis 60 %
Glutamat Kainat-Rezeptor AMPA-Rezeptor NMDA-Rezeptor	glutaminerg	 erhöht keine Änderung hochgradig verändert
(Nor)Adrenalin	(nor)adrenerg	wenig Änderung
Somatostatin		Abnahme bis 70 %
Dopamin	dopaminerg	Abnahme spät
Gamma-Aminobuttersäure	GABAerg	Abnahme spät

Wie kommt es zu den Amyloidablagerungen?

Bei der Alzheimer-Demenz kommt es zu einer übermäßigen Ablagerung von Amyloid-Beta-(ß-)Protein, kurz A-Beta-(ß-) Protein (oder noch kürzer Aß), einem sehr schlecht löslichen, fibrillären (faserförmigen) Eiweiß. Wahrscheinlich beginnt diese Amyloidablagerung bei der Alzheimer-Demenz schon vor dem 50. Lebensjahr und bei der seltenen familiären Form sogar bereits um das 30. Lebensjahr herum und führt schließlich zu einer zunehmenden Amyloidose des Gehirns. Diese »Vereiweißung« kann stark vereinfachend auch als »Versagen der Müllabfuhr« im Nervensystem bezeichnet werden. Derartige Störungen können wahrscheinlich über einige Jahrzehnte toleriert werden, ehe sich erste Krankheitszeichen einstellen.

Das A-Beta-Protein ist ein schädliches Abbauprodukt eines viel größeren Amyloidvorläuferproteins (englisch: amyloid precursor protein, APP), das ein normaler Bestandteil vieler Membranen und damit auch von Nervenzellwänden ist. Die genaue Aufgabe dieses Vorläuferproteins ist noch nicht bekannt, am ehesten handelt es sich um einen sogenannten Zelloberflächenrezeptor, der für Kontakte zwischen Nervenzellen oder Reparaturvorgänge wichtig sein könnte. Darüber hinaus hat es eine wichtige Kontrollfunktion für die Konzentration von Kalzium in den Nervenzellen (siehe S. 76) und schützt vor dem im Übermaß schädlichen Überträgerstoff Glutamat (siehe S. 86).

Während das Vorläuferprotein in drei verschiedenen Varianten aus etwa 700 Aminosäuren vorkommt, besteht das A-Beta-Protein nur aus 40 oder 42 Aminosäuren, von denen 14 innerhalb und die restlichen außerhalb der Nervenzellen liegen. Man vermutet, dass die Veränderungen bei der Alzheimer-Demenz auf zwei Arten in Gang kommen: Erstens durch eine aus unklaren Gründen vermehrte Bildung des Vorläuferproteins und zweitens durch eine Verschiebung der normalen »Schnittstelle« im Vorläuferprotein mit vermehrter Bildung der längeren Form des A-Beta-Proteins aus 42 Aminosäuren (kurz Aß1-42 oder Aßx-42). Diese Form hat eine größere Bereitschaft, sich zu unlöslichen Verklumpungen zusammenzulagern als die kürzere Form aus nur 40 Aminosäuren (kurz Aß1-40 oder Aßx-40).

Bruchstücke des längeren A-Beta-Proteins bilden in- und außerhalb der Nervenzellen sowie in Blutgefäßen die bereits im letzten Abschnitt erwähnten Amyloidfibrillen. Normalerweise werden derartige Eiweiß-ablagerungen von Nerven- und Stützzellen sowie Makrophagen (speziellen Aufräumzellen) durch vollständige Zerlegung des Vorläuferproteins und Weiterverwendung der entstehenden Bruchstücke verhindert. Wahrscheinlich ist das Apolipoprotein (siehe S. 56) mit dafür verantwortlich, dass sich aus A-Beta-Protein Amyloidfibrillen bilden (Abb. 24).

Die ererbte Information für die Herstellung des A-Beta-Proteins ist auf dem Chromosom 21 (siehe auch Tab. 16, S. 56) gespeichert. Bei dem Mongolismus oder Down-Syndrom wird durch das überzählige Chromosom um 50 Prozent mehr Vorläuferprotein gebildet (siehe S. 55).

Die ebenfalls bereits im letzten Abschnitt erwähnten Amyloidplaques sind besonders in der Hirnrinde nachweisbare mit außerhalb von Nervenzellen gelegenen Klumpen unlöslichen Amyloids. Es lassen sich verschiedene Formen von Plaques unterscheiden, wobei die ersten Veränderungen in »diffusen« Plaques mit wolkenarti-

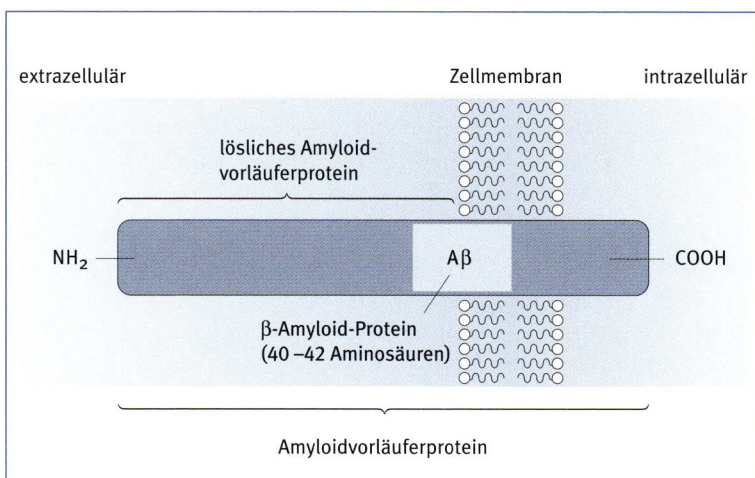

Abb. 24: Schematische Darstellung des Amyloidvorläuferproteins in der Wand von Nervenzellen.

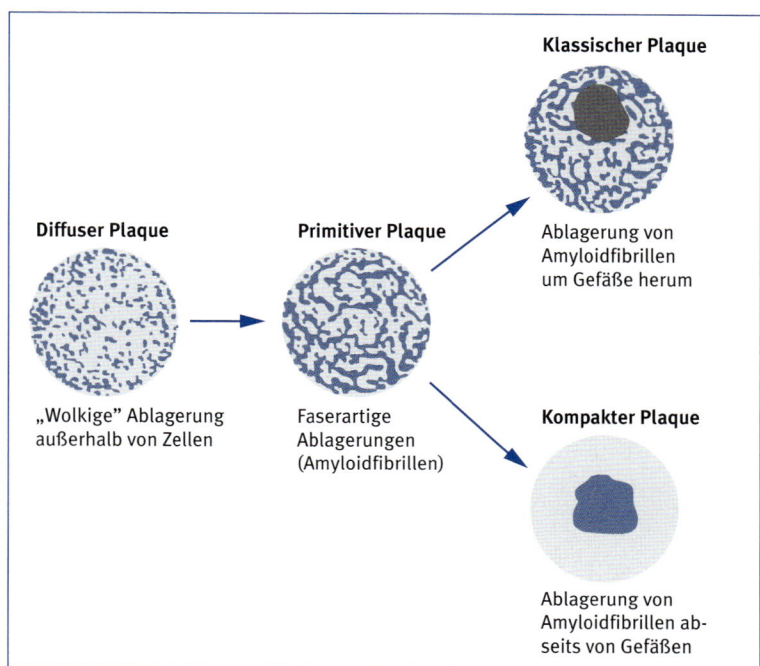

Klassischer Plaque

Diffuser Plaque

Primitiver Plaque

Ablagerung von
Amyloidfibrillen
um Gefäße herum

„Wolkige" Ablagerung
außerhalb von Zellen

Faserartige
Ablagerungen
(Amyloidfibrillen)

Kompakter Plaque

Ablagerung von
Amyloidfibrillen ab-
seits von Gefäßen

Abb. 25: Verschie-
den Formen von
Alzheimer-Plaques
(nach Bauer).

gen Amyloideinlagerungen bestehen und zwischen 25 und 50 Prozent aller kortikalen Plaques ausmachen. Beim Hinzutreten von außerhalb der Nervenzellen gelegenen Amyloidfibrillen sowie Schädigungen von Nervenzellfortsätzen wird von »primitiven« Plaques gesprochen, deren Häufigkeit in verschiedenen Untersuchungen zwischen 10 und 60 Prozent schwankt. Die »reifen« oder »klassischen« Plaques enthalten zusätzlich einen Amyloidkern und kommen mit zirka 10 Prozent relativ selten vor. Ebenso wie primitive Plaques enthalten sie wahrscheinlich als Reaktion auf die Zerstörung von Nervenzellen zusätzlich noch aktivierte Gliazellen und Astrozyten (Stützzellen). Primitive und klassische Plaques werden wegen der in beiden Formen enthaltenen Nervenfortsätze oder Neuriten auch als »neuritische«

Plaques zusammengefasst. Bis zur vollen Ausbildung von neuritischen Plaques können Jahre oder gar Jahrzehnte vergehen. Außerdem gibt es schließlich noch die sehr seltenen »kompakten« Plaques, die nur aus Amyloidklumpen bestehen (Abb. 25)

Insgesamt ist eher davon auszugehen, dass Plaques und neurofibrilläre Bündel nicht alleinige Ursache, sondern Folge tiefer zugrunde liegender Ursachen der Alzheimer-Demenz oder anderer Nervenzellschädigungen sind. Diese Auffassung wurde übrigens auch schon von Alois Alzheimer selbst vertreten.

Welche Rolle spielen Veränderungen des Alpha2-Makroglobulins?

Das sogenannte Alpha(α)2-Makroglobulin (A2M) ist ein weiterer körpereigener Stoff, der in den letzten Jahren vermehrt mit der Entstehung der Alzheimer-Demenz in Verbindung gebracht wurde. Alpha2-Makroglobulin hemmt Eiweiße aufspaltende Enzyme (sogenannte Proteinasen), die im Gehirn von Patienten mit Alzheimer-Demenz in senilen Plaques (siehe S. 82) nachgewiesen werden können. Speziell wurde Alpha2-Makroglobulin mit dem Abbau von A-Beta-Protein in Verbindung gebracht, das sich in senilen Plaques anreichert. In Tierexperimenten konnte nachgewiesen werden, dass Alpha2-Makroglobulin das Zusammenklumpen von Amyloid verhindern kann.

Obwohl die Befunde noch nicht ganz eindeutig sind, sieht es sehr danach aus, dass es beim Menschen durch eine Störung auf dem Chromosom 12 zu einer Bildung von verändertem und nicht normal leistungsfähigem Alpha2-Makroglobulin kommen kann, die für etwa ein Drittel der Alzheimer-Demenzen im höheren Lebensalter verantwortlich gemacht wird.

Welche Tiermodelle für die Alzheimer-Demenz gibt es?

Zu Beginn der 90er-Jahre berichteten verschiedene Forschergruppen über Veränderungen im Gehirn sogenannter transgener Mäuse mit »eingepflanzten«, von einer anderen Tierart übertragenen Erbinformationen, die weitgehend denjenigen bei Patienten mit Alzheimer-Demenz entsprachen. Damit bestand eine begründete Hoffnung auf ein Tiermodell, mit dem sich der Verlauf und möglicherweise auch der Behandlungserfolg verschiedener Medikamente genauer untersuchen oder vorhersagen lassen würde. Die Forscher hatten bei der Züchtung ein zusätzliches, abgewandeltes Gen für das Amyloidvorläuferprotein (siehe S. 87) in embryonale Mauszellen eingebaut und diese genetisch veränderten Zellen dann für die Züchtung verwendet (Abb. 26).

Transgene Mäuse zeigen zwar Lern- und Gedächtnisstörungen, und in ihrem Gehirn werden teilweise auch die typischen Veränderungen der Alzheimer-Demenz mit Amyloid-Beta-Protein enthaltenden Plaques hervorgerufen. Allerdings fehlen neurofibrilläre Veränderungen, und auch der Nachweis von Plaques ist kein absolut sicherer Beweis dafür, dass diese für die Verhaltensänderungen der Tiere weitgehend allein verantwortlich sind. Insgesamt steht also noch immer kein 100-prozentiges Tiermodell für die Alzheimer-Demenz zur Verfügung.

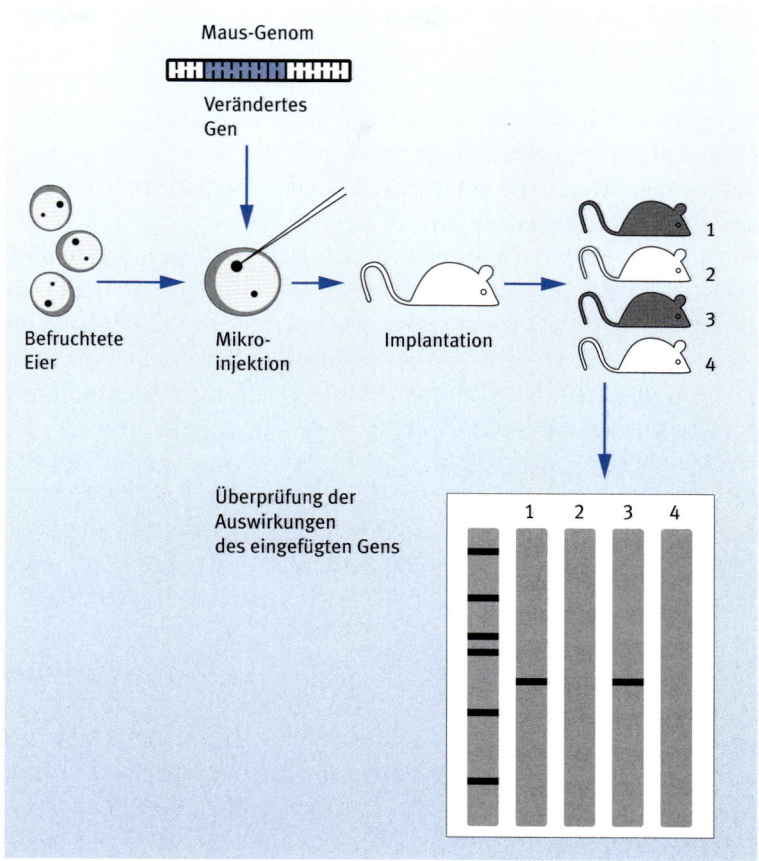

Abb. 26: Schematische Darstellung transgener Mäuse als Tiermodell für die Alzheimer-Demenz.

Welche Veränderungen finden sich bei anderen Demenzen?

Die zahlenmäßig wichtigsten weiteren Demenzformen sind die vaskulären Demenzen (siehe S. 36), die Demenz mit Lewy-Körperchen (siehe S. 40) und die frontotemporale Demenz (siehe S. 42).

Die vaskulären Demenzen können nochmals untergliedert werden in Demenzen bei Erkrankungen der großen Hirngefäße (Makroangiopathie) und bei Erkrankungen der kleinen Hirngefäße (Mikroangiopathie). Bei den Makroangiopathien handelt es sich meist um Verstopfungen (Infarkte), gelegentlich auch um Folgen von Blutungen, die zum Absterben von Hirngewebe führen; fallen nacheinander zu große Hirnareale aus, so kann deren Leistung nicht mehr kompensiert werden. Diese »Multi-Infarkt-Demenz« kann im Verlauf eine stufenförmige Verschlechterung zeigen (siehe

Abb. 10, S. 38). Die Mikroangiopathie entwickelt sich im Allgemeinen schleichend. Dabei werden die Nervenbahnen zwischen den Neuronen der Hirnrinde und den darunterliegenden Zellgebieten geschädigt und die Reizleitung kann nicht mehr ausreichend schnell und geordnet erfolgen; damit brechen nacheinander all jene Funktionen weg, die auf einem zügigen und koordinierten Informationsfluss beruhen. Die Patienten erscheinen zunächst nur verlangsamt, im Endstadium gelingen aber auch scheinbar automatisierte, einfache Bewegungsabläufe wie das Gehen nur mehr mit großer Mühe. Eine dritte Art der vaskulären Demenzen sind die kleinen Infarkte mit großer Wirkung (»strategische Infarkte«), die zentrale Schaltstellen des Gehirns wie etwa den Thalamus oder den sogenannten Gyrus angularis betreffen. Dort sind entscheidend wichtige Funktionen verkabelt, deren Ausfall die Patienten hindert, bestimmte kommunikative oder energieaufwendige Leistungen zu erbringen.

Zahlreiche Risikofaktoren können zu vaskulären Hirnveränderungen beitragen: Bluthochdruck, erhöhte Blutfette, Herzrhythmusstörungen, Diabetes mellitus, Bewegungsmangel, Rauchen usw. Sehr selten sind genetisch bedingte Formen der vaskulären Demenz.

Bei der Demenz mit Lewy-Körperchen handelt es sich um eine eigenwillige Mischung aus den Hirnveränderungen der Parkinson-Krankheit und der Alzheimer-Demenz. Neuropathologisches Kennzeichen der Parkinson-Krankheit sind die sogenannten Lewy-Körperchen, die sich

in den Kerngebieten des Hirnstamms ablagern, während gleichzeitig ein Funktionsverlust dieser Nervenzellgruppen eintritt. Zusätzlich entwickeln die meisten Patienten auch Alzheimer-Plaques und -Neurofibrillen, die sich mit der Lewy-Körperchen-Pathologie überlagern. Besonders schwer betroffen durch diese beiden Arten von Hirnveränderung ist der sogenannte Nucleus basalis Meynert, der fast alleine für die Produktion des wichtigen Botenstoffes Azetylcholin im Gehirn verantwortlich ist. Azetylcholin sorgt für Ordnung im Zentralnervensystem. Ein leichter Azetylcholin-Mangel führt zu Konzentrationsstörungen, eine weitere Abnahme zu einer insgesamt nachlassenden geistigen Leistungsfähigkeit und zu Halluzinationen. Falls die Patienten bereits Symptome einer Schüttellähmung zeigen, kann gerade eine gut gemeinte Behandlung mit modernen Parkinson-Medikamenten dazu beitragen, dass nicht nur Bewegung, sondern auch Phantasie befeuert werden; dadurch können sich Halluzinationen und Wahnideen verstärkt entwickeln.

Bei der frontotemporalen Degeneration gehen Teile des Frontallappens und des Schläfenlappens zugrunde. Dabei handelt es sich um verhältnismäßig junge Anteile des Gehirns, die besonders viel mit anspruchsvollen sozialen Funktionen wie der Kommunikation oder dem ethischen Handeln zu tun haben. Falls das gesamte Frontalhirn betroffen ist, können die Patienten je nach Schwerpunkt der Veränderungen enthemmt oder apathisch werden. Sind zunächst nur Areale betroffen, die mit der Sprachproduktion zu tun haben, spricht man von einer langsam fortschreitenden

Aphasie. Sind vorrangig die vorderen Anteile des linken (dominanten) Schläfenlappens betroffen, so verlieren die Patienten ihre Begriffe und Konzepte, ihr »Lexikon«. Bei diesen umschriebenen Hirnveränderungen bleibt die Einsicht in die eigenen Defizite erhalten, während bei einer Beteiligung des gesamten Frontallappens die Einsicht in die eigenen Schwächen, jedes Interesse und das Verantwortungsgefühl beeinträchtigt werden. Diese Form der Neurodegeneration, bei der die Nervenzellen in den oberen Schichten der Hirnrinde ausfallen, kann erblich mitbedingt sein. Meistens handelt es sich jedoch um sporadisch auftretende Erkrankungen ohne erkennbaren genetischen Grund.

Sowohl vaskuläre Hirnveränderungen, Demenz mit Lewy-Körperchen, als auch die frontotemporale Demenz sind im höheren Lebensalter meist von Alzheimer-Veränderungen überlagert.

Krankheitszeichen

Wann und wie sollten Patienten mit Demenz informiert werden?

Ob und wie Betroffene über eine Alzheimer-Demenz beziehungsweise einen entsprechenden Verdacht aufgeklärt werden sollten, wird sehr unterschiedlich beurteilt und gehandhabt. Manche halten es für barmherziger und für die Betroffenen besser, wenn ihnen die Diagnose verschwiegen wird. Dies kann sowohl die Auffassung der Angehörigen als auch der Ärzte sein, die sich vielleicht mehr auf Drängen der Angehörigen als auf Wunsch der Kranken ein Bild von deren Krankheit gemacht haben.

Rechtlich ist es ganz eindeutig so, dass ein Arzt ohne Einverständnis der Betroffenen noch nicht einmal mit ihren Angehörigen (auch nicht dem Ehepartner!) sprechen darf. Die weit verbreitete Praxis, Partner und Angehörige ohne weiteres sowohl zu befragen als auch zu informieren, ist streng genommen nicht zulässig. Beides sollte nur mit Einverständnis und in Absprache mit den Betroffenen geschehen, auch damit es – gerade zu Beginn der Beschwerden – nicht zu einem Vertrauensverlust sowohl zwischen Arzt und Kranken als auch zwischen Kranken und Angehörigen kommt.

Wann und in welchem Ausmaß Betroffene aufgeklärt werden, hängt nicht nur von der Art und Schwere der jeweiligen Störungen, sondern auch von den Besonderheiten jedes einzelnen Menschen ab. Dabei spielt neben der beruflichen und privaten Situation auch das Vorhandensein von Hilfsmöglichkeiten eine große Rolle. Wie bei vielen anderen Leiden wissen oder ahnen die meisten Kranken ohnehin, dass bei ihnen etwas nicht stimmt. Viele informieren sich auch von sich aus, und heute ist es gar nicht mehr so selten, dass Menschen mit Gedächtnis- und anderen Hirnleistungsstörungen vor ihrem Hausarzt oder ihren Angehörigen an die Möglichkeit einer Alzheimer-Demenz denken. Eine offene Information und Bestätigung kann dann durchaus auch eine Erleichterung für Betroffene sein, die manchmal schon befürchtet haben, »verrückt« zu werden.

Auch wenn es gerade zu Beginn selbst für Fachleute oft nur möglich ist, einen Verdacht auf das Vorliegen einer Alzheimer-Demenz zu äußern, ist ein mehr oder weniger direktes Belügen der erkrankten Menschen oder das Nennen von Verlegenheitsdiagnosen wie »Erschöpfungszustand« oder »Durchblutungsstörungen« meist nicht im Interesse der Erkrankten. Eine mögliche Vorgehensweise ist, dass der untersuchende Arzt den Kranken nach seiner Untersuchung fragt, ob er Fragen zu seinem Leiden hat. Wenn diese Frage verneint wird, besteht keine Notwendigkeit, weitere Informationen aufzudrängen. Bei weiteren Fragen kann man auf eine neurologische Krankheit hinweisen, die mit

Tab. 22: Voraussetzungen zur Stellung der Verdachtsdiagnose einer Alzheimer-Demenz nach der Internationalen Klassifikation von Krankheiten (ICD) und dem Diagnostischen und Statistischen Manual (DSM) psychischer Störungen}

Internationale Klassifikation von Krankheiten (ICD)
- Abnahme des Gedächtnisses
- Abnahme des Denkvermögens
- Beeinträchtigung persönlicher Aktivitäten
- Schleichender Beginn und langsames Fortschreiten der Krankheitszeichen
- Kein Hinweis auf andere Demenzursachen

Diagnostisches und Statistisches Manual (DSM) psychischer Störungen
- Abnahme von Neu- und Altzeitgedächtnis
- Beeinträchtigung des abstrakten Denkens oder eines anderen neuropsychologischen Teilbereichs (z. B. Urteilsvermögen, Sprache oder Erkennen)
- Beeinträchtigung der Arbeitsfähigkeit oder sozialer Alltagsaktivitäten
- Schleichender Beginn und langsames Fortschreiten der Krankheitszeichen
- Ausschluss anderer Demenzursachen

einer Beeinträchtigung von Gedächtnis und Denken einhergeht. Wenn die Kranken dann weiter nachfragen und beispielsweise wissen wollen, um welche neurologische Krankheit es sich handelt, sollte gegebenenfalls auch der Verdacht auf eine Alzheimer-Demenz mitgeteilt werden. Wenn sie wissen möchten, wie es weitergeht, kann ihnen erklärt werden, dass die Krankheit über Jahre hinweg nur sehr langsam fortschreitet und nicht mit plötzlichen Verschlechterungen zu rechnen ist.

Befragungen Gesunder haben ergeben, dass über 90 Prozent möglichst frühzeitig über eine Alzheimer-Demenz aufgeklärt werden möchten. Als häufigste Gründe dafür wurden die rechtzeitige Planung finanzieller und persönlicher Angelegenheiten und das Bedürfnis nach Bestätigung der Diagnose durch eine zweite Untersuchung angegeben. Wenn gewartet wird, bis die Diagnose Alzheimer-Demenz weitgehend sicher ist (siehe S. 153), sind die Störungen

so weit fortgeschritten, dass die Betroffenen selbst keine wichtigen Entscheidungen mehr treffen können. Obwohl auch Angehörige von Patienten mit Alzheimer-Demenz dies für sich selbst so sehen, spricht sich paradoxerweise bei Befragungen meist die Mehrheit von ihnen gegen eine Information der Betroffenen aus. Bei einer Fragebogenaktion unter Psychiatern in Schottland gab ebenfalls etwas mehr als die Hälfte an, die Patienten nicht über die Diagnose aufzuklären.

Insgesamt sind bei der Frage der Information der Betroffenen deutliche Parallelen zur früheren Vorgehensweise bei Krebskranken zu beobachten. Während noch Anfang der 60er-Jahre 90 Prozent der Ärzte und fast alle Angehörigen dafür waren, den Betroffenen die Diagnose zu verschweigen, hat sich diese Haltung inzwischen ins Gegenteil verkehrt. Jetzt sind fast alle Ärzte dafür, Krebskranke möglichst früh und genau über ihr Leiden zu informieren, und auch Angehörige sind nur noch ausnahmsweise dagegen.

Die Voraussetzungen zur Stellung der Verdachtsdiagnose einer Alzheimer-Demenz nach den derzeitig gültigen Versionen einer Internationalen Klassifikation von Krankheiten (englisch: International Classification of Diseases, ICD) und des Diagnostischen und Statistischen Manuals (DSM) psychischer Störungen sind in Tabelle 22 zusammengestellt.

Was ist das Gedächtnis, und welche Störungen gibt es?

Das Gedächtnis kann in mehrere verschiedene Bereiche unterteilt werden, die Kurzzeitgedächtnis, Neuzeitgedächtnis und Altzeitgedächtnis genannt werden. Neu- und Altzeitgedächtnis sind Teile des Langzeitgedächtnisses. Jeder dieser Bereiche hat besondere Aufgaben und kann alleine oder gemeinsam mit den anderen gestört sein. Eine Grundregel für die Funktion des Gedächtnisses lautet: Was als Erstes gelernt wurde, bleibt am längsten gespeichert (»Zuerst rein, als Letztes raus«).

Das Kurzzeit- oder Sofortgedächtnis betrifft das momentane Geschehen. Bei einer Störung kommt es zu unaufmerksam erscheinendem Verhalten. Es kann mit dem Arbeitsspeicher eines Computers verglichen werden, der die für die Durchführung laufender Aufgaben erforderlichen Informationen vorübergehend aufnimmt und nach deren Beendigung wieder löscht. Dies ist zum Beispiel beim vorübergehenden Behalten einer von der Auskunft erfragten Telefonnummer und dem Wählen dieser Nummer der Fall. Nachdem der Teilnehmer erreicht wurde, wird die Nummer meist rasch wieder vergessen.

Die Funktionsweise des Langzeitgedächtnisses lässt sich in mehrere Schritte zerlegen. Einem Verschlüsseln der Informationen (um beim Bild des Computers zu bleiben: der Eingabe in einer bestimmten Programmiersprache) folgt das Abspeichern (auf einer Diskette oder Festplatte), wonach die Informationen bei Bedarf wieder abgerufen (von den Datenträgern gelesen) werden können. Fachleute unterscheiden dabei im Langzeitgedächtnis zusätzlich noch das »Was«-Wissen oder das deklarative Gedächtnis und das »Wie«-Wissen oder das prozedurale Gedächtnis.

Das deklarative Gedächtnis wird nochmals in das episodische und semantische Gedächtnis unterteilt (Abb. 27). Mit dem episodischen Gedächtnis sind diejenigen Inhalte gemeint, die in einer zeitlichen Zuordnung erlebt und gespeichert wurden. Beispiele wären das Erinnern einer Liste von Stunden zuvor auswendig gelernter Wörter oder das Erinnern daran, was man am letzten Wochenende getan und erlebt hat. Das semantische Gedächtnis bezieht sich demgegenüber auf das gespeicherte und abrufbare Allgemeinwissen, wie den Namen einer Stadt oder die Bezeichnung für einen Gegenstand.

Das prozedurale Gedächtnis oder »Wie«-Wissen ist gerade in Bezug auf die Alzhei-

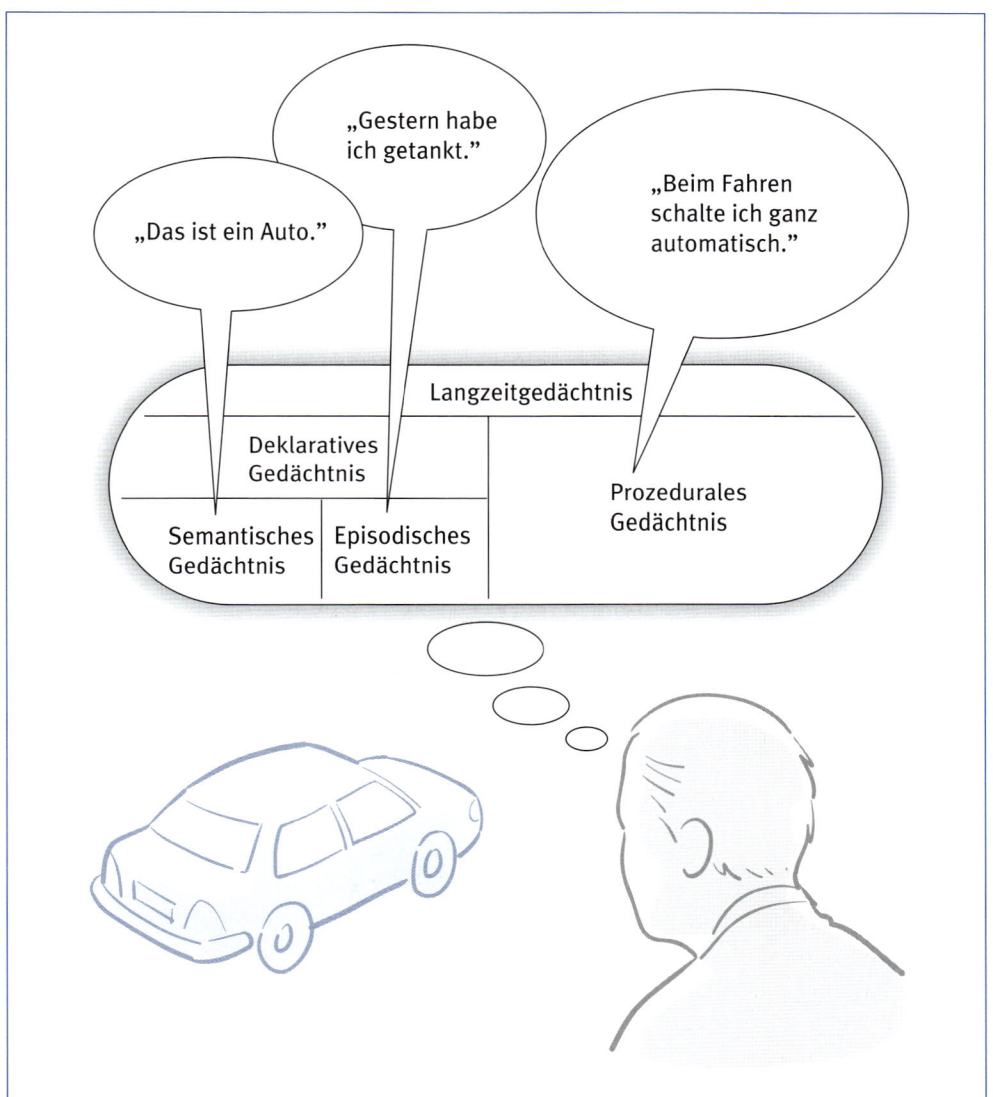

Abb. 27: Das Langzeitgedächtnis mit deklarativem und prozeduralem Gedächtnis.

mer-Demenz mindestens ebenso wichtig wie das episodische. Hier wird nämlich gespeichert, wie wir etwas tun, wie wir uns zum Beispiel anziehen, die Schuhe zubinden, Auto fahren oder einen Knopf annähen. Von Gesunden werden diese Tätigkeiten mehr oder weniger automatisch verrichtet.

Gedächtnisstörungen werden in der medizinischen Fachsprache auch amnestische Störungen oder Amnesien genannt.

97

Ein Beispiel ist eine Bewusstlosigkeit und entsprechende Erinnerungslücke nach einer Kopfverletzung. Wenn Betroffene nach einer Gehirnerschütterung wieder zu sich kommen, wissen sie zunächst nicht, was passiert ist oder auch wo sie sind. Dann fällt ihnen aber rasch wieder ein, was sie als Letztes gemacht haben und wie es zu der Verletzung gekommen ist. Nach schwereren Kopfverletzungen kann demgegenüber eine Erinnerungslosigkeit für einen Zeitraum von Minuten oder Stunden vor der Verletzung bestehen bleiben, was als retrograde oder vom Unfallzeitpunkt gesehen »rückwärts gerichtete« Amnesie bezeichnet wird. Anterograde Amnesien beginnen demgegenüber mit dem Unfall und enden irgendwann danach. Für die Dauer einer unfallbedingten Bewusstlo-sigkeit besteht immer eine anterograde Amnesie, oft aber auch darüber hinaus.

Bei der Alzheimer-Demenz gibt es keinen genau festzulegenden Zeitpunkt für den Eintritt der Hirnschädigung. Wenn man den Zeitpunkt erster deutlicher Beschwerden als Krankheitsbeginn festlegt, haben die meisten Kranken zunächst nur Zeichen einer anterograden Amnesie. Das heißt, sie können sich beispielsweise schon nach einer Woche nicht mehr an ein wichtiges Ereignis erinnern. Später kommt es dann aber auch zu einer immer stärker werdenden retrograden Amnesie, das heißt, auch die Erinnerung an Ereignisse aus den Jahren vor Krankheitsbeginn geht zunehmend verloren.

Welche Gedächtnisstörungen im höheren Lebensalter sind normal?

Jedem, auch jüngeren Leser ist wahrscheinlich schon einmal eine Telefonnummer nicht eingefallen, und jeder hat auch schon erlebt, dass er einfach nicht auf einen Namen oder ein Wort gekommen ist oder nicht mehr wusste, wo er etwa seine Autoschlüssel hingelegt hatte. Vergesslichkeit kommt lebenslang vor und tritt mit zunehmendem Alter vermehrt auf. Ein gewisses zusätzliches Nachlassen der Merkfähigkeit im höheren Alter entspricht dem Altersdurchschnitt. Es findet sich bei der Mehrzahl der Gleichaltrigen und betrifft ganz überwiegend das Neuzeitgedächtnis. Zur Unterscheidung von besorgniserregender Vergesslichkeit wurde einmal der folgende Vorschlag gemacht: Wer als alter Mensch gelegentlich vergisst, wo er seine Brille hingelegt hat, leidet wahrscheinlich an gutartiger Altersvergesslichkeit. Wer aber vergisst, dass er überhaupt eine Brille trägt, leidet wahrscheinlich an einer Demenz.

Der Anfang der 60er-Jahre geprägte Begriff der gutartigen Altersvergesslichkeit (englisch: benign senescent forgetfulness) hat sich allerdings unter Fachleuten nicht halten lassen. Dies lag hauptsächlich daran, dass im Einzelfall eine Abgrenzung von einer beginnenden Demenz beispielsweise im Rahmen einer Alzheimer-Demenz sehr schwer ist. Inzwischen wird allgemeiner von altersassoziierten (= mit dem

Alter verbundenen) Gedächtnisstörungen gesprochen (englisch: age associated memory impairment; AAMI), oder allgemein von leichter kognitiver Störung (LKS; englisch: mild cognitive impairment, MCI).

Die Kriterien beziehungsweise Voraussetzungen für das Vorhandensein oder Nichtvorhandensein solcher altersassoziierten Gedächtnisstörungen sind in Tabelle 23 zusammengestellt.

Tab. 23: Ein- und Ausschlusskriterien altersassoziierter Gedächtnisstörungen (nach Crook)

Einschlusskriterien
- Alter über 50 Jahre
- Langsamer Beginn der Störungen ohne plötzliche Verschlechterungen
- Gedächtnisstörungen, die sich im Alltag bemerkbar machen:
  – Schwierigkeiten beim Merken von Namen
  – ständiges Verlegen von Gegenständen
  – Probleme beim Versuch, mehrere Dinge gleichzeitig zu erledigen
  – Probleme beim Erinnern von Telefonnummern
- Deutlich unterdurchschnittliche Leistungen in Gedächtnistests
- Ungestörtes Denkvermögen in Tests (z. B. Intelligenztests)
- Keine Demenz (mindestens 24 Punkte im Mini-Mental-Status Test; siehe S. 13)

Ausschlusskriterien
- Hinweise auf Verwirrtheit (siehe S. 30) oder eine Störung des Bewusstseins im Sinne von Erweckbarkeit oder Bewusstseinsniveau (siehe S. 29)
- Krankheiten des Gehirns, die zu einer Demenz führen können (neben der Alzheimer-Demenz unter anderem auch die Parkinson-Krankheit, Schlaganfälle oder Hirntumoren)
- Entzündungen des Gehirns
- Hinweise auf Durchblutungsstörungen des Gehirns im Hachinski-Score (siehe S. 39) oder im CT oder MRT (siehe S. 144/145)
- Hinweise auf wiederholte leichtere Kopfverletzungen (z. B. Boxen) oder eine einmalige Kopfverletzung mit mindestens einstündiger Bewusstlosigkeit
- Bestehende psychische Erkrankungen wie Depression oder Manie
- Hinweise auf Alkohol-, Medikamenten- oder Drogenabhängigkeit
- Hinweise auf andere Krankheiten, die zu einer Verminderung der geistigen Leistungsfähigkeit führen können:
  – Nierenkrankheiten
  – Atembeschwerden
    Herz- und Leberkrankheiten
  – Schlecht kontrollierte Zuckerkrankheit (Diabetes mellitus)
  – Seit mindestens zwei Jahren bestehende endokrine, metabolische oder hämatologische Krankheiten
- Einnahme von Medikamenten oder Stoffen mit Beeinträchtigung der geistigen Leistungsfähigkeit

Welche Gedächtnisstörungen werden durch das Alter beeinflusst und welche nicht ?

Im letzten Abschnitt wurde erläutert, dass manche Gedächtnisstörungen im höheren Lebensalter völlig normal sind. Außerdem können im höheren Alter nachlassende geistige Funktionen wie die Lerngeschwindigkeit oder Reaktionsschnelligkeit durch zunehmend besser ausgeprägte Fähigkeiten, wie ein Vorausplanen aufgrund der im Laufe des Lebens erworbenen Erfahrungen (»Weisheit«), zumindest teilweise ausgeglichen werden.

Eine Zusammenstellung einiger vom Alter unbeeinflusster und mit dem Alter abnehmender Merkmale der geistigen Leistungsfähigkeit findet sich in Tabelle 24.

Tab. 24: Vom Alter unbeeinflusste und mit dem Alter abnehmende Merkmale der geistigen Leistungsfähigkeit

Vom Alter weitgehend unbeeinflusst	Mit dem Alter abnehmend
Nutzung vorhandenen Wissens (= sogenannte kristalline Intelligenz; Fähigkeit, im Lauf des Lebens angehäuftes Wissen praktisch anzuwenden [Allgemeinwissen])	Informationsverarbeitung (= sogenannte flüssige Intelligenz; Fähigkeit, mit neuen Informationen sinnvoll umzugehen und alte Informationen auf neue Weise zu verwenden)
Speicherung von Informationen (Lernmöglichkeit)	Kurzzeitgedächtnis Lerngeschwindigkeit (Lernen unter Zeitdruck) Reaktionszeit (Erinnerungsgeschwindigkeit) Abstraktionsvermögen

Was unterscheidet Gedächtnisstörungen bei Demenzen von der durchschnittlichen Altersvergesslichkeit?

Die häufigste Ursache einer zunehmenden Vergesslichkeit im Alter ohne sonstige Einschränkungen der geistigen Leistungsfähigkeit besteht in einer leichten Verlangsamung und Einschränkung bestimmter biologischer Vorgänge. Die Unterschiede zur Vergesslichkeit im Rahmen einer Alzheimer-Demenz sind in Tabelle 25 zusammengestellt. Als weiterer grober Anhaltspunkt kann dienen, dass bei Alzheimer-Demenz eher wichtige Ereignisse und bei der normalen Altersvergesslichkeit eher nebensächliche Dinge vergessen werden. Dennoch können zu Beginn auch Fachleute Probleme bei der Unterscheidung haben, ehe im weiteren Verlauf deutlich wird, dass die Gedächtnisstörungen bei der Alzheimer-Demenz sehr viel schwerwiegender sind und mit anderen Ausfällen verknüpft sind.

Tab. 25: Unterschiede zwischen Alzheimer-Demenz und durchschnittlicher Altersvergesslichkeit

Alzheimer-Demenz	Durchschnittliche Altersvergesslichkeit
Dauernd auftretend und im Verlauf von Monaten bis Jahren deutlich stärker werdend	Nur zeitweise auftretend und über Monate bis Jahre allenfalls geringfügig stärker werdend
Häufiges Vergessen oder Verlegen wichtiger Gegenstände wie Geldbeutel, Scheckhefte oder Ausweise	Gelegentliches Vergessen unwichtiger Dinge oder Verlegen von Kleinigkeiten wie Brille oder Schlüssel (zu Hause)
Große Mühe, Verlegtes wiederzufinden (oft an unüblichen Plätzen)	Verlegtes wird rasch wiedergefunden (meist an üblichen Plätzen)
Vergessen wichtiger Ereignisse oder Gedächtnisinhalte	Vergessen von Teilen von Erlebnissen oder Gedächtnisinhalten
Auch durch Konzentration und intensives Überlegen nicht zu beheben, auch später kein Wiedererinnern	Durch Konzentration und intensives Überlegen oft zu beheben, häufig späteres Wiedererinnern
Zunehmend nicht mehr in der Lage, Notizzettel und Merkhilfen zu nutzen oder mündlichen beziehungsweise schriftlichen Anweisungen zu folgen	In der Lage, Notizzettel und Merkhilfen zu nutzen oder mündlichen beziehungsweise schriftlichen Anweisungen zu folgen
Zusätzlich Störungen von – Denk- und Urteilsvermögen – Orientierung – Benennen – Erkennen – Geschicklichkeit – Lesen – Schreiben – Rechnen – Antrieb, Aufmerksamkeit usw.	Keine nennenswerten anderen Störungen

Die vermehrte Berichterstattung in Presse, Funk und Fernsehen hat in den letzten Jahren neben einer erfreulichen Wissenszunahme über die Alzheimer-Demenz in der Öffentlichkeit auch zu einer oft übertriebenen Angst vieler Menschen geführt, selbst die Alzheimer-Demenz zu bekommen. Vielleicht denkt selbst der eine oder andere Leser dieses Buches bei sich an diese Möglichkeit oder glaubt sogar schon, erste Krankheitszeichen zu erkennen. Ich kann zwar nicht ausschließen, dass die Besorgnis durch das Lesen von diesem Buch in Einzelfällen sogar noch verstärkt wird, in der Regel wird diese Angst allerdings unbegründet sein. Auch bei mit dem Alter zunehmender Vergesslichkeit muss nicht gleich befürchtet werden, dass sich eine Alzheimer-Demenz entwickelt.

Vergesslichkeit kann auch dann gegeben sein, wenn uns zu viele Dinge gleichzeitig beschäftigen oder uns das, was wir uns merken wollten oder sollten, nicht sonderlich interessiert oder nicht wichtig genug ist. Derartige Situationen sind jedem von uns geläufig, und sie nehmen mit zunehmender Lebenserfahrung und einer damit verbundenen und sinnvollen Konzentration auf das Wesentliche zu. Während zum Beispiel Teenager meist bestens über die aktuellen Hitparaden im In- und Ausland oder neueste Modetrends bei Jeans und T-Shirts informiert sind, ist dieses Wissen für Erwachsene in aller Regel unbedeutend, weshalb es völlig richtig ist, keine Energie darauf zu verschwenden.

Es ist aber richtig, dass ältere Menschen mit Desinteresse und Gedächtnisstörungen in der Folgezeit mit größerer Wahrscheinlichkeit eine Alzheimer-Demenz entwickeln als gleich alte Menschen ohne solche Beschwerden, die viele Interessen aufrechterhalten. Dennoch gehen leichte Störungen nur bei einem kleineren Teil in eine Demenz über. Bei den meisten Menschen bleiben sie entweder mehr oder weniger gleich oder bilden sich sogar zurück. Leider ist es noch nicht möglich, eine beginnende Demenz oder Alzheimer-Demenz zuverlässig von normalen Alterseinbußen zu unterscheiden.

Auf der anderen Seite wird die Alzheimer-Demenz zumindest in den deutschsprachigen Ländern immer noch zu selten diagnostiziert. Oft wird bei einem geistigen Abbau nach wie vor ohne weitere Untersuchung einfach von Zerebralsklerose, Verkalkung, hirnorganischem Psychosyndrom oder Hirnleistungsstörungen (siehe auch S. 16) gesprochen, und es erfolgt keine genauere Einordnung. Wir kennen nach wie vor Krankenhäuser und Pflegeheime, wo es dem Personal strikt untersagt ist, von der Alzheimer-Demenz oder einem entsprechenden Verdacht zu sprechen.

Wie beginnen die Demenzen am häufigsten?

Der Beginn ist meist so unmerklich, dass weder die Betroffenen noch ihre Angehörigen sich über den genauen Zeitpunkt der ersten Beschwerden sicher sind. Gelegentlich kommt es zu einem scheinbar plötzlichen Beginn, oft unter besonders belastenden Umständen wie etwa dem Tod naher Angehöriger oder einem Umgebungswechsel durch Umzug oder Krankenhausaufenthalte. Wahrscheinlich führt in derartigen Fällen aber der plötzliche Wegfall äußerer »Stützen« nur zu einem Hervortreten schon bestehender, bis dahin noch versteckter Störungen und täuscht einen plötzlichen Beginn lediglich vor. Als Frühwarnzeichen für eine beginnende Demenz gelten u. a.:

▌ Vernachlässigung von seit Jahren gepflegten Hobbys,
▌ Vermehrte Unsicherheiten und fehlende Flexibilität (Umstellungsfähigkeit) im Alltag,
▌ Vereinfachung und »Verarmung« der Sprache (»Ding«-Sprache) und Wortfindungsstörungen,

- Probleme, sich in vertrauter Umgebung zurechtzufinden,
- Probleme im Umgang mit Dritten,
- Verursachen von (Beinahe-) Verkehrsunfällen.

Einige Betroffene stellen selbst als Erste fest, dass ihnen manches nicht mehr so rasch von der Hand geht wie bisher. Sie merken selbst, dass mit ihnen etwas nicht in Ordnung ist. Manchen fällt auf, dass sie sich nur mit Mühe an etwas Wichtiges erinnern können, oder ihnen die Worte nicht mehr einfallen, mit denen sie etwas sagen wollen. Früher immer regelmäßig erinnerte und mit Anrufen oder Karten bedachte Geburtstage oder Termine wie beim Friseur, Zahnarzt oder in der Autowerkstatt werden immer häufiger vergessen. Meistens werden derartige Gedächtnisstörungen anfänglich aber dennoch entweder nicht weiter ernst genommen, verdrängt oder durch vermehrte Anstrengung ausgeglichen beziehungsweise verheimlicht, zumal im Beruf oder Haushalt noch keine nennenswerten Probleme auftreten (siehe auch nächster Abschnitt).

Es kommt auch immer wieder vor, dass Betroffene wegen der von ihnen selbst festgestellten Beschwerden zum Hausarzt gehen, der aber zunächst nichts feststellen kann und sie beruhigt. Das werde sich schon wieder bessern, vielleicht sollten sie einmal etwas ausspannen oder in Urlaub fahren. Besonders dann, wenn solche optimistischen Einschätzungen sich als falsch herausstellen, werden manche Betroffene aus Angst zu versagen niedergeschlagen (siehe auch S. 122) oder reizbar, andere machen vermehrt ihre Mitmenschen für ihre Fehler verantwortlich. Viele Kranke klagen auch über vermehrte körperliche Beschwerden wie Kopfdruck, Schwindel oder Benommenheit.

Die ersten Krankheitszeichen können sehr unterschiedlich sein und alle geistigen Funktionen betreffen. Sie hängen im Wesentlichen von der Tätigkeit und den Belastungen der Betroffenen ab: ein Bankangestellter kann zum Beispiel nie gekannte Probleme beim Umgang mit Geld bekommen oder ein Rentner Probleme bei seinem Lieblingskartenspiel. Bei noch Berufstäti-

Tab. 26: Erst- und Folgebeschwerden bei der Alzheimer-Demenz

Erstbeschwerden		Folgebeschwerden
Nachlassen von:		Depression
– Gedächtnis		Persönlichkeitsveränderung
– abstraktem Denken	frühe	Verfolgungswahn
– Urteilsfähigkeit	Krank-	Gleichgültigkeit
– Orientierung	heits-	Apathie
	zeichen	Unruhe
Auftreten von		Aggressivität
– Benennungs- und		Wiederholungstendenz
Sprachstörung		Tag-Nacht-Umkehr
– Störung der Geschicklichkeit		
– Störung des Erkennens		

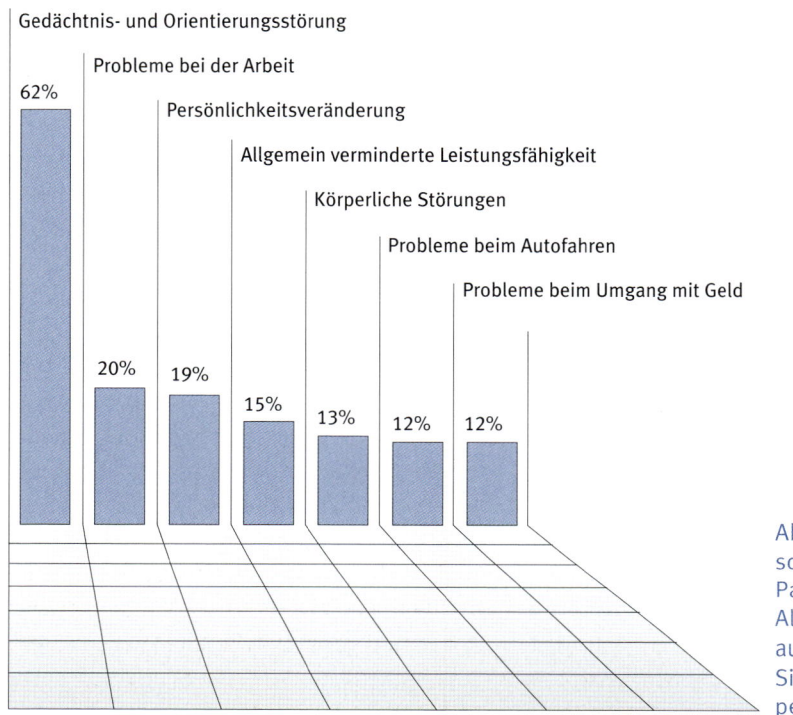

Gedächtnis- und Orientierungsstörung

Probleme bei der Arbeit

62%

Persönlichkeitsveränderung

Allgemein verminderte Leistungsfähigkeit

Körperliche Störungen

Probleme beim Autofahren

Probleme beim Umgang mit Geld

20% 19% 15% 13% 12% 12%

Abb. 28: Erstbeschwerden von Patienten mit Alzheimer-Demenz aus rückblickender Sicht von Bezugspersonen

gen treten die ersten größeren Pannen und Missgeschicke oft in Belastungssituationen wie wichtigen Besprechungen mit einer Fülle neuer Informationen auf, bei anderen Menschen beispielsweise bei Reisen an einen fremden Ort ohne Begleitung. Auch im Haushalt können solche Überforderungssituationen auftreten, die von den Betroffenen meist als peinlich erlebt werden. Insofern kann man auch davon sprechen, dass das erste Zeichen einer beginnenden Alzheimer-Demenz oft in einer Hilflosigkeit besteht.

In vertrauten Standardsituationen fällt oft längere Zeit nichts Besonderes auf, oder verständnisvolle Kollegen und Partner gleichen Schwierigkeiten aus. Aussehen, Kleidung, Mimik, Gestik und Verhalten sind zu Beginn noch unauffällig und Denkstörungen meist noch so gering, dass sie Fremden nicht oder nur in längeren Gesprächen auffallen. Selbst nahe Angehörige können glauben, dass die Betroffenen abgesehen von vermeintlich harmlosen Gedächtnisstörungen infolge von Alter oder Stress völlig gesund seien. Häufiger sind es Freunde oder Angehörige, die die Betroffenen längere Zeit nicht gesehen haben, und deswegen als erste den Ernst der Lage erkennen, weil sie merken, dass die Kranken im Vergleich zum letzten Kontakt deutlich »abgebaut« haben.

Einen Überblick der Erst- und Folgebeschwerden bei der Alzheimer-Demenz geben Abbildung 28 und Tabelle 26.

Warum werden erste Krankheitszeichen häufig verleugnet?

Verleugnen wird auch von vielen Gesunden häufig eingesetzt, um Problemen zumindest vorübergehend aus dem Weg zu gehen. Die meisten Leserinnen und Leser werden sich an Situationen aus ihrer Kindheit erinnern, wo sie Fragen der Eltern oder Lehrer nach irgendwelchen Missetaten durch hartnäckiges Verleugnen beantwortet haben. Während damals aber meist nur die Angst vor einer Bestrafung dahinterstand, gibt es bei der Alzheimer-Demenz eine ganze Reihe von Gründen für ein Verleugnen (Tab. 27).

Der Hauptgrund dürfte sowohl für Betroffene als auch für Angehörige nach wie vor darin bestehen, dass die Alzheimer-Demenz im Gegensatz zu Krebs oder einem Herzinfarkt nicht zu den »gesellschaftlich akzeptierten« Leiden zählt, die ohne weiteres mitgeteilt werden können und auf die die Umwelt mit vermehrter Zuwendung reagiert. Viele Menschen glauben, die Kontrolle über das Gehirn dürfe einfach nicht verloren gehen und die Alzheimer-Demenz hat für sie immer noch etwas mit »Verrücktheit« zu tun. Entsprechend dürfen Angehörige oft allenfalls mit einem gewissen bedauernden Mitleid aus der Ferne rechnen.

Auch viele Betroffene versuchen verständlicherweise, ihre Schwierigkeiten vor ihren Partnern und anderen Menschen zu verbergen. Sie machen manchmal selbst Witze über ihre zunehmende Vergesslichkeit oder ihre sonstigen Probleme. Selbst bei einem offensichtlichen Versagen wie etwa einem Einnässen ist dies häufig der Fall; unter Umständen wird sogar geleugnet, dass die Kleidung überhaupt feucht ist.

Tab. 27: Einige Gründe für ein Verleugnen bei der Alzheimer-Demenz

Allgemein	Betroffene	Angehörige
Vorurteile (»Patienten mit Alzheimer-Demenz sind Verrückte«)	»Nichts anmerken lassen«	»Was nur die Leute denken?« – Scham – Verlegenheit
Nichts anzusehen (körperlich fit)	»Vielleicht bin ich nur etwas überlastet«	»Vielleicht ist die Krankheit doch nicht so schlimm«
Schutzreflex (»Das kann doch nicht wahr sein«)	»Ich hab mir doch noch so viel vorgenommen«	»Wir wollten doch noch so viele Dinge unternehmen«
Unheilbarkeit	»Ich möchte meinen Geist nicht verlieren«	»Ich möchte die Vergangenheit erhalten«

Wie machen sich Gedächtnisstörungen bemerkbar?

Bei den meisten Patienten mit Alzheimer-Demenz steht eine zunehmende Vergesslichkeit zu Beginn der Krankheit. Zunächst betrifft diese wie bei der mit einem höheren Alter einhergehenden Vergesslichkeit nur Kleinigkeiten wie das Vergessen oder Verlegen unwichtiger Dinge und Gegenstände (zum Beispiel einer drei- oder vierstelligen Zahl, ohne sie aufzuschreiben). Sehr bald machen sich die Gedächtnisstörungen aber auch bei wichtigen Dingen wie dem Führen eines Scheckheftes oder Haushaltskontos, dem Erinnern von Namen guter Bekannter oder dem Abschalten von Elektrogeräten bemerkbar (zu den Unterschieden zur durchschnittlichen Altersvergesslichkeit siehe auch Tab. 25, S. 101).

Es treten zunehmend Probleme auf, einem schwierigeren Gespräch zu folgen oder sich am nächsten Tag daran zu erinnern. Die Kranken verlieren häufiger den Faden oder wechseln unvermittelt das Thema. Dabei greifen sie für Ablenkungsmanöver auf ihr Langzeitgedächtnis zurück, um so noch etwas »Boden unter die Füße« zu bekommen. Bedeutende Tages- und Wochenereignisse werden nicht behalten. Auch Zusagen (»Ich mache das gleich«) werden weder eingehalten noch erinnert.

Zusammen mit Störungen des Denk- und Urteilsvermögens (siehe nächster Abschnitt) führen die Gedächtnisstörungen zu einer Häufung von Fehlentscheidungen zum Beispiel in finanziellen Bereichen (völlig überzogene Ausgaben oder Spenden; trotz wiederholter Mahnungen kein Bezahlen oder aber doppeltes Begleichen

von Rechnungen). Häufig kommen auch falsche Entscheidungen bei ganz einfachen Dingen wie der Bekleidung vor. So kann das Tragen unpassender Kleidung wie das Zusammenstellen nicht zueinander passender Farben oder auch das verkehrte Anziehen von Kleidungsstücken (Rückseite nach vorne, falsch zugeknöpft etc.) ein frühes Krankheitszeichen sein.

Bei der Alzheimer-Demenz stehen Beschwerden mit dem Neuzeitgedächtnis (siehe S. 96) mit Problemen beim Verschlüsseln und Speichern neuer Informationen für das Langzeitgedächtnis am Beginn der Krankheit. Bei einer Störung des Kurzzeitgedächtnisses gehen die Denkinhalte verloren, über die gerade nachgedacht oder gesprochen wurde. So kommt es vor, dass die Kranken mehrfach hintereinander nach dem Datum fragen, obwohl sie es gerade selbst auf einem Kalender gesehen oder im Radio gehört haben und es ihnen auch nochmals ausdrücklich bestätigt wurde.

Bei einer Störung des Neuzeitgedächtnisses können neue Informationen im Gehirn nicht mehr ausreichend lange und sicher verfügbar gehalten werden. Die Betroffenen erinnern sich zum Beispiel nicht mehr daran, dass vor wenigen Stunden gute Verwandte oder Bekannte zu Besuch waren, oder rufen mehrmals hintereinander dieselben Menschen an und erkundigen sich nach deren Befinden. Für eine frühe Störung des Verschlüsselns im Hinblick auf das Langzeitgedächtnis spricht, dass sich Betroffene im Gegensatz zu Gesunden zehn inhaltlich zusammengehörende

Wörter (zum Beispiel zehn Tierarten) genauso schlecht merken können wie zehn Wörter aus einer Zufallsliste ohne Zusammenhang.

Mit zunehmender Krankheitsdauer wird auch der Abruf bereits früher gespeicherter, zurückliegender Erinnerungen gestört. In der Fachsprache bedeutet dies, dass zu der anfänglichen anterograden (= auf die Zukunft gerichteten) Amnesie eine retrograde (= auf die Vergangenheit bezogene) Amnesie tritt (Abb. 29). Wichtige und gefühlsbetonte Informationen wie der erste Schultag, die Hochzeitsreise oder Kriegserlebnisse können von Patienten mit Alzheimer-Demenz lange Zeit noch weitgehend problemlos abgerufen werden. Dabei ist aber auch zu bedenken, dass diese Erinnerungen nicht wirklich 50 oder mehr Jahre alt sind, sondern in der Zwischenzeit immer wieder hervorgeholt und erzählt wurden. Für das Erinnern anderer Inhalte des Langzeitgedächtnisses müssen Patienten mit Alzheimer-Demenz über die richtigen Hinweise und Assoziationen verfügen,

die ein Wiederfinden ermöglichen. Bislang geläufige Telefonnummern und ähnlich isolierte Inhalte des Langzeitgedächtnisses gehen ebenfalls verloren. Außerdem kommt es zu einem Verlust der Fähigkeit, die Vergangenheit und Gegenwart zeitlich und inhaltlich zu ordnen.

Gedächtnisstörungen machen sich bei der Alzheimer-Demenz zum Beispiel dadurch bemerkbar, dass die Betroffenen Gegenstände, die sie selbst weggeräumt haben, nicht mehr wiederfinden oder sich nicht mehr an Einzelheiten aus Gesprächen oder von wichtigen Ereignissen der jüngsten Vergangenheit erinnern. Sie vergessen Namen von Menschen und Gegenständen und fragen in Gesprächen immer wieder nach denselben Dingen. In der Küche werden Kochtöpfe auf der heißen Herdplatte vergessen oder das Gas wird nicht abgedreht. Auch die Sprache ist betroffen, was sich durch ein Abbrechen mitten im Satz bemerkbar macht. Auch viele der anderen Probleme können auf Gedächtnisstörungen beruhen: so wird vergessen zu baden

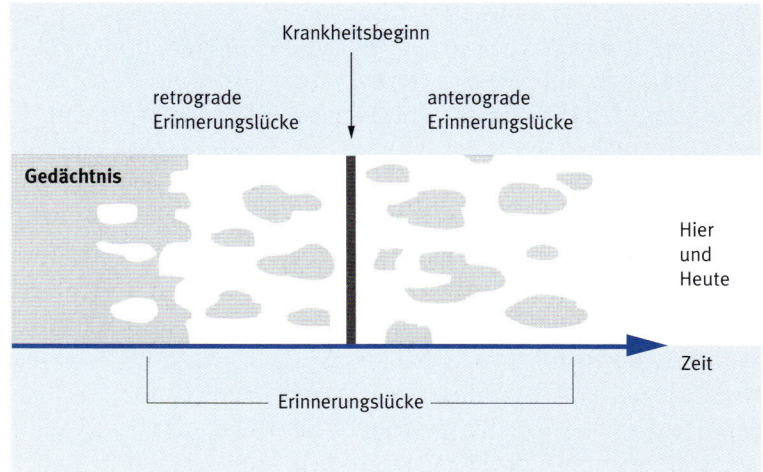

Abb. 29: Schematische Darstellung von Gedächtnisstörungen bei Alzheimer-Demenz

oder zu duschen, es wird vergessen, was bereits an Kleidungsstücken angezogen wurde oder welche Tages- und Jahreszeit es ist.

Schließlich sind die Gedächtnisstörungen auch dafür verantwortlich, dass von den Kranken praktisch nichts Neues mehr gelernt werden kann. Allenfalls einfachste Dinge (wie das Einschalten eines Gerätes durch Drücken auf einen bestimmten Knopf) können durch häufiges und gedul-

diges Wiederholen mit vielen Pausen noch beigebracht werden. Das gestörte Lernen ist auch gleichbedeutend mit einer verminderten Anpassungsfähigkeit an neue Situationen oder Einstellung auf veränderte Bedingungen.

Gedächtnisstörungen tragen zu der häufig mangelhaften Körperpflege und Hygiene bei. Die Kranken achten nicht mehr auf ihre Kleidung; Männer vernachlässigen die Rasur und Frauen ihre Frisur.

Wie machen sich Störungen des Denk- und Urteilsvermögens bemerkbar?

Das menschliche Denken wird besonders durch ein Abstraktionsvermögen oder die Fähigkeit gekennzeichnet, vom Konkreten und Vordergründigen auf das Allgemeine und den »Sinn« zu schließen. Dabei muss unter anderem Unwichtiges beiseite gelassen beziehungsweise nicht beachtet werden. Ohne Abstraktionsvermögen gelingt es beispielsweise nicht, Ähnlichkeiten oder Verschiedenheiten aus einer Reihe gleichartiger Gegenstände oder aus Wortlisten herauszufinden. Fragen wie nach den Gemeinsamkeiten von Äpfeln, Birnen und Kirschen (= Obst) oder dem Unterschied zwischen einer Hose und einem Kleid beziehungsweise zwischen einer Katze und einem Hund können dann nicht mehr befriedigend beantwortet werden.

Das Denken von Patienten mit Alzheimer-Demenz wird zunehmend langsamer, umständlich und inhaltlich eingeengt. Abhängig vom Stadium ihrer Krankheit haben sie Probleme, komplizierte Sachverhalte zu

erfassen oder die Bedeutung eines Sprichworts wie »Was Hänschen nicht lernt, lernt Hans nimmermehr« zu verstehen und zu erklären. Sie verstehen auch den Sinngehalt von vielen Wörtern nicht mehr und können schwierige Begriffe nicht mehr verdeutlichen oder definieren. Es kommt zunehmend zu Problemen, sich etwas vorzustellen oder Erklärungen zu folgen. Ein geordnetes, schlussfolgerndes Denken in größeren Zusammenhängen wird häufig unmöglich.

Störungen des abstrakten Denkens äußern sich in einem beeinträchtigten Urteilsvermögen mit Beeinträchtigungen sowohl bei der Planung persönlicher und beruflicher Angelegenheiten als auch beim Lösen von alltäglichen Problemen. So werden verkehrsreiche Straßen überquert, ohne auf herannahende Autos zu achten oder fremde Menschen werden so selbstverständlich in die Wohnung gelassen, als seien es nahe Angehörige. Es kommt immer mehr zu einem unangemessen sorglosen Verhalten, das gelegentlich auch zu einer Gefährdung der Betroffenen oder Dritter führen kann. Viele Kranke werden immer unkritischer, sowohl im Hinblick auf ihre Selbsteinschätzung als auch im Hinblick auf eine Einschätzung anderer Menschen und Gefahren.

Während anfangs nur das Lösen von größeren Problemen Schwierigkeiten bereitet, werden bald auch vermeintlich einfache Aufgaben (»Welche Krawatte passt zu welchem Hemd?« oder »Ist genug Salz an der Suppe?«) nicht mehr bewältigt. Dies gilt besonders dann, wenn es sich nicht um Einzelaufgaben handelt, sondern mehrere Dinge gleichzeitig beachtet werden müssen.

Bei Berufstätigen fallen derartige Probleme häufig früher auf als bei Nichtberufstätigen. Doch auch Tätigkeiten wie die einer Hausfrau erfordern sehr viel Planung und »Management«. Richtiges Vorbereiten und Durchführen von Einkäufen, Kochen, Versorgen des Haushaltes und das Verwalten finanzieller Mittel setzen eine nicht gestörte geistige Leistungsfähigkeit voraus.

Wie machen sich Orientierungsstörungen bemerkbar?

Als Orientierung wird einerseits die Fähigkeit bezeichnet, aufgrund von Wahrnehmungen (besonders Sehen und Hören) und Gedächtnis (Wissen und Vergleich von Wahrnehmungen mit Erinnerungen) seinen Namen und Aufenthaltsort, seine Adresse und Alter sowie das Datum angeben und beschreiben zu können, was um einen herum geschieht. Andererseits bezeichnet man als Orientierung auch das Zurechtfinden in einer mehr oder weniger bekannten Umgebung, beispielsweise in einer Stadt oder einem großen Gebäude. Die Orientierung kann in verschiedene Bereiche unterteilt werden, die auch Orientierungsqualitäten genannt werden (Tab. 28). Entsprechend kann festgestellt werden, ob ein Mensch in allen Qualitäten sicher orientiert oder zum Beispiel zur Person sicher, zum Ort und zur Situation unsicher sowie zur Zeit nicht orientiert ist. Ein Mensch mit fehlender Orientierung wird als verwirrt oder in der Fachsprache als desorientiert bezeichnet.

Orientierungsstörungen hängen mit der nachlassenden Lernfähigkeit und Leistungsfähigkeit des Gedächtnisses zusammen und äußern sich so, dass die Betroffenen zum Beispiel ihr geparktes Auto nicht mehr finden, beim Autofahren in vertrauter Umgebung nicht mehr wissen, wo sie sind, in welche Richtung sie fahren müssen oder sich an Ampeln und Stoppschildern falsch verhalten. Sie haben selbst mit mündlichen oder schriftlichen Anweisungen Schwierigkeiten.

Die Orientierungsstörungen beginnen bei der Alzheimer-Demenz mit Störungen in der Orientierung zur kalendarischen Zeit (Jahr, Jahreszeit, Monat, Tag). Erst später sind die Orientierung zum Ort und zur Situation und schließlich zur eigenen Person betroffen. Auch innerhalb dieser Bereiche kommt es zu vermehrten Störungen, die zum Beispiel bei der Zeit zunächst die Stunden, dann die Tage und Monate und

Tab. 28: Bereiche der Orientierung sowie Fragen zur Überprüfung

Bereich	Fragenbeispiele
Zeit	»Was ist heute für ein Tag?« »Was ist für ein Jahr, Monat?« oder »Welche Jahreszeit ist jetzt?«
Ort	»Wo sind Sie?« (Stadt, Straße, Gebäude)
Person	»Wer sind Sie?«, »Wie heißen Sie?« oder »Wie alt sind Sie?«
Situation	»Was geschieht hier gerade?«, »Weshalb sind Sie hier?«

schließlich auch die Jahreszeit und Jahre betreffen.

Der Verlust der Zeitperspektive führt dazu, dass die Betroffenen ihr Handeln immer mehr nach zufälligen Reizen oder Bedürfnissen richten, was zu wechsel- oder sprunghaftem Verhalten führt. Die für Gesunde selbstverständliche Trennung zwischen Vergangenheit und Gegenwart geht verloren, weshalb zum Beispiel Essenszeiten durcheinandergebracht werden oder längst verstorbene Menschen besucht werden sollen.

Störungen der räumlichen Orientierung (Ort, Straße, Gebäude, Etage etc.) führen ebenso wie Störungen der situativen Orientierung zu einer zunehmenden Einengung des Lebensraums der Betroffenen. Anfangs finden sie sich nur in fremden Umgebungen und unter fremden Menschen nicht mehr zurecht, später auch am Wohnort und mit Freunden oder Bekannten, am Ende schließlich auch nicht mehr in der eigenen Wohnung und mit den eigenen Angehörigen.

Patienten mit Alzheimer-Demenz versuchen häufig, die ihnen zunehmend fehlenden Bereiche der Orientierung durch Umdeutungen ihrer Wahrnehmungen neu zu ordnen. Oft werden dabei bruchstückhafte Erinnerungen oder auch Erfundenes mit eingebracht. Werden die Betroffenen auf Widersprüche hingewiesen, kommt es oft zu sogenannten Konfabulationen. Damit wird ein aus Sicht Gesunder zusammenhangloses Erzählen mit Auffüllen von Gedächtnislücken durch Erinnerungen oder Erfundenes bezeichnet.

Es ist nicht gerechtfertigt, Menschen schon deswegen als desorientiert zu bezeichnen, weil sie nicht mehr wissen, welches Datum gerade ist oder wie der Bundeskanzler heißt. Abgesehen davon, dass es wirklich wichtigere Dinge gibt und auch viele Gesunde für das Datum auf die Anzeige ihrer Quarzuhr oder andere Hinweise angewiesen sind, können sich diese Menschen dennoch gut in ihrer gewohnten Umgebung zurechtfinden.

Wie machen sich Störungen des Benennens bemerkbar?

Meist kommt es schon längere Zeit vor aphasischen Sprachstörungen (siehe nächster Abschnitt) zu Störungen des richtigen Benennens von Dingen. Dies ist eines der frühen Krankheitszeichen und betrifft zunächst meist Gegenstände, mit denen die Betroffenen nicht dauernd zu tun haben. Beispielsweise kann es passieren, dass Kranke in einem Haushaltswarengeschäft eine Bohrmaschine kaufen möchten. Wenn ihnen dieses Wort dann gerade nicht einfällt, versuchen sie, es durch Umschreibungen wie »ein Ding, mit dem Löcher gebohrt werden« oder ähnlich lautende Bezeichnungen wie »Blormasche« zu ersetzen.

Dies lässt die Sprache zunächst unter Umständen nur als sehr »blumig« erscheinen, mit der Zeit wird sie aber zunehmend weitschweifig und mit gröberen Fehlern schließlich umständlich. Wenn die Angaben in keinem erkennbaren Bezug mehr zur Wirklichkeit stehen, sind sie zumindest für Außenstehende unverständlich. So wird auf eine Frage nach dem früheren Beruf beispielsweise geantwortet: »Ja, da gab es verschiedene Gebäude ..., ich bin nur manchmal mit dem Zug gefahren ..., wie war das noch mal genau?«.

In der medizinischen Fachsprache wird eine Störung des Benennens von Personen und Gegenständen als Anomie bezeichnet. Die entsprechenden Namen oder Bezeichnungen fallen den Kranken im Gespräch oder auf Vorhalten der Objekte nicht mehr ein. Eine Anomie ist mit zunehmender Krankheitsdauer häufig mit anderen Störungen wie einer amnestischen Aphasie (siehe S. 112) oder einer visuellen Agnosie (siehe S. 114) verknüpft. Dabei können die Betroffenen ihnen früher gut bekannte Menschen oder Dinge nicht mehr richtig erkennen. Wird ihnen beispielsweise ein Bleistift oder eine Münze gegeben und sie werden gefragt, was das sei, nehmen sie den Gegenstand so in die Hand, als ob sie noch nie etwas Derartiges gesehen hätten, hantieren oder spielen etwas damit herum und geben ihn dann wortlos zurück.

Der US-amerikanische Neuropsychologe Oliver Sacks hat in seinem Buch »Der Mann, der seine Frau mit einem Hut verwechselte« mehrere eindrucksvolle Beispiele dafür gegeben. So wurde eine rote Rose von einem sehr gebildeten Menschen als »etwa fünfzehn Zentimeter lang, ein rotes, gefaltetes Gebilde mit einem geraden grünen Anhängsel« erklärt. Ein Handschuh wurde folgendermaßen beschrieben: »Eine durchgehende Oberfläche, die eine Umhüllung bildet. Sie scheint – ich weiß nicht, ob das das richtige Wort dafür ist – fünf Ausstülpungen zu haben«.

Wie machen sich andere Sprachstörungen bemerkbar?

Die Sprache wird mit zunehmender Krankheitsdauer immer ungenauer. Im Alltag betrifft dies als erstes meist Worte in längeren Sätzen, die entweder durch falsche Wörter oder auch Pseudowörter beziehungsweise Wortneubildungen ersetzt werden. Im ersten Fall würde ein Kranker zum Beispiel sagen »Ich muss gerade noch mal in den Keller gehen und nach dem Motor sehen«, wenn er eigentlich die Heizung meint. Im zweiten Fall würde ein Kranker zum Beispiel anstelle »Das ist aber ein schöner Trockenblumenstrauß« sagen »Das ist aber ein schöner Dockenblumenmaus«. Daneben kommt es zur vermehrten Anwendung von Füllworten, Umstellungen der normalen Wortreihenfolge im Satz sowie Umschreibungen und Perseverationen (Wortwiederholungen) mit unter Umständen stetigem Sprechen derselben Silben, Wörter oder Sätze. Das fehlerhafte Auftreten von Wörtern, die zum eigentlich zutreffenden Wort entweder eine bedeutungsmäßige Beziehung haben (z.B. Mutter statt Frau) oder dieses umschreiben (z.B. »wo man zumachen kann« statt Tür) wird als Paraphasie bezeichnet. Als Echolalie wird ein gleichbleibendes Wiederholen von Äußerungen und Fragen anderer Menschen bezeichnet. Weitere Sprachautomatismen bestehen im dauernden Wiederholen von einzelnen Silben (Logoklonie) oder Floskeln.

Wortfindungsstörungen treten zunächst nur beim Benennen von Personen, später auch von Gegenständen auf. Zu einer Störung des Sprachverständnisses, des Nachsprechens oder der Sprachproduktion kommt es erst bei relativ weit fortgeschrittener Alzheimer-Demenz. In späten Stadien sprechen viele Kranke nur noch einsilbig und sagen beispielsweise »Essen«, wenn sie hungrig sind oder »Gehen«, wenn sie weggehen möchten.

Eine Störung der Sprache, die durch eine Schädigung der Sprachfelder oder ihrer Verbindungen im Gehirn hervorgerufen wird und in einem Verlust der Fähigkeit besteht, Sprache zu verstehen oder zu produzieren, wird in der medizinischen Fachsprache als Aphasie bezeichnet. Davon sind Störungen des Sprechens zu unterscheiden, die auf einer Schädigung des Sprechapparates (zum Beispiel der Stimmbänder oder Sprechmuskulatur) beruhen, bei der Alzheimer-Demenz aber kaum vorkommen. Aphasische Störungen wirken sich nicht nur auf die Sprache aus, sondern auch auf das Verstehen, Lesen und Schreiben (siehe S. 116). Es gibt verschiedene Aphasieformen, die jedoch bei der Alzheimer-Demenz wie auch bei anderen Leiden oft in Misch- oder Übergangsformen auftreten.

Eine amnestische Aphasie ist bei der Alzheimer-Demenz relativ häufig. Es treten Wortfindungsstörungen auf, das heißt, die Betroffenen erkennen Gegenstände offensichtlich und wissen auch, wozu sie nützen und wie sie gebraucht werden, ihnen fällt aber nicht ein, wie sie heißen. Die Störung betrifft in erster Linie Hauptwörter, weniger Tätigkeits- und Eigenschaftswörter. Das Sprachverständnis und der Sprachfluss sind nicht oder nur unwesentlich gestört, weshalb eine Unterhaltung zunächst noch gut gelingt. Wie bei den Benennungsstörungen werden die nicht erinnerten Begriffe durch Umschreibungen (zum Beispiel »zum Öffnen der Tür« für Schlüssel) oder Füllwörter (»Dingsda«, »Na, du weißt schon«) ersetzt. Die Sprache wird dadurch immer weitschweifiger und »ausweichend«. Sie kreist gewissermaßen um einen Inhalt, ohne ihn direkt anzusprechen.

Eine Wernicke-Aphasie oder sensorische Aphasie ist durch ein gestörtes Sprachverständnis gekennzeichnet. Die Betroffenen können sowohl ihre eigene als auch die Sprache anderer nicht mehr verstehen. Sie können zwar mühelos und flüssig sprechen, das Gesprochene ist aber »wirr«, unzusammenhängend und geht mit Wortneubildungen oder -veränderungen (zum Beispiel »Rülle« statt »Brille«) einher. Bei der Alzheimer-Demenz tritt eine sensorische Aphasie allenfalls erst in mittleren Stadien auf, in denen sich die Betroffenen ohnehin

oft Gesprächen entziehen. Kommt es sehr plötzlich zu dieser Form einer Sprachstörung, ist auch an die Möglichkeit eines zusätzlichen Schlaganfalls zu denken.

Bei einer Broca-Aphasie oder motorischen Aphasie sind im Wesentlichen die gesprochene und geschriebene Sprache betroffen. Das Sprachverständnis ist nur bei schwierigen Wörtern, Sätzen oder Inhalten gestört. Die Sprache ist zerhackt, stockend und enthält meist nur das »Sinnskelett« bildende Worte und Begriffe, was auch als »Telegrammstil« bezeichnet wird. Einzelne Wörter können durch Silbenverdrehungen verändert sein. Bei der Alzheimer-Demenz kommt diese Aphasieform praktisch nur als Folge zusätzlicher Krankheiten wie einem Schlaganfall vor.

Die Benennungs- und Sprachstörungen führen dazu, dass Patienten mit Alzheimer-Demenz schließlich nicht mehr ausdrücken können, was sie genau möchten. Sie können kein Gespräch mehr beginnen,

Tab. 29: Sprachstörungen im Verlauf der Alzheimer-Demenz

Frühes Krankheitsstadium	Wortfindungsstörungen (Störung des Benennens mit »Umschreibungen«)
Mittleres Krankheitsstadium	Gestörtes Verständnis, besonders für komplizierte Sachverhalte Vereinfachter Satzbau Ungenauer, bedeutungsloser Sprachinhalt »Danebenreden« mit falschen Wörtern oder falschen und sinnlosen Wortkombinationen (Paraphasien) Wortwiederholungen
Spätes Krankheitsstadium	Wiederholen bedeutungsloser Worte Wiederholen bedeutungsloser Geräusche Keine sprachlichen oder stimmlichen Äußerungen mehr (Mutismus)

der rote Faden einer Unterhaltung geht ihnen verloren, und sie können Fragen nicht mehr richtig beantworten. Manche Betroffene reden, wenn überhaupt, nur noch in Phrasen (nichtssagenden Redensarten) und wiederholen immer wieder ein und

dasselbe. Angehörige und andere Bezugspersonen sind dann mehr oder weniger auf Vermutungen angewiesen, wenn sie wissen möchten, was die Kranken wollen (Tab. 29).

Wie machen sich Störungen des Erkennens bemerkbar?

Störungen des Erkennens von Menschen und Gegenständen ohne Beeinträchtigung der Sinnesorgane wie Augen und Ohren werden in der medizinischen Fachsprache als Agnosien bezeichnet. Bei einer visuellen Agnosie sehen die Betroffenen zwar normal, können den Wahrnehmungen aber nicht mehr die richtige Bedeutung zuordnen und wissen zum Beispiel nicht mehr, um welche ihnen eigentlich bekannten Gegenstände es sich handelt. Eine Unfähigkeit des Erkennens bekannter Gesichter wird in der Fachsprache als Prosopagnosie bezeichnet und ist für die Betreuer besonders belastend, wenn im Verlauf der Krankheit schließlich auch die Gesichter der nächsten Angehörigen wie der Ehepartner oder Kinder nicht mehr erkannt werden. Kommen sie beispielsweise von einer kurzen Besorgung zurück, wird ihnen von den Kranken bedeutet, sie sollten ja vorsichtig sein, weil bald ihre Partner oder Kinder zurückkommen und sie zurecht- oder aus der Wohnung weisen würden.

Bei einer auditorischen Agnosie betrifft eine gleichartige Störung das Hören, was meist gemeinsam mit anderen neuropsychologischen Störungen zu beobachten ist. Eine taktile Agnosie führt dazu, dass Reize

wie zum Beispiel ein schmerzhafter Nadelstich in einen Finger oder das Ausschütten einer heißen Flüssigkeit über die Hand zwar wahrgenommen werden, ohne dass aber die Bedeutung erkannt und »normal« reagiert beziehungsweise die Hand weggezogen wird.

Daneben kommen bei der Alzheimer-Demenz noch andere Formen von Störungen des Erkennens oder Agnosien vor. Allgemein gelingt keine Konzentration auf das Wesentliche mehr und bei einem gleichzeitigen Sprechen mehrerer Menschen kann keine einzelne Stimme mehr »herausgehört« werden. So kommt es zu einem weitgehend wahllosen und zufälligen Beachten von Gesehenem und Gehörtem.

Weiterhin kann es auch zu einer deutlichen Störung des Körperbewusstseins kommen, wobei die Betroffenen ihre eigenen Körperteile nicht mehr erkennen. Dies kann dann als Körperschema-Agnosie bezeichnet werden, eine Störung des Erkennens der eigenen Wohnung als Umgebungs-Agnosie.

Wie machen sich Störungen bei Bewegungen und Handlungen bemerkbar?

Schwierige, eine besondere Geschicklichkeit erfordernde Handlungsabläufe sind bei der Alzheimer-Demenz schon früh beeinträchtigt, während einfache, mehr oder weniger automatisch und weitgehend unbewusst ablaufende Bewegungen lange ungestört bleiben. So kommt es weit früher zu einer Veränderung der Schrift als des Gehens. Eine Störung der Fähigkeit, im Lauf des Lebens erlernte schwierige Bewegungsabläufe auszuführen oder neue zu lernen, wird in der medizinischen Fachsprache als Apraxie bezeichnet. Dabei ist der Übergang von Einzelbewegungen zu Bewegungs- oder Handlungsfolgen beeinträchtigt.

Es werden verschiedene Formen der Apraxie unterschieden:

- Als ideatorische Apraxie wird eine Störung bezeichnet, komplizierte Handlungsfolgen mit korrektem Gebrauch verschiedener Objekte auszuführen. So können die Kranken zum Beispiel auf Aufforderung hin nicht mehr mit einem Stift zuerst an die Nasenspitze und dann an ihr linkes Ohrläppchen zeigen, einen Kugelschreiber auseinandernehmen und wieder zusammensetzen oder sich aus Pulverkaffee eine Tasse Kaffee zubereiten.
- Als ideomotorische Apraxie wird eine Störung bezeichnet, symbolische Handlungen durchzuführen. So haben die Betroffenen Schwierigkeiten, zum Beispiel bei einer ärztlichen Untersuchung Aufforderungen wie »Tun Sie so, als würden Sie sich die Zähne putzen« oder »Schrei-

ben Sie mit den Fingern die Zahl 8 in die Luft« zu befolgen.
- Als konstruktive Apraxie wird eine Störung des Handelns in Verbindung mit räumlichem Vorstellungsvermögen und Denken bezeichnet. Die Betroffenen sind zum Beispiel nicht mehr fähig, einer Zeichnung eine räumliche Perspektive zu geben. Wenn sie ein Fahrrad oder eine Uhr zeichnen oder abzeichnen sollen, fehlen wichtige Teile, die für eine normale Funktion unerlässlich sind. Eine Ankleide-Apraxie als Störung, sich richtig anzuziehen (zum Beispiel bei der Reihenfolge der Wäscheteile, ihrer Zuordnung oder beim Zuknöpfen) kann als Sonderform einer konstruktiven Apraxie angesehen werden.

Oft ist es bei Patienten mit Alzheimer-Demenz allerdings schwer, zwischen Gedächtnisstörungen (Wissen sie, was sie tun wollen?) und einer Apraxie (Können sie ihren Muskeln »befehlen«, was sie tun sollen?) zu unterscheiden. Außerdem treten beide Störungen häufig auch gemeinsam auf. Manchmal werden bestimmte Handlungen ständig wiederholt.

Wie machen sich Lese-, Schreib- und Rechenstörungen bemerkbar?

Lese-, Schreib- und Rechenstörungen treten im Verlauf der Alzheimer-Demenz praktisch immer auf, meist in unterschiedlichen Kombinationen mit anderen neuropsychologischen Krankheitszeichen.

Als Alexie wird in der medizinischen Fachsprache eine Unfähigkeit zu lesen bezeichnet. Dies kann mit und ohne begleitende Aphasie oder Schreibstörung auftreten. Bei isolierter Alexie können die Betroffenen zwar schreiben, aber nicht lesen (früher wurde dies als Wortblindheit bezeichnet). Bei einer anderen Form einer eigentlich aber nur vorgetäuschten Lesestörung verlieren die Patienten beim Übergang von einer Zeile auf die nächste den Faden. Insgesamt bleibt die Lesefähigkeit ansonsten meist relativ lange erhalten, und manche Kranke können auch noch schwierige Texte vorlesen, ohne sie allerdings zu verstehen.

Agraphie ist der Fachausdruck für eine Unfähigkeit zu schreiben. Die Störung bezieht sich sowohl auf den Satzbau und die Rechtschreibung als auch die Wortwahl.

Sie tritt meist zusammen mit einer Aphasie, gelegentlich auch isoliert auf. Anfangs macht sie sich nur bei langen und schwierigen Schriftstücken bemerkbar, zuletzt selbst beim eigenen Namen (Abb. 30).

Als Akalkulie wird in der Fachsprache schließlich eine Unfähigkeit zu rechnen bezeichnet. Wie die Alexie und Agraphie ist sie meist zusammen mit anderen Störungen zu beobachten. Im Alltagsleben macht sich eine Akalkulie zunächst nur bei schweren Aufgaben bemerkbar, zuletzt gelingt auch das kleine Einmaleins nicht mehr. Die Akalkulie geht auch mit Problemen beim Umgang mit Geld einher.

Diese Störungen müssen ebenso wie die anderen Zeichen der Krankheit keineswegs alle und regelhaft bei Betroffenen zu beobachten sein. So gibt es Patienten mit Alzheimer-Demenz, die auch nach mehrjährigem Verlauf durchaus noch etwas lesen, schreiben und rechnen können.

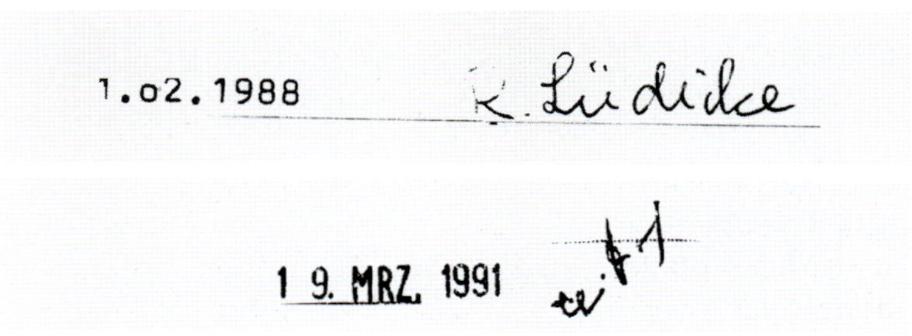

Abb. 30: Veränderungen der Unterschrift eines Alzheimer-Kranken (aus Lüdicke)

Wie machen sich Antriebs- und Aufmerksamkeitsstörungen bemerkbar?

Antriebsstörungen können sich bei der Alzheimer-Demenz sowohl in einer Apathie (Antriebsmangel mit Lust- und Interesselosigkeit) und Adynamie (Schwung- und Kraftlosigkeit) als auch in einem dauernden unruhigen Hin- und Herlaufen in Form einer ziellosen Unruhe äußern. Sehr selten wird eine Manie mit gehobener, euphorischer Stimmungslage, gesteigerter Aktivität und Lebhaftigkeit in Form von Tätigkeits- und Bewegungsdrang sowie unter Umständen auch gesteigerter Sexualität beobachtet. Wie bei den sonstigen Beschwerden sind auch bei den Antriebsstörungen weniger die körperlichen als die geistigen Funktionen gestört. Manchmal scheint es, als hätten die Betroffenen mit zunehmender Krankheitsdauer nicht mehr genug Willenskraft, um sich ein Ziel zu setzen und dieses beharrlich zu verfolgen. Manchmal glauben Betroffene auch, eine noch nicht ausgeführte Handlung bereits erledigt zu haben.

Bei der Aufmerksamkeit kann zwischen der Vigilanz (Wachheit), der allgemeinen Konzentration und der auf etwas Bestimmtes gerichteten Aufmerksamkeit unterschieden werden. Patienten mit Alzheimer-Demenz sind wach, wirken aber oft unkonzentriert und sind nicht mehr fähig, sich längere Zeit auf irgend etwas zu konzentrieren. Häufig ist auch die Ausdauer herabgesetzt, so dass die Betroffenen das Interesse an einer Tätigkeit verlieren, bevor diese beendet ist.

Aufmerksamkeitsstörungen wirken sich unter anderem auch so aus, dass es den Betroffenen immer schwerer fällt, sich Neuem zuzuwenden oder komplizierte Zusammenhänge in einem Gespräch zu erfassen. Es gelingt ihnen auch nicht, sich zur gleichen Zeit mit mehreren Dingen zu beschäftigen. Die Unfähigkeit, gleichzeitig mehrere und speziell voneinander unabhängige Handlungen oder Gedankenschritte zu vollbringen, ist ohnehin eines der Hauptprobleme bei der Alzheimer-Demenz.

Wie machen sich Verhaltensstörungen im Alltag bemerkbar?

Die nachlassende Geschicklichkeit ist eine der im Alltag wichtigsten Behinderungen mit Problemen bei der Körperpflege, beim An- und Auskleiden, beim Essen und Trinken sowie vielen anderen Alltagsbereichen. In der Fachsprache werden diese Fähigkeiten bei alltäglichen Verrichtungen als »Aktivitäten des täglichen Lebens« (englisch: activities of daily living, ADL) zusammengefasst (Tab. 30). So kann es vorkommen, dass ein bislang damit gut vertrauter Mann sich keine Fliege mehr binden kann, während dies bei Krawatten noch kein Problem ist. Sowohl die Betroffenen als auch ihre Angehörigen führen dies dann meist zunächst auf eine mangelnde Übung zurück. Eine Apraxie ist besonders deutlich, wenn mehrere Auswahlmöglichkeiten vorhanden sind. So können Kranke ohne Probleme eine Bluse oder ein Hemd anziehen. Haben sie aber die Wahl zwischen mehreren Kleidungsstücken mit Unterwäsche und Röcken oder Hosen, sind sie oft dazu nicht mehr in der Lage.

Darüber hinaus bringen Betroffene, zum Beispiel bei Hobbys wie Stricken oder Fotografieren, die Maschen durcheinander

Tab: 30: Zusammenstellung von Aktivitäten des täglichen Lebens oder Alltagsaktivitäten zur Fremd- und Selbstbeurteilung bei der Alzheimer-Demenz (nach Lehfeld und Erzigkeit)

Fremdbeurteilung	Selbstbeurteilung
Beteiligung an einer Unterhaltung	Erinnern von Geburtstagen
Beschreiben des Inhalts von Fernsehsendungen	Beschreiben eines bekannten Weges
Erkennen, wann Kleidung gereinigt werden muss	Auskunft nach dem Weg geben
Erledigen von Hausarbeiten	Zwei Dinge »gleichzeitig« tun
Bedienen von Haushaltsgeräten	Beteiligung an einer Unterhaltung
Fortsetzen einer Tätigkeit nach einer Unterbrechung	Erinnern, was man sagen wollte
Erlernen und Ausführen von Neuem	Nach einer Unterbrechung im Gespräch fortfahren
Vorschriftsmäßige Einnahme von Medikamenten	Abschließen einer begonnenen Tätigkeit
Erinnern von Geburtstagen	Fortsetzen einer Tätigkeit nach einer Unterbrechung
Erinnern von wichtigen Daten und Ereignissen	Konzentrieren auf eine Aufgabe trotz Ablenkung
Erinnern von Telefonnummern	Erinnern, was man in einem anderen Raum erledigen wollte
Konzentrieren beim Lesen	Ausüben von Hobbys
Gelesenes mit Worten wiedergeben	Bedienen einfacher Haushaltsgeräte
Auskunft über den Weg geben	Gelesenes mit Worten wiedergeben
Zwei Dinge »gleichzeitig« tun	Erinnern von gerade Gelesenem
Erinnern, wo Gegenstände abgelegt wurden	Einprägen einer Telefonnummer
Zubereiten von Mahlzeiten	Orientierung anhand eines Stadtplans
Spazieren gehen	Weg zwischen zwei unbekannten Orten
Orientieren anhand eines Stadtplans	
Weg zwischen zwei bekannten Orten	

oder verwechseln die Einstellknöpfe. In fortgeschrittenen Stadien sind sie nicht mehr in der Lage, selbst einfache Handlungen wie das Aufschließen einer Tür oder das Ein- und Aussteigen aus einem Auto zu bewältigen. Beim Tischdecken haben sie häufig Probleme, sich für eine Decke, ein Gedeck, bestimmtes Besteck oder Gläser zu entscheiden.

Allgemein sind zwar die meisten Bewegungsabläufe verlangsamt, besonders an den Händen kann es aber zu einer dauernden Bewegungsunruhe mit Nesteln und Herumfingern an Gegenständen kommen. Sich von Zeit zu Zeit stetig wiederholende Bewegungsabläufe werden dabei auch als Stereotypien bezeichnet. Diese können in einem dauernden, ziellosen Umherlaufen oder In-die-Hände-Klatschen bestehen.

Auch das Sexualverhalten ist von der Alzheimer-Demenz betroffen. Meist erlischt die sogenannte Libido oder der »sexuelle Appetit« schon früh, und bei Männern wird häufig eine Impotenz beobachtet. Manche Partner berichten aber auch über ein weiter bestehendes Verlangen der Kranken mit ungeschickten Bewegungen beim Geschlechtsverkehr (sexuelle Apraxie?). Während etwa jeder vierte in Heimen lebende männliche Patient mit Alzheimer-Demenz dem weiblichen Pflege- und Betreuungspersonal durch sein sexuelles Verhalten ab und zu Probleme macht, kommt eine eindeutige sexuelle Enthemmung nur bei weniger als 10 Prozent der Kranken vor.

Wie machen sich Schlafstörungen bemerkbar?

Schlafstörungen sind nicht nur im höheren Lebensalter sehr häufig. Etwa jeder zweite ältere Mensch klagt über mindestens eine Form wie etwa Probleme beim Ein- oder Durchschlafen, frühmorgendliches Erwachen oder vermehrte Tagesmüdigkeit, und die Häufigkeit des sogenannten Schlaf-Apnoe-Syndroms wird bei über 65-Jährigen auf etwa 25 Prozent geschätzt. Bei der Alzheimer-Demenz gehören Schlafstörungen zu den Verhaltensstörungen, die hinsichtlich der damit verbundenen Belastung für Angehörige bzw. Pflegende oft weitaus schwerwiegender sind als beispielsweise Gedächtnisstörungen. Nach Einschlafstörungen, wozu anfangs Angst und Sorgen in Anbetracht der ungewissen Zukunft beitragen können, kommt es im weiteren Verlauf dann zu vermehrten Durchschlafstörungen, und schließlich wegen des verlorengegangenen Zeitgefühls zu einem völlig gestörten Schlaf-Wach-Rhythmus und einem dauernden Umherlaufen in der Nacht.

Meist treten ausgeprägtere Schlafstörungen erst in mittleren bis späten Stadien der Alzheimer-Demenz auf. Wahrscheinlich hängen sie auch mit den nachlassenden Tagesaktivitäten zusammen. Inwieweit eine gestörte Nachtruhe wiederum Verhaltensstörungen am Tag verursacht oder ob den Verhaltens- und Schlafstörungen zumindest teilweise eine gemeinsame Ursache zugrunde liegt, ist noch unklar.

Eine neuere englische Untersuchung bei 205 vorwiegend von Angehörigen betreuten Patienten mit Alzheimer-Demenz zeigte, dass die häufigste und gleichzeitig am wenigsten belastende Form einer Schlafstörung in einer Verlängerung der Zeit besteht, die die Betroffenen im Bett verbringen. Fast jeder zweite Kranke schlief mindestens an einem Tag in der Woche deutlich länger als früher. Im Gegensatz dazu bestand die für die Betreuer am meisten belastende Form einer Schlafstörung im Gewecktwerden in der Nacht durch die unruhigen und umherirrenden Kranken. Dies kam etwa bei jedem vierten Kranken mindestens einmal in der Woche vor.

Als relativ typische Störungen wird auch immer wieder über eine vermehrte Unruhe zum Abend hin (sogenanntes »Sonnenuntergangs-Syndrom«) und ein Zerfallen des Nachtschlafes in mehrere Abschnitte berichtet. Von mehr als 100 Patienten mit Alzheimer-Demenz einer US-amerikanischen Untersuchung wurde berichtet, dass etwa jeder vierte jede Nacht zwei- bis fünfmal aufwachte und gut jeder zehnte am frühen Morgen nicht mehr einschlafen konnte.

In Heimen oder Krankenhäusern sind diese Schlafstörungen meist noch stärker ausgeprägt. Besonders wenn die Kranken noch nicht lange in den entsprechenden Einrichtungen sind, kann es im Rahmen nächtlicher Verwirrtheitszustände auch dazu kommen, dass sie weder die Toilette noch danach ihr eigenes Bett wiederfinden. Deshalb urinieren sie unter Umständen in Waschbecken oder Schränke und legen sich danach zu fremden Menschen ins Bett, was meist zu großer Aufregung führt.

Wie machen sich sogenannte Persönlichkeitsveränderungen bemerkbar?

Bei der Alzheimer-Demenz kommt es wie bei jeder Demenz durch die nachlassende geistige Leistungsfähigkeit zu Veränderungen der Persönlichkeit. Oft sind es überhaupt erst die Persönlichkeitsveränderungen, die Angehörige von Patienten mit Alzheimer-Demenz ernsthaft beunruhigen. Dies kann in einer zunehmenden unerklärlichen Unruhe oder auch in einem weitgehenden Rückzug aus dem sozialen und familiären Leben bestehen, manchmal in Verbindung mit bislang nie gekannten Verhaltens- und Denkweisen.

Im Alltag ist der Ausdruck Persönlichkeit mit einem gewissen Glorienschein umgeben. Ursprünglich geht er auf das lateinische Wort »persona« zurück, das im griechischen Theater die Masken bezeichnete, durch die die Schauspieler hindurchsprachen. In unserem heutigen Sprachgebrauch werden damit die Eigenschaften und Wesenszüge eines Menschen zusammengefasst, die den Gesamteindruck gegenüber anderen ausmachen.

Viele Patienten mit Alzheimer-Demenz umgeben sich mit einem schützenden »Hof an Unverbindlichkeit«, wobei es ihnen mit nichtssagenden Floskeln und Verhaltensweisen gelingt, zum Beispiel bei einem geselligen Zusammensein ohne wesentliches eigenes Zutun die Zeit durchzustehen und nicht aufzufallen. Selbst mit Fremden können sie zumindest kurzzeitig ein allerdings meist belangloses Gespräch führen. Gezielten Fragen weichen sie entweder aus oder beantworten sie mit Floskeln wie »Na ja« oder »Man weiß nie«.

Ein derartiges Verhalten mit oft höflichen und liebenswürdigen Umgangsformen wird auch als »Aufrechterhalten einer Fassade« bezeichnet. Eine darin anklingende abwertende Einordnung als vermeintlich wertloser Rest der ursprünglichen Persönlichkeit oder eines bewussten Täuschens der Mitmenschen ist falsch. Bei einem Haus dient die Fassade nicht nur äußeren Zwecken oder gar der Täuschung, sondern schützt das Innere des Hauses und ist eine wesentliche Voraussetzung zur Erhaltung der Bausubstanz. Bei Patienten mit Alzheimer-Demenz erleichtert sie den Umgang von Menschen mit gestörtem Gedächtnis, die große Probleme haben, sich selbst und Situationen richtig einzuschätzen. Die noch bestehenden sozialen Umgangsformen sind für eine zwischenmenschliche Kontaktaufnahme kostbar und sollten gepflegt werden. Viele Patienten mit Alzheimer-Demenz sind ohnehin eher misstrauisch und scheuen jedes Gespräch. Sie wirken ängstlich und zurückgezogen, haben an nichts mehr Interesse.

Ohne Frage werden die verschiedenen Merkmale eines Menschen, die den Gesamteindruck seiner Persönlichkeit ausmachen, durch die Alzheimer-Demenz stark beeinträchtigt. Dies kann durchaus so weit gehen, dass auch nahe Angehörige in dem Kranken schließlich nicht mehr den Menschen erkennen, mit dem sie so viele Jahre zusammengelebt haben, sondern das Gefühl haben, einen Fremden zu betreuen. Der Geist hat gleichsam den Körper verlassen. Ein US-amerikanischer Film über die Alzheimer-Demenz trug daher auch den Titel »Jemand, den ich kannte...«. Angehörige von Patienten mit Alzheimer-Demenz haben oft einen langen Abschied von dem Bild eines vertrauten, geliebten Menschen vor sich.

Besonders die Ausstrahlung einer Persönlichkeit geht zunehmend verloren, was manchmal auch als »Versandung« bezeichnet wird. Ihr »Kern« beziehungsweise ihre Grundstruktur bleibt jedoch oft lange erhalten. Dabei können sich vorbestehende Charakterzüge zuspitzen (zum Beispiel werden seit jeher sparsame Menschen extrem geizig) oder manchmal auch in ihr Gegenteil umkehren (zum Beispiel werden zurückhaltende Menschen oft zu dazwischenredenden Nörglern und Störenfrieden).

Häufiger bilden sich sowohl einzeln als auch in Kombination die folgenden Persönlichkeitsmerkmale deutlicher heraus:

- unverbindlich wirkende Freundlichkeit,
- zunehmende Ratlosigkeit und Unruhe,
- zunehmendes Misstrauen (mit Beschuldigungen),
- zunehmende Aggressivität.

Wie machen sich Depression und Angst bemerkbar?

Einer der tragischen Aspekte der Alzheimer-Demenz besteht darin, dass die geistigen Probleme gerade zu Beginn bewusst erlebt werden können. Auch wenn nur wenige Betroffene darüber klagen, kann dies bei ihnen neben Trauer und Scham auch zu Angst und Depressionen führen. Gleichzeitig bleiben das Gefühlsleben und der Gefühlsausdruck ebenso wie emotionale Grundbedürfnisse erhalten (siehe auch S. 126). Manche Kranke überprüfen zum Beispiel morgens beim Aufwachen im Bett, ob sie ein früher gelerntes Gedicht noch aufsagen können oder nicht. Verständlicherweise kommt es häufig zu Stimmungsstörungen, wenn sie zusammen mit ihren Angehörigen mehr oder weniger hilflos mit ansehen müssen, wie ihr »Geist« nach und nach schwächer wird und schwindet.

Manche Betroffenen versuchen, ihre Vergesslichkeit und Unsicherheit durch Merkzettel, eine Zurückhaltung bei Gesprächen oder ein Meiden belastender Situationen zu verbergen. Einige ziehen sich völlig zurück und kapseln sich ab. Andere versuchen, ihre Selbstständigkeit und Unabhängigkeit durch eine allgemeine Geschäftigkeit mit Steigerung bis zur sinnlosen Überaktivität und quälenden Unrast aufrechtzuerhalten. Alle diese Verhaltensweisen können nicht nur zu vorübergehender Angst und starker Verunsicherung sowie zu trauriger Verstimmung oder Niedergeschlagenheit, sondern zu einer behandlungsbedürftigen Depression führen.

Eine ausgeprägte Depression kann selbst eine Demenz vortäuschen, was als De-menzsyndrom der Depression bezeichnet wird (zur Unterscheidung siehe S. 44). Beide Leiden können auch gleichzeitig vorkommen, wobei sich die Krankheitszeichen überlagern und teilweise verstärken. Es wird geschätzt, dass diese Kombination bei etwa 15 bis 20 Prozent aller Patienten mit Alzheimer-Demenz auftritt, besonders bei solchen mit einer familiären Häufung der Krankheit.

Bei vielen Patienten mit Alzheimer-Demenz kommt es besonders im späteren Krankheitsverlauf zu einer mehr oder weniger stark ausgeprägten Ängstlichkeit, Gereiztheit und Rastlosigkeit (ein anderer Begriff für solche Gemütszustände ist »Agitiertheit«). Je stärker die Verluste der geistigen Leistungsfähigkeit sind, desto stärker neigen die Betroffenen zu diesen Reaktionen, die entweder alleine oder gemeinsam mit Wahnvorstellungen und Halluzinationen (siehe nächster Abschnitt) auftreten können. So kommt es bei manchen Betroffenen zu derartigen Zuständen, wenn sie zum Beispiel glauben, etwas verloren zu haben. Sie laufen dann unruhig umher und durchsuchen ziellos Schränke und Schubladen. Andere befürchten den Verlust ihrer familiären Betreuer, denen sie deswegen auf Schritt und Tritt folgen.

Als Reaktion auf die fehlende Übereinstimmung der in der Vorstellung der Betroffenen vorhandenen Welt (eine Mischung aus alten Erinnerungen und mehr oder weniger bruchstückhaften Wahrnehmungen) mit der tatsächlichen Situation und den sich daraus ergebenden Verhaltenserwartungen kommt es bei Patienten mit Alzheimer-Demenz in mittleren bis fortgeschrittenen Krankheitsstadien auch häufiger zu Überforderungen mit durch heftige Gefühlsausbrüche gekennzeichneten Panik- oder Katastrophenreaktionen. Diese werden zwar meist durch Überforderungssituationen ausgelöst, können aber auch schon unter normalen Umständen auftreten, wenn etwa festgestellt wird, dass früher mögliche Leistungen nicht mehr erbracht werden können.

Einen guten Einblick, was in einem Patienten mit Alzheimer-Demenz vorgeht, bietet der Roman »Hirngespinste« von J. Bernlef. Darin wird anhand eines von Holland in die USA ausgewanderten Mannes beschrieben, wie Gedächtnisstörungen zuerst das Leben in der Gegenwart und dann auch in der Vergangenheit erschweren. Dies ist vergleichbar mit der Erfahrung, plötzlich an einen fremden Ort zu kommen, an dem man keinen Mensch kennt, wo man die Sprache nicht versteht und sich selbst auch mit anderen Mitteln nicht richtig verständlich machen kann.

Wie machen sich Sinnestäuschungen sowie Zwangs- und Wahnvorstellungen bemerkbar?

Bei Patienten mit Alzheimer-Demenz können verschiedenartige Störungen der Wahrnehmung und des Erkennens auftreten. Sie führen dazu, dass die Betroffenen schließlich auch ihnen lange bekannte Menschen und Gegenstände nicht mehr erkennen und zum Beispiel nach ihrer Frau fragen, obwohl sie neben ihnen sitzt, oder zu Besuch kommende nahe Angehörige als Einbrecher beschuldigen.

Bei Sinnestäuschungen von Patienten mit Alzheimer-Demenz ist zwischen Einbildungen tatsächlich nicht vorhandener Wahrnehmungen und deren Fehldeutungen zu unterscheiden. Bei Halluzinationen handelt es sich um Fehlwahrnehmungen tatsächlich nicht vorhandener Umweltreize. Am häufigsten betreffen diese Sehen und Hören, daneben sind aber auch andere Sinnesbereiche wie Berührung oder Geruch betroffen. Seh- und Hörstörungen wie durch einen im Alter ja sehr häufigen grauen Star oder eine Altersschwerhörigkeit wirken verstärkend. Verständlicherweise zeigen Patienten mit Alzheimer-Demenz mit Halluzinationen im Vergleich zu anderen stärkere Auffälligkeiten ihres Verhaltens.

Im Unterschied zu Halluzinationen werden Fehldeutungen tatsächlich vorhandener Umweltreize durch eine gestörte Erfassung und Verarbeitung der Situation als illusionäre Verkennungen bezeichnet. So können Patienten mit Alzheimer-Demenz davon überzeugt sein, ein Schatten an der Wand sei ein Fremder in der Wohnung, Menschen in einer Fernsehsendung seien tatsächlich bei ihnen im Zimmer oder ein Röntgenapparat sei ein Dinosaurier (Abb. 31). Auch Umdeutungen der Rolle

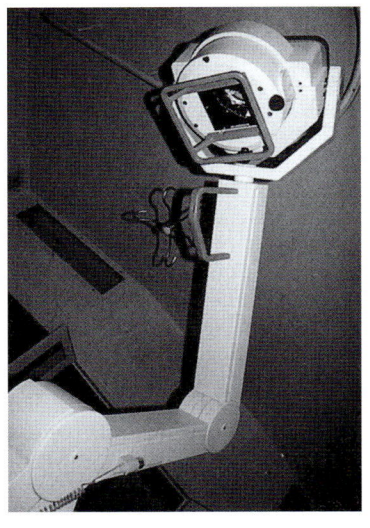
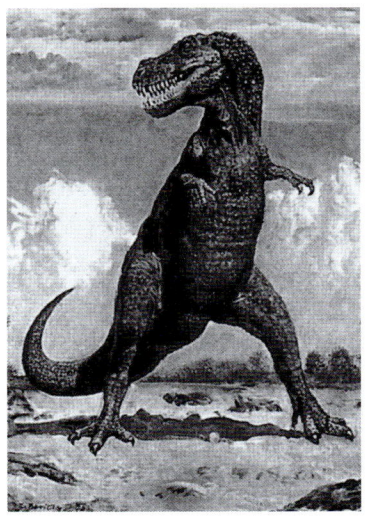

Abb. 31: Illusionäre Verkennung eines Röntgenapparates als Dinosaurier, der sich über den Patienten beugt.

von Familienangehörigen gehören hierher, wenn etwa die Ehefrau zur vermeintlichen Mutter oder Kinder zu vermeintlichen Geschwistern werden.

Zwangsvorstellungen sind immer wiederkehrende »aufdringliche« Gedanken, die die Kranken trotz Ablehnung immer wieder überfallen. Sie können von Zwangshandlungen wie zum Beispiel einem Waschzwang begleitet sein. Die meisten sich wiederholenden Handlungen bei Patienten mit Alzheimer-Demenz wie ein ständiges Durchsuchen von Schubladen oder Falten von Wäschestücken sind allerdings keine Zwangshandlungen.

Bei etwa 40 Prozent aller Patienten mit Alzheimer-Demenz treten im Verlauf Wahnideen oder Wahnvorstellungen auf. Diesen liegen weder entsprechende, auch von anderen Menschen nachvollziehbare Wahrnehmungen zugrunde, noch sind sie durch Überzeugungskraft beeinflussbar. So können Betroffene ebenso grundlos wie felsenfest überzeugt sein, ihre Partner hätten ein Verhältnis oder ihre Kinder wollten sie um ihr Eigentum bringen. Im paranoiden (wahnhaften) Erleben und in den entsprechenden Vorstellungen werden oft die grundlegenden Ängste und Befürchtungen der Kranken (Minderwertigkeit, Unzulänglichkeit, Verarmung) deutlich.

Wie machen sich Misstrauen und Aggressionen bemerkbar?

Misstrauen und Aggressionen von Patienten mit Alzheimer-Demenz gehen in allererster Linie auf die bereits besprochenen Störungen der geistigen Leistungsfähig-

keit einschließlich der Wahnvorstellungen zurück. Ein Mensch, der kaum noch mitbekommt, was um ihn herum passiert, der bei der Deutung seiner unvollständigen

Wahrnehmungen weitgehend auf Vermutungen angewiesen ist und gleichzeitig möglicherweise merkt, dass sein Denkvermögen ihn im Stich lässt, wird fast zwangsläufig misstrauisch. Die meisten Leser werden schwerhörige Menschen kennen, die bei Gesprächen oft argwöhnen, ihnen sei etwas Wichtiges entgangen oder es sei etwas Schlechtes über sie erzählt worden. Viele werden auch Situationen kennen, wo sie selbst eine Gruppe anderer Leute getroffen und das Gefühl hatten, es sei zuvor über sie gesprochen worden.

Vertrauen setzt Sicherheit und Zuverlässigkeit voraus. Wenn alles um einen Menschen herum zumindest aus seiner eigenen Sicht heraus immer unsicherer und unzuverlässiger wird (weil für ihn über weite Strecken immer wieder neu, überraschend und ohne Bezug zur Vergangenheit beziehungsweise Erinnerung), ist Misstrauen durchaus angebracht. Dass die Betroffenen selbst ihre eigenen Familienmitglieder oder andere gute Freunde und Bekannte argwöhnisch beobachten, ist für diese natürlich nicht nachvollziehbar.

Viele Kranke verstecken ängstlich ihre Habseligkeiten, seien sie auch noch so wertlos. Finden sie sie dann später wegen ihrer Gedächtnisstörungen nicht mehr

wieder, kann dies wiederum zu Zorn und Aggressivität sowie Diebstahlsbezichtigungen auch Familienmitgliedern oder guten alten Freunden gegenüber führen. Auch die manchmal verzweifelten Versuche der Betroffenen, mit ihren nachlassenden Möglichkeiten früher problemlos erbrachte Leistungen (wie zum Beispiel das Lesen eines Romans, das Lösen eines Kreuzworträtsels oder das Verfolgen eines Theaterstückes) zu vollbringen, können zu Wutausbrüchen oder wahnhaften Reaktionen führen. Treten Wahnvorstellungen hinzu, begünstigt dies aggressives Verhalten. Aus der Sicht der Kranken kann angespannt-feindliches Verhalten aber durchaus angemessen erscheinen, wenn sie zum Beispiel davon ausgehen, fremde Menschen würden in ihre Wohnung eindringen.

Insgesamt kommt es bei etwa jedem zweiten Patienten mit Alzheimer-Demenz zu aggressivem Verhalten, das sich meist gegen andere Menschen oder Gegenstände und nur ausnahmsweise gegen sich selbst richtet. Möglicherweise ist dies gehäuft bei solchen Menschen der Fall, die auch schon vor Beginn der Alzheimer-Demenz häufiger aggressiv waren. Deutlichere Störungen treten meist erst im späteren Krankheitsverlauf nach durchschnittlich etwa fünf Jahren auf.

Wie machen sich sonstige psychische Krankheitszeichen bemerkbar?

Sowohl bereits vor dem Auftreten von Gedächtnis- und anderen Denkstörungen als auch im weiteren Verlauf der Alzheimer-Demenz können noch weitere psychische

Krankheitszeichen beobachtet werden. So berichten Angehörige oft von einer schon sehr früh auffallenden Passivität der Betroffenen, daneben über einen emotionalen Rückzug, vermehrte Stimmungsschwankungen oder auch einen Rückgang von Sorgfalt und Verlässlichkeit gerade bei solchen Menschen, bei denen dies früher besonders stark ausgeprägt war.

Insgesamt handelt es sich bei den psychischen Störungen um eine Mischung von Krankem und Gesundem, in dem jedes Extrem zeitweise überwiegen kann. So ist der Unterschied zwischen normaler Anhänglichkeit und forderndem Anspruchsverhalten manchmal ebenso fließend wie zwischen harmloser, zielloser Unruhe und peinlichen Verhaltensweisen mit zum Beispiel sexuellen Handlungen in der Öffentlichkeit.

Überhaupt fällt auf, dass viele Kranke weniger stabil sind und sich von Stimmungen und Gefühlen leichter »anstecken« lassen. Dies kann zu einem plötzlichen, übergangslosen Wechsel zwischen Angst und Freude oder Lachen und Weinen führen.

Welche psychischen Funktionen und Bedürfnisse sind weniger deutlich oder nicht betroffen?

Patienten mit Alzheimer-Demenz haben trotz aller Einschränkungen weiterhin ein Gefühlsleben und nehmen oft sehr genau Stimmungen war, auch ohne dass etwas gesagt wird. Sie können Gefühle wie Freude, Hoffnung oder Trauer mit ihrer Mimik oder mit Gesten auch dann noch sehr gut ausdrücken, wenn sie mit sprachlichen Äußerungen schon große Probleme haben. Dadurch können sie auch Zuneigung und Liebe annehmen oder ablehnen. Gerade früher sehr verstandesmäßig ausgerichtete Menschen können dadurch – für ihre Angehörigen oft überraschend – offener, ausdrucksfähiger und gefühlsmäßig zugänglicher werden. Andere Kranke behalten ihre Neigung bei, keine Gefühle zu zeigen.

Grundlegende Bedürfnisse nach Liebe, Geborgenheit und Kontakt bestehen weiter. Dies ist vergleichbar mit kleinen Kindern, die die Erfüllung dieser Grundbedürfnisse bei ihren Eltern suchen. Patienten mit Alzheimer-Demenz sind dazu auf einen gesunden Partner oder ihre Kinder angewiesen. Dadurch tritt eine Situation ein, in der Eltern wieder zu Kindern und Kinder zu Eltern werden. Dieser Vergleich ist aber insofern unzutreffend, als Kinder dazulernen und einsichtiger werden. Deshalb ist bei der Alzheimer-Demenz noch mehr Geduld und Zuwendung der Betreuer und Pflegenden erforderlich, um den Kranken das Gefühl zu vermitteln, dass sie trotz ihrer Störungen geliebt und geachtet werden.

Auch wenn die Leistungsfähigkeit nach Maßstäben von Gesunden stark herabgesetzt ist, besteht bei den meisten Betroffenen ein Wunsch nach Lob und Anerkennung. Viele Patienten mit Alzheimer-Demenz wollen sich nützlich machen und sind sehr glücklich, wenn sie sich sinnvoll beschäftigt fühlen. Dies kann durchaus in Tätigkeiten wie Sortieren von Knöpfen, Staubwischen oder kleineren Gartenarbeiten bestehen. Es ist sehr wichtig, die Kranken auch für solche Leistungen zu loben und ihnen auch unabhängig davon das Gefühl einer Wertschätzung zu vermitteln.

Fast alle Patienten mit Alzheimer-Demenz suchen Sicherheit und Schutz in Anwesenheit von Menschen, die viel Zeit mit ihnen verbringen. Ein damit verbundenes ständiges Hinterherlaufen und Stellen gleichlautender Fragen kann für die Angehörigen sehr belastend sein.

Bei einer Befragung von dementen Patienten in Pflegeheimen oder -stationen nach ihren hauptsächlichen Bedürfnissen wurden mit am häufigsten genannt:
- Geliebt zu werden, Zuwendung und Zärtlichkeit zu empfangen,
- sich ausruhen, schlafen,
- essen und trinken,
- sich bewegen (regelmäßige Spaziergänge), Ortswechsel,
- lesen, fernsehen,
- sich beschäftigen.

Wie machen sich Blasen- und Darmentleerungsstörungen bemerkbar?

Im Verlauf der Alzheimer-Demenz kommt es immer häufiger zu einer Inkontinenz mit Verlust der Willkürkontrolle für das Wasserlassen und seltener auch für den Stuhlgang. Es wird geschätzt, dass dies nach einer sechsjährigen Krankheitsdauer im Durchschnitt bei jedem zweiten Patienten und nach acht Jahren bei vier von fünf Patienten der Fall ist. Durch eine Inkontinenz werden die ohnehin schon großen pflegerischen Probleme noch erheblich verstärkt, und für viele Angehörige stellen gerade diese Störungen eine der größten Belastungen dar.

Bei den Störungen des Wasserlassens gibt es verschiedene Formen, die gerade zu Beginn der Krankheit nicht zwangsläufig mit der Alzheimer-Demenz zusammenhängen müssen und leicht behandelbar sein können:
- Eine Inkontinenz bei spastischer Blase (sogenannte Drang-Inkontinenz) ist bei älteren Menschen und Patienten

mit Alzheimer-Demenz am häufigsten. Sie ist durch den nahezu andauernden Abgang kleiner Urinmengen über den ganzen Tag und die ganze Nacht gekennzeichnet. Dadurch kommt es zum Auftreten von Urinspuren und gelegentlich auch kleinen Urinlachen auf dem Boden. In späten Stadien der Alzheimer-Demenz wird diese Form der Inkontinenz durch einen Wegfall des hemmenden Einflusses von Nervenzellen des Gehirns hervorgerufen, die normalerweise die Blasentätigkeit kontrollieren. Eine Stressinkontinenz kann hinzutreten. Besonders bei gleichzeitigem Brennen beim Wasserlassen ist aber auch an ursächliche und behandelbare Entzündungen zu denken.
- Eine Stressinkontinenz tritt charakteristischerweise beim Husten, Lachen oder Niesen auf. Sie wird durch eine Schwäche der Ringmuskulatur am Blasenausgang bewirkt und ist bei Frauen nach mehreren Schwangerschaften

oder Unterleibsoperationen sowie bei Entzündungen der Blase besonders häufig. Eine Stressinkontinenz kann durch Behandlung einer ursächlichen Entzündung oder durch Kräftigungsübungen der Beckenmuskulatur (Beckenbodengymnastik) behebbar sein.

- Verschiedene Formen einer medikamentös bedingten Inkontinenz können zum Beispiel durch Einnahme von Diuretika (harntreibende Mittel) oder auch Hypnotika (Schlafmittel) bestehen. Meist fällt eine Inkontinenz in den Stunden nach Einnahme dieser Mittel auf, die dann anders verteilt oder abgesetzt werden müssen.
- Eine Inkontinenz aufgrund einer Überlaufblase kommt durch eine Behinderung des Abflusses des Urins aus der Harnblase durch die Harnröhre zustande. Dadurch verbleibt der Urin in der Blase und diese schwillt immer mehr an, bis ein höherer Druck entsteht, als durch das Abflusshindernis verursacht wird. Typischerweise ist eine vergrößerte Überlaufblase durch die Bauchhaut tastbar. Häufigste Ursache einer Überlaufblase bei älteren Männern ist eine Prostatahypertrophie (Vergrößerung der Vorsteherdrüse), daneben kommen aber noch sehr viele andere, meist ebenfalls behebbare Störungen in Frage.

In jedem Fall sollte bei der Alzheimer-Demenz auch immer an die Möglichkeit gedacht werden, dass eine Harn- oder Stuhlinkontinenz im eigentlichen Sinn überhaupt nicht vorliegt, sondern nur vorgetäuscht wird. Häufiger merken Kranke zwar, dass sie zur Toilette müssen, sie haben jedoch entweder vergessen, wo sie ist oder sie sind wegen ihrer Ungeschicklichkeit nicht mehr in der Lage, rasch genug dorthin zu kommen und sich auszuziehen. Dann handelt es sich nur um eine scheinbare Inkontinenz.

Wie machen sich sonstige körperliche Krankheitszeichen bemerkbar?

Der körperliche, neurologische Untersuchungsbefund zeigt zu Beginn der Alzheimer-Demenz meist keine groben Besonderheiten. Nur bei einer genauen Untersuchung lassen sich körperliche Krankheitszeichen finden, die im Verlauf immer deutlicher werden. Dabei ist zu beachten, dass Patienten mit Alzheimer-Demenz nur selten über körperliche Beschwerden klagen und bei oberflächlicher Betrachtung gesund erscheinen.

So genannte Primitivreflexe sind zwar unspezifisch, können aber als weiteres Mosaiksteinchen in einem diagnostischen Puzzle angesehen werden. Allerdings treten sie meist erst in relativ späten Krankheitsstadien auf. Der Palmo-Mental-Reflex (Zusammenziehen der gleich- oder beidseitigen Kinnmuskulatur nach Bestreichen oder Beklopfen des Daumen- oder Kleinfingerballens) findet sich schon bei rund der Hälfte aller über 65-jährigen Gesunden, sodass er zur Unterscheidung wenig hilfreich ist. Dies gilt auch für den Greifreflex (automatisches Ergreifen und Festhalten angebotener Gegenstände), hier aber, weil er nur bei rund jedem fünften Patienten mit Alzheimer-Demenz zu beobachten ist. Am wertvollsten ist der Schnauzreflex (Verformung der Muskulatur um den Mund herum zu einer Art Schnauze nach Beklopfen der Lippen), der etwa bei jedem zweiten Patienten mit Alzheimer-Demenz auftritt, aber nur selten bei Gesunden auszulösen ist.

Als extrapyramidale Störungen werden unter anderem Veränderungen der Muskelspannung im Sinne einer dauernd vermehrten Anspannung (Rigor) oder eines Gegenhaltens bei passiver Lageänderung bezeichnet. Besonders in Spätstadien der Alzheimer-Demenz ist bei rund einem Drittel der Betroffenen zu beobachten, dass zusätzliche extrapyramidale Störungen wie Hypokinese (verminderte Beweglichkeit) oder Tremor (Muskelzittern) auftreten, die bis zu den Zeichen einer voll ausgeprägten Parkinson-Krankheit führen können.

Auch ohne Zeichen einer Parkinson-Krankheit kommt es regelmäßig zu Gang-, Bewegungs- und Koordinationsstörungen. Beim Gehen ist unter anderem ein vermindertes Mitbewegen oder Mitschwingen der Arme zu sehen, das Gangbild selbst wird zunehmend unsicher, kleinschrittig und schließlich schlürfend. Meist treten Gangstörungen erst in mittleren bis späten Stadien der Krankheit auf. Relativ oft kommt es auch zu Stürzen unklarer Ursache, bei denen sich die Betroffenen neben Prellungen häufiger auch Knochenbrüche zuziehen.

Schon früh auftretende Riech- und Geschmacksstörungen nehmen im Verlauf an Stärke zu. Viele Betroffene sind schließlich weder in der Lage, besonders angenehme Gerüche (zum Beispiel von Parfüm oder gutem Essen) noch besonders unangenehme Gerüche wahrzunehmen. Allerdings sind die Störungen des Riechens und Schmeckens häufig mit Problemen der Aufmerksamkeit und des Ausdrucksvermögens kombiniert (siehe auch Agnosie, S. 114). Für die Annahme von tatsächlich vorliegenden Wahrnehmungsstörungen sprechen unter anderem Untersuchungsergebnisse mit krankhaft veränderten sogenannten olfaktorisch evozierten Potenzialen (zu evozierten Potenzialen siehe S. 143).

Störungen des Erkennens von Form und Beschaffenheit eines Gegenstandes durch Betasten mit geschlossenen Augen (sogenannte Stereognosie) oder des Erkennens von auf die Haut geschriebenen Buchstaben oder Zahlen mit geschlossenen Augen (sogenannte Graphästhesie) kommen ebenfalls häufig vor.

Die Augenbewegungen werden zunehmend beeinträchtigt. Oft bestehen schon früh Schwierigkeiten, einen bestimmten Gegenstand oder Punkt längere Zeit genau anzusehen. Schließlich nimmt die Schnelligkeit und Genauigkeit der Augenbewegungen ab, und der sogenannte vertikale optokinetische Nystagmus (ruckartige Augenbewegungen nach oben oder unten, zum Beispiel beim Betrachten einer sich drehenden Streifentrommel) kann fehlen. Zeichen einer gestörten Funktion des Kleinhirns bestehen in Unsicherheiten bei Zeigeversuchen (»Finger-Finger-Versuch«,

»Finger-Nase-Versuch«, »Knie-Hacken-Versuch«), die jedoch – sofern überhaupt vorhanden – nicht sehr stark ausgeprägt sind oder auch auf Verständnisproblemen beruhen.

Epileptische Anfälle (Krampfanfälle) treten meist erst mehrere Jahre nach Krankheitsbeginn und bei bis zu jedem dritten Betroffenen auf. Sie führen immer zu großer Aufregung und Angst der Angehörigen. Bei etwa 90 Prozent der Anfälle handelt es sich um sogenannte Grand-Mal- oder generalisierte tonisch-klonische Anfälle. Dabei werden die Betroffenen nach einem Schrei plötzlich steif, fallen um und verlieren das Bewusstsein. Nachdem die Atmung vorübergehend ausgesetzt hat und die Betroffenen deswegen blau angelaufen sind, beginnen die Arme und Beine heftig zu zucken. Trotz des oft dramatischen Ablaufs sind Krampfanfälle selten lebensgefährlich, und in der Regel treten mit und ohne Behandlung nur relativ wenige Anfälle auf. Hilfsmaßnahmen müssen sich – sofern überhaupt möglich – auf eine stabile Seitenlagerung und das Entfernen gefährlicher Gegenstände beschränken. Versuche, zur Verhinderung eines Zungenbisses irgendwelche Gegenstände zwischen die Zähne zu schieben, sind sinnlos und wegen des Risikos zusätzlicher Verletzungen gefährlich. Eine Gabe von Notfallmedikamenten ist praktisch nur intravenös sinnvoll. Bis zum Eintreffen eines Arztes hat ein Anfall aber fast immer von alleine wieder aufgehört.

Plötzliche Myoklonien (unregelmäßige Muskelzuckungen) kommen bei der Alzheimer-Demenz mit einer ähnlichen Häu-figkeit wie epileptische Anfälle und ebenfalls überwiegend erst in späten Krankheitsphasen vor. Sie können auch epileptisch bedingt sein, gehen aber nicht mit einer Bewusstlosigkeit einher.

Die sonst für Ärzte bei der Beurteilung von Erkrankungen des Nervensystems sehr wichtigen Reflexe der Muskulatur (automatisches Zusammenziehen eines Muskels nach Dehnung seiner Sehne durch Beklopfen mit einem Reflexhammer) sind bei der Alzheimer-Demenz wenig hilfreich. Bei einem Teil der Betroffenen sind sie zwar besonders an den Beinen abgeschwächt oder nicht mehr auslösbar, was aber bei älteren Kranken häufiger vorkommt und viele Ursachen haben kann. Nur sehr selten sind die Reflexe bei der Alzheimer-Demenz gesteigert.

Ebenfalls sehr selten kommt es bei der Alzheimer-Demenz zu einer als Klüver-Bucy-Syndrom bezeichneten Kombination von Krankheitszeichen, die neben schweren Gedächtnisstörungen und einer visuellen Agnosie (siehe S. 114) in einer ausgeprägten Tendenz besteht, alle möglichen Gegenstände wie zum Beispiel auch Blumen oder Zigaretten in den Mund zu nehmen oder zumindest zu berühren. Daneben verändern sich die Essgewohnheiten, und das Sexualverhalten wird enthemmt.

Im Verlauf kommt es bei den meisten Patienten mit Alzheimer-Demenz zu einem mehr oder weniger deutlichen Untergewicht. Dabei ist schwer zu entscheiden, welchen Beitrag dazu Antriebsmangel, Appetitlosigkeit oder auch Schluckstörungen leisten. Jedenfalls würden viele Patienten mit Alzheimer-Demenz in einem fortge-schrittenen Stadium innerhalb kurzer Zeit verdursten und verhungern, wenn sie al-leine essen müssten.

Das Risiko der Ausbildung eines Dekubi-tus (= von Druckgeschwüren) besteht bei bettlägerigen Patienten mit Alzheimer-De-menz hauptsächlich über der Wirbelsäule, den Schulterblättern, der Hüfte sowie den Fersen, also den Stellen mit wenig Polste-rung und deswegen erhöhter Gefahr eines Abdrückens von Gefäßen.

Untersuchungen

Wie wird eine Demenz festgestellt?

Der Zeitraum zwischen dem Auftreten erster Beschwerden und der Stellung der Diagnose einer Alzheimer-Demenz liegt meist im Bereich von einigen Jahren. Dies mag auf den ersten Blick erschrecken, ist aber wegen der Vieldeutigkeit der ersten Beschwerden meist auch bei einer frühzeitigen fachärztlichen Untersuchung nur schwer zu vermeiden.

Die Feststellung einer Alzheimer-Demenz stützt sich im Wesentlichen auf die Ana-

Tab. 31: Fragen zur Anamnese von Patienten mit Alzheimer-Demenz

▌ Wie sind Dauer und Verlauf der Gedächtnisprobleme?
▌ Traten diese langsam, schleichend oder plötzlich auf?
▌ Gibt es Orientierungsstörungen?
▌ Gibt es Störungen mit dem Urteilsvermögen?
▌ Gibt es Störungen des Benennens oder sonstige Sprachstörungen?
▌ Gibt es sogenannte Persönlichkeitsstörungen?
▌ Gibt es psychische Störungen wie Hinweise auf eine Depression?
▌ Glaubt der Kranke, dass er bestohlen, von jemandem angegriffen oder von seinem Partner betrogen wird (Wahnvorstellungen)?
▌ Wird über »Stimmenhören«, Sehen nicht vorhandener Menschen oder Tiere beziehungsweise andere Falschwahrnehmungen (Halluzinationen) geklagt?
▌ Ist ein starker Gewichtsverlust aufgetreten?
▌ Wird über Schmerzen geklagt?
▌ Wird über Probleme beim Schlafen geklagt?
▌ Wird über Probleme beim Wasserlassen geklagt?
▌ Wird über Probleme beim Gehen geklagt?
▌ Welche Beispiele für ein vermindertes geistiges Leistungsvermögen gibt es?
  – Probleme beim Umgang mit Zahlen (z. B. Ausfüllen eines Schecks)?
  – Probleme bei der Versorgung des Haushalts und beim Kochen?
  – Probleme bei der Berufstätigkeit?
  – Probleme beim Waschen und Anziehen?
  – Probleme bei Freizeitbeschäftigungen (wie Angeln, Kartenspielen oder Kreuzworträtseln)?
▌ Gibt es frühere Kopfverletzungen, Schlaganfälle, Schilddrüsen- oder psychische Krankheiten?
▌ Was sind die derzeit und in den letzten zwei Monaten eingenommenen Medikamente; was war der Grund für ihre Verordnung, hat sich eine Wirkung gezeigt, sind Nebenwirkungen aufgetreten?
▌ Gibt es oder gab es Verwandte mit ähnlichen Beschwerden (wenn ja, welche Verwandte, in welchem Alter, und wie war der Verlauf)?

mnese (Krankheitsgeschichte), die körperliche Untersuchung und auf die Ergebnisse von Fragen oder Fragebögen zur Überprüfung von Gedächtnis und sonstiger geistiger Leistungen. Labor- und andere technische Untersuchungen dienen in erster Linie dem Ausschluss anderer, behandelbarer Demenzursachen. Beim Auftreten der ersten Beschwerden kann allenfalls der Verdacht auf eine Alzheimer-Demenz geäußert werden, der dann verschiedener Zusatzuntersuchungen und insbesondere der Beobachtung des weiteren Krankheitsverlaufs bedarf (siehe auch S. 182). Die Fragen, die bei der Erhebung der Vorgeschichte gestellt werden sollten, sind in Tabelle 31 zusammengefasst.

- Gegen eine reine Alzheimer-Demenz sprechen unter anderem folgende Merkmale:

- Alter unter 55 Jahren (seltene Ausnahmen möglich!),
- plötzlicher Beginn mit stufenweisem oder wechselhaftem Verlauf,
- deutliche körperliche Begleitbeschwerden schon zu Beginn,
- deutliche herdförmige neurologische Ausfälle (mit Ausnahme der neuropsychologischen Störungen),
- Schlaganfälle in der Vorgeschichte oder entsprechende Befunde bei der Computer- oder Magnetresonanztomographie (siehe S. 144).

Allerdings kommt es häufiger sowohl zu einer Kombination von Alzheimer-Demenz und vaskulären Ereignissen oder auch einer Parkinson-Krankheit als auch zu einem gleichzeitigen Auftreten von einer Alzheimer-Demenz und vaskulären Demenz (siehe auch Abb. 9, Seite 33).

Welche Rolle haben Angehörige und Bezugspersonen bei der Feststellung einer Demenz?

Oft haben die Angehörigen und sonstigen Bezugspersonen schon bei der Erkennung der Krankheit eine herausragende Rolle. Dies ist gerade bei solchen Betroffenen der Fall, die ihre Beschwerden von sich aus eher verleugnen oder verdrängen (siehe S. 105).

Wenn allerdings ein Partner eines alten Ehepaares eine Alzheimer-Demenz entwickelt, fällt dies dem gesunden Partner unter Umständen längere Zeit nicht besonders auf oder die Krankheitszeichen werden auf das zunehmende Alter geschoben. Dann sind es meist die Kinder, die den Ernst der Lage zuerst erkennen.

Außenstehende können die ersten erkennbaren Krankheitszeichen wie Verstimmungszustände, Verlust sozialer Bezüge sowie Schwung- und Initiativlosigkeit zunächst an eine Depression denken lassen. Kennt der Hausarzt den Kranken nicht besonders gut, kann auch er nicht zuverlässig einschätzen, ob und in welchem Ausmaß es zu einem Abbau der geistigen Leistungsfähigkeit gekommen ist.

Welche Rolle haben der Hausarzt und Fachärzte bei der Feststellung einer Demenz?

Der Hausarzt ist meist derjenige Arzt, der die Patienten in der Regel über viele Jahre hinweg kennt. Daher ist er sowohl bei der Feststellung einer Alzheimer-Demenz als auch bei der weiteren Betreuung sehr wichtig. Er wird zur Abklärung der ersten Krankheitszeichen neben der Befragung zur Beschwerdeentwicklung eine sorgfältige körperliche Untersuchung sowie einige Blutuntersuchungen (siehe S. 149) durchführen. In Abhängigkeit von der Art und Entwicklung der Beschwerden sowie dem Alter und Allgemeinzustand der Betroffenen werden diese durch Röntgenaufnahmen und gegebenenfalls andere apparative Untersuchungen ergänzt. Aufgrund der jeweiligen Ergebnisse können behandelbare Ursachen einer Demenz (siehe S. 35) ausgeschlossen werden.

Es liegt im Ermessen des Hausarztes, der dies in der Regel auch mit den Betroffenen beziehungsweise ihren Angehörigen besprechen wird, wann er zur Sicherung einer Verdachtsdiagnose eine fachärztliche Untersuchung beim Neurologen, Psychiater oder Nervenarzt (Arzt für Neurologie und Psychiatrie) für erforderlich hält. In schwierigen Situationen sollte einer dieser Fachärzte hinzugezogen werden. Dies hauptsächlich deshalb, um mit möglichst großer Sicherheit andere Krankheiten zu erkennen, die eine Alzheimer-Demenz nur vortäuschen oder die zu einer Demenz hinzutreten können.

Beim typischen Bild einer Alzheimer-Demenz mit einer Krankheitsdauer von mindestens einem halben Jahr ohne sonstige körperliche Beschwerden und neurologische Befunde ist das Risiko, ohne fachärztliche Untersuchung und erweiterte apparative Diagnostik eine andere, behandelbare Demenzursache zu übersehen, zwar verhältnismäßig gering, was aber dennoch keine Rechtfertigung ist, generell auf weitere Untersuchungen zu verzichten.

Welche Ärzte wissen über Demenz-Krankheit am besten Bescheid?

Aufgrund der Häufigkeit der Demenzen muss sich jeder Hausarzt und sollte sich jeder Krankenhausarzt – ob Internist oder Chirurg – mit dem Problem auskennen. Tatsächlich sind die ärztlichen Kenntnisse in den letzten Jahren diesbezüglich etwas solider geworden. Vielerorts leugnen aber die Kollegen ihre Zuständigkeit.

Obwohl geistige Störungen eindeutig im Vordergrund stehen, kümmern sich die meisten Haus- und auch Fachärzte noch am ehesten um begleitende körperliche Probleme wie Herzrhythmusstörungen, Hochdruck oder vermutete Durchblutungsstörungen des Gehirns. Nervenärzte, Psychiater, Neurologen und Geriater sind die Fachärzte, die das meiste von den

Demenzen verstehen (sollten). Besondere Kenntnisse sind meist in sogenannten Gedächtnissprechstunden an Krankenhäusern vorhanden.

Wichtiger als die Fachrichtung des Arztes und die Zahl der von ihm veranlassten technischen Untersuchungen ist ein fachliches und möglichst auch menschliches Interesse für die mit der Krankheit verbundenen Probleme. Auch die oft zu hörende Meinung »Da ist ohnehin nichts mehr zu machen« stimmt im Hinblick auf inzwischen zur Verfügung stehende Medikamente mit einer gewissen Wirksamkeit zumindest zu Beginn der Krankheit nicht mehr, und ohnehin sollte sich eine ärztliche Betreuung nicht im Ausfüllen von Rezepten erschöpfen. Die Alzheimer-Demenz zählt zu den Leiden, bei denen die Bedeutung »Sprechstunde« – und nicht etwa »Sprechminute« – ernst genommen werden sollte.

Was ist eine Sozialanamnese, und was kann mit ihr festgestellt werden?

Unter einer Sozialanamnese versteht man das Erheben der Vorgeschichte und des Verlaufs einer Krankheit im Zusammenhang mit den jeweiligen privaten und gesellschaftlichen Lebensumständen der Betroffenen. Bei der Alzheimer-Demenz ist dies von zentraler Bedeutung, da sich die ersten Beschwerden in aller Regel dort zeigen und nicht etwa durch Messungen des Blutdrucks oder von Laborwerten zu erfassen sind. Leider haben viele Ärzte nicht genügend Zeit, um sich ausreichend mit diesen Aspekten zu beschäftigen, und auch in Gedächtnissprechstunden (siehe S. 197) oder in Kliniken sind es in der Regel Sozialarbeiter, Sozialpädagogen, Psychologen oder andere Sozialtherapeuten, die eine Sozialanamnese erheben. In Tabelle 32 sind die wichtigsten Bereiche einer Sozialanamnese zusammengefasst.

Tab. 32: Bereiche der Sozialanamnese

Überprüfter Bereich	Interessierende Aspekte (Auswahl)
Herkunftsfamilie	Beruf der Eltern? Geschwister und deren Entwicklung? Besondere Rolle einzelner Familienmitglieder? Wohnverhältnisse? Finanzielle Verhältnisse? Regelmäßige Treffen? Aktuelle Probleme?
Ausbildung und Beruf	Schule, Lehre, eventuelle weitere Ausbildungen? Zusatzausbildungen? Arbeitgeber beziehungsweise Stationen im Berufsleben? Beförderungen und Verantwortungsbereiche?

Fortsetzung Tabelle 32

Überprüfter Bereich	Interessierende Aspekte (Auswahl)
	Probleme beziehungsweise Versagen im Berufsleben? (Vorzeitige) Berentung / Pensionierung? Aktuelle Probleme?
Partnerschaft und eigene Familie	Partner und Beziehung zu diesem? Frühere Partner? Kinder und Beziehung zu diesen? Enkelkinder und Beziehung zu diesen? Wohnsituation? Haustiere? Aktuelle Probleme?
Freunde, Bekannte und Vertrauenspersonen	Gibt es besondere Freunde oder Vertrauenspersonen? Inwieweit sind diese informiert und zur Unterstützung bereit? Verhältnis zu den anderen Familienmitgliedern? Regelmäßige Treffen? Aktuelle Probleme?
Religion	Angehörigkeit zu einer Glaubensgemeinschaft? Regelmäßiger Kirchenbesuch? Besondere Kontakte zu Pfarrern oder Gemeindemitgliedern? Aktuelle Probleme?
Besondere Ereignisse im Verlauf des Lebens	Die meisten Menschen haben irgendwelche besonderen Ereignisse im Verlauf ihres Lebens wie z. B. Kriegserlebnisse, Unfälle oder sonstige belastende Dinge Auch besonders erfreuliche Ereignisse können von Bedeutung sein
Besondere Interessen	Regelmäßig ausgeübte Hobbys? Sportliche Interessen? Reisen? Andere besondere Vorlieben? Aktuelle Probleme?
Finanzielle Situation	Einkommen des Kranken? Unterhaltpflichtige Angehörige? Unterstützungsbedarf? Bereits in Anspruch genommene Hilfen? Aktuelle Probleme?

Was kann mit Fragebögen und Tests festgestellt werden?

Psychologische Tests werden durchgeführt, um das Ausmaß einer geistigen Leistungseinschränkung und die davon besonders betroffenen Bereiche festzustellen. Dies gelingt mithilfe von Fragebögen oder einheitlichen Tests besser als mit einem Gespräch, in dem unter Umständen wichtige Gesichtspunkte nicht berücksichtigt werden. Allerdings ist bei fast allen diesen Untersuchungen eine aktive Mitarbeit der Betroffenen erforderlich, weshalb sie bei fortgeschrittener Demenz in aller Regel nicht mehr durchführbar sind. Außerdem sind sie teilweise zeitaufwendig und für die Kranken eine zusätzliche Belastung, besonders wenn sie ihre Fehler bemerken.

Es gibt sehr viele unterschiedliche Fragebögen und psychologische Testverfahren mit verschiedenen Zielsetzungen. Eine Untersuchung kann besonders zu Beginn der Krankheit hilfreich sein, wenn noch Schwierigkeiten bei der Einordnung von Beschwerdebildern bestehen. Bei nicht eindeutigem Ergebnis sollte die Untersuchung nach einem halben Jahr wiederholt werden. Bei den üblicherweise durchgeführten Tests handelt es sich entweder um Fragebögen, in denen die Kranken Lösungen eintragen sollen, oder um einfache Leistungsüberprüfungen wie etwa das Ankreuzen oder Durchstreichen von Buchstaben oder Zeichen in einer Liste. In Tabelle 32 sind in alphabetischer Reihenfolge die Abkürzungen und ausführlichen Namen einer Reihe von oft im englischen Sprachraum entwickelten Test- und Beurteilungsverfahren zusammengestellt, die bei Patienten mit Alzheimer-Demenz häufiger zur Anwendung kommen.

Bei den testpsychologischen Untersuchungen zeigen Patienten mit Alzheimer-Demenz folgende typische Ergebnisse:

- Es kommt zu einer Abnahme der Leistungen und damit des durchschnittlich erreichten Punktwertes (Intelligenzquotient oder »IQ«).
- Bei den Leistungstests ist das Gedächtnis am schlechtesten.
- Bei den Tests, zu deren Lösung kein Lesen oder Sprechen erforderlich ist (»nonverbale« Tests), schneiden die Kranken besser ab, weil sich dabei die Sprach- und Lesestörungen nicht auswirken.
- Durch die Einzelergebnisse der Untersuchung wird deutlich, dass es sich um eine erworbene Störung handelt (die »prämorbide« Intelligenz vor Beginn der Krankheit lag höher).

Der Mini-Mental-Status-Test (MMST, Tab. 34, S. 140) ist ein weit verbreiteter Kurztest zur Überprüfung von Merk- und Erinnerungsfähigkeit sowie Orientierung, Konzentration und Sprachverständnis. Mit den 30 erreichbaren Punkten ist eine rasche und recht zuverlässige Bestätigung des Verdachts auf eine Demenz möglich. Allerdings ist das Testergebnis ganz zu Beginn der Alzheimer-Demenz oft noch im Bereich der Norm. Werte über 27 sind normal, Ergebnisse zwischen 10 und 26 begründen den Verdacht auf eine leichte bis mäßige Demenz, und Werte unter 10 sprechen für eine schwere Störung.

Andere, leicht durchführbare Tests bestehen in dem Zahlen-Verbindungs-Test (ZVT; Abb. 32), bei dem die auf einem Blatt zu-

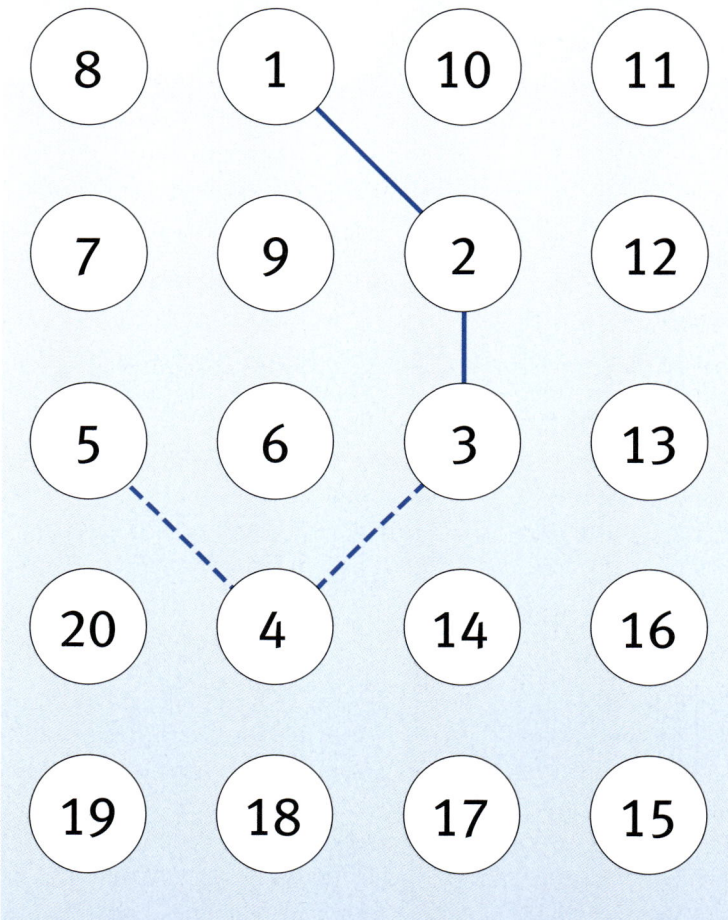

Abb. 32: Prinzip des Zahlenverbindungstests (ZVT), bei dem vom Feld mit der Zahl 1 aus nacheinander alle Felder bis zur Zahl 20 verbunden werden sollen.

fällig verteilten Zahlen 1 bis 20 durch eine Linie (1 – 2 – 3.... – 20) verbunden werden sollen, und in dem Uhrenzeichentest (Abb. 33). Dabei besteht die Aufgabe darin, in einem vorgegebenen Kreis zunächst das Zifferblatt einer Uhr (mit allen Zahlen) einzuzeichnen, danach dann zusätzlich den Stunden- und Minutenzeiger auf eine ebenfalls vorgegebene Zeit wie zum Bei-

spiel 20 Minuten vor 3 Uhr. Patienten mit Alzheimer-Demenz sind dazu meist nicht in der Lage und machen zahlreiche Fehler. So werden die Zahlen nicht richtig platziert, falsch herum oder in der falschen Reihenfolge angeordnet, die Zeiger fehlen oder werden nicht richtig eingezeichnet und anderes mehr.

Tab. 33: Abkürzungen und ausführliche Bezeichnungen einiger Test- und Beurteilungsverfahren der Leistungsfähigkeit von Patienten mit Alzheimer-Demenz

Abkürzung	Ausführlicher Name
ADAS	Alzheimer-Demenz-Bewertungs-Skala (englisch: Alzheimer's Disease Assessment Scale)
AKT	Alters-Konzentrations-Test
BCRS	Kurze kognitive Rating-Skala (englisch: Brief Cognitive Rating Scale)
CDR	Klinische Demenz-Ratingskala (englisch: Clinical Dementia Rating Scale)
CGI	Klinischer Gesamteindruck (englisch: Clinical Global Impression)
DRS	Demenz-Rating-Skala
FAST	Funktionelle Einstufungs-Skala (englisch: Functional Assessment Staging)
GBS	Gottfries-, Brane- und Steen-Geriatrische Beurteilungsskala
GDS	Globale Verschlechterungs-Skala (englisch: Global Deterioration Scale)
MMS(T)	Mini-Mental-Status(-Test)
NAI	Nürnberger Alters-Inventar
SCAG	Sandoz Klinische Bewertungsskala geriatrischer Störungen (englisch: Sandoz Clinical Assessment Geriatric Scale)
SIDAM	Strukturiertes Interview für die Diagnose der Demenz vom Alzheimer-Typ, der Multiinfarkt-Demenz und Demenzen anderer Ursache
SKT	Syndrom-Kurztest
TFDD	Test zur Früherkennung von Demenzen mit Depressionsabgrenzung
ZVT	Zahlen-Verbindungs-Test

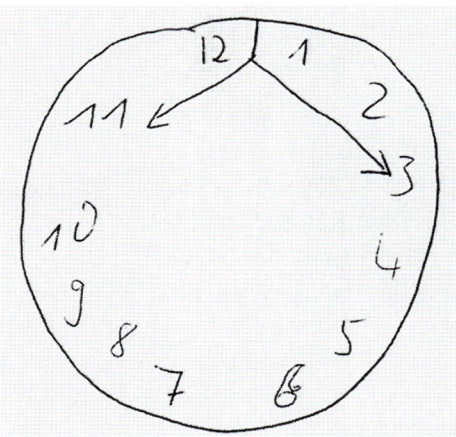 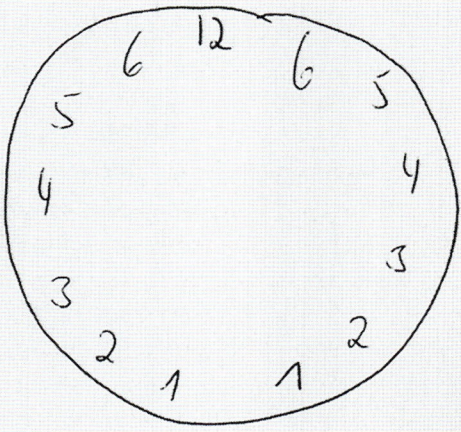

Abb. 33: Ergebnis des Uhrenzeichentests bei der Alzheimer-Demenz (2 Beispiele)

Tab. 34: Mini-Mental-Status-Test (MMST)

Überprüfter Bereich	Aufgabe	Bewertung
Orientierung	Welches Datum? Welches Jahr? Welche Jahreszeit? Welcher Monat? Welcher Wochentag?	Pro richtige Antwort 1 Punkt (insgesamt höchstens 5 Punkte)
	Wo sind wir jetzt? – Praxis, Klinik, Heim, zu Hause? – Stockwerk? – Stadt? – Bundesland? – Staat?	Pro richtige Antwort 1 Punkt (insgesamt höchstens 5 Punkte)
Aufnahmefähigkeit	Nachsprechen: zum Beispiel Zitrone, Schlüssel, Ball (im Rhythmus ein Wort pro Sekunde bis zu fünfmal vorsagen)	Pro Wort 1 Punkt (insgesamt höchstens 3 Punkte)
Aufmerksamkeit und Rechnen	Von 100 jeweils 7 abziehen (100, 93, 86, 79 ...) oder Das Wort »Lampe« rückwärts buchstabieren	Pro richtige Zahl 1 Punkt (insgesamt höchstens 5 Punkte) Punktzahl nach Zahl der richtigen Buchstaben (zum Beispiel epmal = 5, epalm = 2)
Gedächtnis	Frage nach den unter »Aufnahmefähigkeit« nachgesprochenen 3 Worten	Pro Wort ein Punkt (höchstens 3 Punkte)
Sprache	Benennen: z. B. Was ist das? (Kuli) Was ist das? (Uhr) Nachsprechen: »Kein und, wenn oder aber«	Pro richtige Antwort/ Lösung 1 Punkt (höchstens 3 Punkte)
Befolgen einer Aufforderung	»Nehmen Sie ein Blatt Papier, falten es in der Mitte und legen es auf den Boden«	Pro richtiger Teillösung 1 Punkt (höchstens 3 Punkte)
Lesen (und Befolgen)	Text auf separatem Blatt: »Schließen Sie beide Augen«	1 Punkt (für Lesen und Befolgen)
Schreiben	Es soll ein vollständiger Satz aufgeschrieben werden	1 Punkt
Kopieren (Bild)	Auf einem gesonderten Blatt sollen zwei sich überschneidende Fünfecke genau nachgezeichnet werden	1 Punkt (alle 10 Winkel der beiden Fünfecke müssen vorhanden sein und die Überlagerungsfigur muss ein Viereck sein)

Was ist das Elektroenzephalogramm (EEG), und was kann damit festgestellt werden?

Das EEG ist die dem Elektrokardiogramm (EKG) des Herzens vergleichbare Aufzeichnung der elektrischen Aktivität von den Nervenzellen des Gehirns. Dazu werden wie bei den Ableitungen für das EKG Elektroden benutzt, die nur kleiner sind und in größerer Zahl über dem Kopf beziehungsweise verschiedenen Abschnitten des Gehirns verteilt werden. Obwohl die Untersuchung wie beim EKG absolut schmerz- und gefahrlos ist, empfinden manche Patienten mit Alzheimer-Demenz die vielen Kabel an ihrem Kopf als unangenehm und fühlen sich dadurch zusätzlich verängstigt.

In Abhängigkeit von dem Ausmaß der Beschwerden und der neuropsychologischen Ausfälle kommt es bei der Alzheimer-Demenz zu unterschiedlich schweren EEG-Veränderungen. In der ersten Zeit zeigen sich meist noch keine sicheren Auffälligkeiten, dann kommt es in den üblichen Ableitungen im Wachzustand (»Standard-EEG«) zu einer zunehmenden Verlangsamung der Aktivität. Mit fortschreitender Dauer der Krankheit nimmt die Ausprägung der normalen Wellen ab, und sie werden durch langsamere ersetzt (Abb. 34). Darüber hinaus kommt es besonders über den Schläfen- und Scheitellappen zu einer Mehreinlagerung langsamer Wellen. Bei einem größeren Teil der Kranken werden im EEG höhergespannte Gruppen langsamer Wellen mit Betonung über den vorderen Hirnabschnitten beobachtet, und schließlich sind die reaktiven EEG-Veränderungen unter raschem Flackerlicht (mehr als 18 Blitzreize pro Sekunde) oft deutlich abgeschwächt.

Mit weiterentwickelten Auswertemethoden wie Frequenzanalysen oder dem EEG-Mapping wurde versucht, die Aussagekraft von EEG-Untersuchungen bei der Alzheimer-Demenz zu erhöhen. Frequenzanalysen zeigen an, aus welchem Anteil sehr langsamer (Deltawellen), langsamer (Thetawellen), normal schneller (Alphawellen) und zu schneller (Betawellen) sich ein EEG zusammensetzt. Es wurde bereits erwähnt, dass es bei Patienten mit Alzheimer-Demenz zu einer Mehreinlagerung langsamer Wellen kommt. Mit einer Frequenzanalyse lässt sich diese aber wesentlich zuverlässiger erkennen als bei einer herkömmlichen EEG-Auswertung nur »mit dem Auge«. Die räumliche Verteilung derartiger Veränderungen kann besonders gut mit dem Mapping dargestellt werden, das die EEG-Kurven zu einer Art Landkarte der Gehirnoberfläche umwandelt. Dabei zeigt sich zum Beispiel, dass es über allen Hirnabschnitten zu einer mehr oder weniger gleichmäßigen Vermehrung von langsamen Wellen kommt, während eine gleichzeitige Abnahme der normalen Alphawellen besonders über den Scheitel- und Schläfenlappen zu beobachten ist.

Ableitungen im Schlaf (»Schlaf-EEG«) zeigen entsprechend der krankheitsbedingten Verminderung von Tiefschlafphasen sowohl eine Abnahme der mit zunehmender Schlaftiefe normalerweise auftreten-

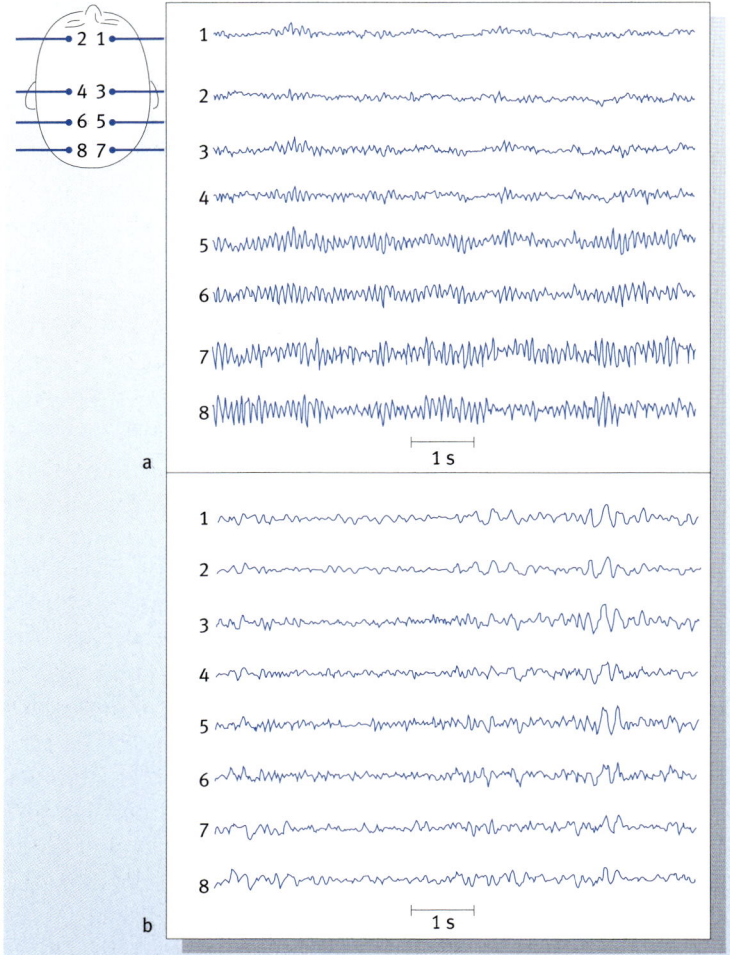

Abb. 34: Elektroen-
zephalographische
(EEG-)Befunde bei
einem gesunden (a)
und bei der Alzhei-
mer-Demenz (b) mit
vermehrter, diffuser
Einlagerung lang-
samer Wellen.

den langsamen Wellen als auch der mit Träumen einhergehenden REM-Phasen (englisch: rapid eye movements = rasche Augenbewegungen als leicht erkennbares Merkmal dieser Schlafphasen).

All diese Veränderungen sind für die Alzheimer-Demenz jedoch weder typisch noch beweisend, und insgesamt hat das EEG weder bei der Erkennung der Krankheit noch bei der Verlaufsbeobachtung einen besonders hohen Stellenwert.

Was sind evozierte Potenziale, und was kann mit ihnen festgestellt werden?

Als evozierte Potenziale werden Spannungsschwankungen im Nervensystem bezeichnet, die als Antwort wenige Millisekunden (tausendstel Sekunden) bis einige Sekunden nach bestimmten Reizen auftreten. Die Reize können zum Beispiel in Lichtblitzen, Tönen oder in elektrischen Impulsen an der Haut bestehen. Da die einzelnen Antworten nur sehr schwach sind, ist es notwendig, mehrfach hintereinander zu reizen und die Antworten zu »mitteln«. Dann ergeben sich von zufälligen Veränderungen und Störungen bereinigte und klar erkennbare Befunde.

In erster Linie überprüfen die evozierten Potenziale die Erregungsleitung in den verschiedenen Sinnes-»Kanälen«, also der Seh-, Hör- und Gefühlsbahn. Weil bei der Alzheimer-Demenz nicht die eigentliche Sinneswahrnehmung, sondern die weitere Informationsverarbeitung in den höheren Zentren des Gehirns gestört ist, bleiben die frühen, der noch unverarbeiteten Weiterleitung der Sinneswahrnehmung entsprechenden evozierten Potenziale weitgehend normal, und Veränderungen betreffen besonders die späten Komponenten.

Visuell evozierte Potenziale (VEP) zeigen bei der üblichen Untersuchungstechnik mit einem schachbrettmusterartigen Reiz Normalbefunde oder leichte Veränderungen der so genannten Primärantwort (Hauptausschlag nach ungefähr 100 Millisekunden), die am ehesten durch mangelnde Mitarbeit der Kranken (kein richtiges Fixieren der Marke in der Mitte des Reizmusters) bedingt sind. Demgegenüber kann eine Verzögerung der späteren VEP-Latenzen und der Blitz-VEPs auftreten. Diese Befunde bestätigen, dass die für die frühen Musterumkehr-VEPs verantwortliche Sehrinde am Hinterkopf von der Alzheimer-Demenz praktisch nicht betroffen wird. Hingegen ist dies bei den im Scheitel- und Schläfenlappen liegenden sogenannten übergeordneten visuellen Assoziationsgebieten der Fall, die für die späteren Komponenten und blitzevozierten VEPs verantwortlich sind.

Untersuchungen der frühen akustisch evozierten Potenziale (AEP) haben bei der Alzheimer-Demenz vereinzelt eine Verzögerung und Amplitudenabnahme der späten Komponenten (Welle V) sowie eine Zunahme der Leitzeit innerhalb des Hirnstamms (Latenzdifferenz Welle III bis V) gezeigt. Meist waren diese frühen oder Hirnstammpotenziale aber normal und nur bei den späten, routinemäßig meist nicht mituntersuchten und auf die Hirnrinde zu beziehenden Potenzialen ließen sich konstante Veränderungen besonders der letzten Anteile (sogenannte N2 und P2) nachweisen.

Als »P 300« wird ein nach rund 300 Millisekunden auftretendes, spätes evoziertes Potenzial bezeichnet, das durch verschiedenartige, unerwartete Reize ausgelöst werden kann. Es entspricht möglicherweise den Prozessen des Gehirns, die der Auswahl und Erkennung von unerwarteten Reizen sowie einer angemessenen Reakti-

143

on darauf dienen. Ein P 300-Potenzial lässt sich beispielsweise beobachten, wenn innerhalb einer Folge von gleichbleibenden Reizen (zum Beispiel Töne bestimmter Frequenz und Lautstärke) plötzlich ein anderer Reiz auftritt, den die untersuchte Person erkennen und darauf reagieren muss (zum Beispiel durch Drücken eines Knopfes). Die P 300 ist zwar bei den meisten Patienten mit Alzheimer-Demenz verlängert, dies ist aber auch bei vielen gesunden älteren Menschen der Fall. Außerdem ist diese Untersuchungsmethode sehr störanfällig und erfordert eine aktive Mitarbeit, was

Patienten mit Alzheimer-Demenz oft nicht mehr möglich ist.

Evozierte Potenziale sind für die normale Betreuung von Patienten mit Alzheimer-Demenz ebenso wie das EEG von geringer Bedeutung. Die P300 kann bei wissenschaftlichen Untersuchungen wie der Überprüfung der möglichen Wirksamkeit eines neuen Medikamentes von Nutzen sein. Alle Untersuchungen evozierter Potenziale sind wie das EEG schmerz- und gefahrlos.

Was ist die Computertomographie (CT), und was kann mit ihr festgestellt werden?

Eine Untersuchung des Gehirns mit bildgebenden Verfahren ist eine unverzichtbare Voraussetzung zur verlässlichen Stellung der Diagnose einer Alzheimer-Demenz. Dies nicht deshalb, weil damit ein Nachweis krankheitstypischer oder beweisender Veränderungen möglich wäre, sondern weil nur so andere Ursachen wie Hirntumoren, Schlaganfälle oder ein Hydrozephalus (»Wasserkopf« durch Aufstau des Nervenwassers in den Hirnkammern) mit ausreichender Sicherheit ausgeschlossen werden können.

Übliche Röntgenaufnahmen des Kopfes zeigen lediglich die Schädelknochen und sind bei Alzheimer-Demenzen allenfalls geeignet, um nach Stürzen Knochenbrüche auszuschließen. Demgegenüber wird bei der Computertomographie (CT) auch das Gehirn abgebildet. Die CT stellt von einem Computer aufgrund zahlreicher

Röntgenaufnahmen berechnete »Scheiben« des Gehirns dar. Die Schattierung beziehungsweise Helligkeit des Bildes hängt dabei von der Gewebsdichte ab. Deshalb werden Flüssigkeiten (zum Beispiel das Nervenwasser in den Hirnkammern) oder flüssigkeitsreiche Gewebe anders abgebildet als Knochen oder dichtgedrängte, flüssigkeitsarme Weichteilstrukturen.

Das Ausmaß einer Hirnatrophie mit Erweiterung von Furchen und Hirnkammern nimmt zwar im Durchschnitt mit dem Ausmaß der Demenz zu, im Einzelfall ist aber wegen der großen Streubreite der Befunde kein verlässlicher Rückschluss möglich. Neben einer allgemeinen leichten Abnahme der Gewebsdichte im Marklager finden sich gelegentlich auch einzelne umschriebene Hypodensien (Dichteminderungen). Diese kommen viel ausgeprägter und zahlreicher bei der vaskulären Demenz als

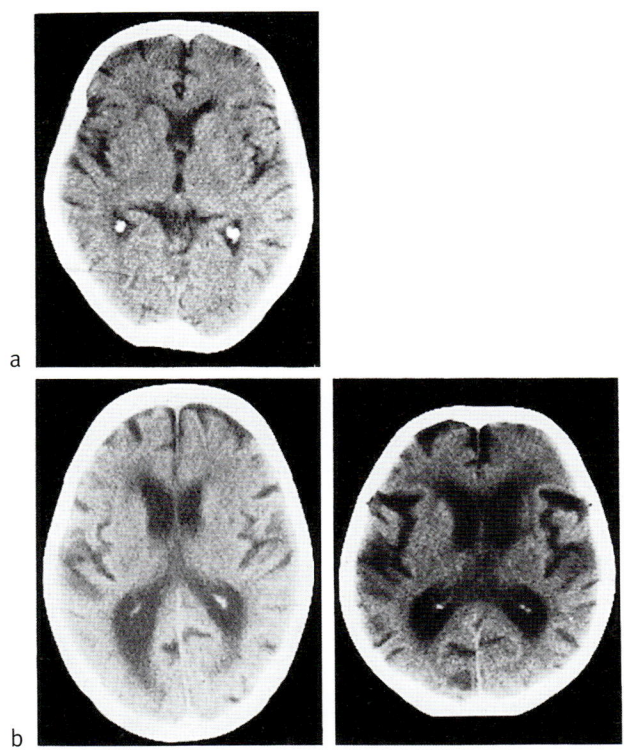

a

b

c

Abb. 35: Computertomographie (CT) des Großhirns eines gesunden älteren Menschen (a), eines Patienten mit Alzheimer-Demenz (b) und vaskulärer Demenz (c)

zweithäufigster Demenz im höheren Lebensalter vor (siehe auch S. 36). Beispiele für ein CT bei der Alzheimer-Demenz und bei einer vaskulären Demenz im Vergleich zu einem gesunden alten Menschen sind in Abbildung 35 dargestellt.

Was ist die Magnetresonanztomographie (MRT), und was kann mit ihr festgestellt werden?

Die Magnetresonanztomographie (MRT) bildet das Gehirn ähnlich ab wie die Computertomographie, aber mit einer besseren Auflösung und ohne Strahlenbelastung. Anstelle einer Abbildung mit Röntgenstrahlen erfolgt eine Messung der Struktur des Hirngewebes in einem starken Magnetfeld. Gelegentlich hilft die bessere Auflösung und Detailerkennung auch bei der Feststellung anderer Demenzursachen wie umschriebenen Schlaganfällen, meist sind diese aber auch im computertomografischen Bild zu sehen. MRT-Untersuchungen lassen bei Patienten mit Alzheimer-Demenz weitaus häufiger als im CT Veränderungen der weißen Substanz im Bereich der Marklager zwischen Hirnrinde und Hirnkammern erkennen, was bei der Abgrenzung von einer vaskulären Demenz Schwierigkeiten machen kann. Mit der Magnetresonanzspektroskopie (MRS) ist es zusätzlich möglich geworden, die Konzentration von verschiedenen Stoffwechselsubstanzen in einzelnen Gehirnabschnitten zu bestimmen.

Obwohl die MRT bei der Alzheimer-Demenz sowohl die Schrumpfung der Hirnrinde als auch die Erweiterung der äußeren Hirnfurchen und inneren Hirnkammern nachweisen kann (Abb. 36), sind diese Untersuchungsergebnisse weitgehend unspezifisch. Zu Beginn der Alzheimer-Demenz dienen CT und MRT weniger dem Nachweis der Alzheimer-Demenz als dem Ausschluss anderer, möglicherweise behandelbarer Demenzursachen. Weil in späteren Stadien der Krankheit die Durchführbarkeit besonders bei der Magnetresonanztomographie daran scheitern kann, dass die Betroffenen nicht mehr ausreichend lange ruhig liegen können, sollte nicht zu lange damit gewartet werden.

Mit speziellen Techniken ist es allerdings mit MRT-Untersuchungen möglich, schon in der Frühphase einer Alzheimer-Demenz eine umschriebene Atrophie von bestimmten Gewebestrukturen nachzuweisen, von denen bekannt ist, dass sie für das Gedächtnis von zentraler Bedeutung sind. Es handelt sich dabei um den Hippocampus und die entorhinale Rinde im medialen (innen liegenden) Schläfenlappen (siehe S. 74). Das in der koronaren Schnittführung und mit speziellen Rechenprogrammen (sogenannte Volumetrie) bestimmbare Ausmaß der Atrophie des Hippocampus stimmt oft gut mit dem Schweregrad der von den Kranken geklagten Gedächtnisstörungen überein. Schon bei leichtgradiger Alzheimer-Demenz ist bei einigen Patienten diese Atrophie stärker als bei gleich alten, nicht dementen Personen (Abb. 37).

Durch umfangreiche MRT-Untersuchungen bei gesunden älteren Menschen konnte darüber hinaus die Mindestdicke und das Ausmaß der normalen Atrophie dieser Gewebestrukturen im höheren Lebensalter geklärt werden. Für den gesamten medialen Schläfenlappen liegt die Mindestdicke für 65-Jährige beispielsweise bei 12 Millimeter und für 80-Jährige bei 10 Milli-

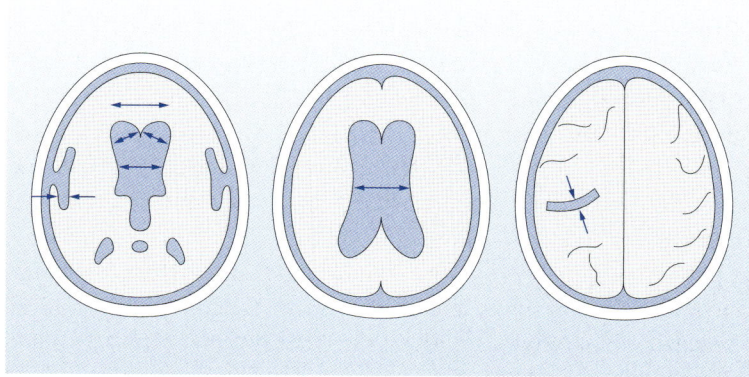

Abb. 36: Schematische Darstellung der Messung der Weite von Hirnfurchen und Hirnkammern (nach Reisberg)

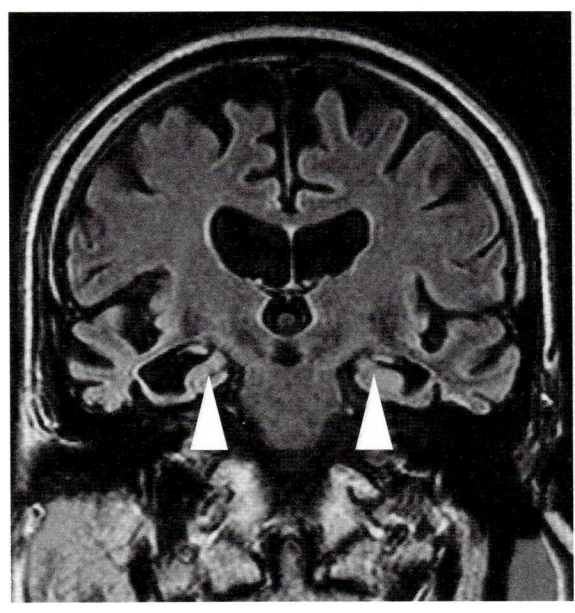

Abb. 37: Atrophie des Hippocampus (Pfeilspitzen) bei Alzheimer-Demenz im Magnetresonanztomogramm (MRT; koronare Schnittführung); zusätzlich besteht eine allgemeine Hirnatrophie.

meter, und die Abnahme sollte weniger als einen halben Millimeter pro Jahr betragen. Auch im Bereich der entorhinalen Rinde konnte im Vergleich zu nichtdementen Kontrollen eine Abnahme nachgewiesen werden. Es sei aber nochmals betont, dass die Voraussetzung für eine Erkennung solcher Frühveränderungen in der Anwendung besonderer und bislang auch noch nicht automatisierter Auswerteprogramme besteht, die nicht routinemäßig durchgeführt werden.

Was ist die Einzelphotonen-Emissions-Computertomographie (SPECT), und was kann damit festgestellt werden?

Zusätzlich zu der die Struktur des Hirngewebes darstellenden Computer- und Magnetresonanztomographie stehen heute weitere Untersuchungsmethoden zur Verfügung, die in erster Linie die Durchblutung des Gehirns messen und darstellen können. Die Single-photon-(Einzelphotonen-)Emissions-Computer-Tomographie (SPECT) wird inzwischen von sehr vielen Kliniken und auch von vielen in freier Praxis niedergelassenen Röntgenärzten und Nuklearmedizinern betrieben und ist damit an vielen Orten verfügbar geworden.

Bei der SPECT-Untersuchung wird die Aufnahme und Verteilung eines radioaktiv markierten, sehr schwach strahlenden Eiweißes im Gehirn gemessen. Üblicherweise handelt es sich dabei um Hexamethylpropylenaminoxim oder kurz HMPAO, weshalb die entsprechende Untersuchung auch HMPAO-SPECT genannt wird. Nach intravenöser Gabe tritt HMPAO rasch durch die sogenannte Blut-Hirn-Schranke in das Gehirn über und heftet sich dort ohne weitere Umverteilung gewissermaßen an Nervenzellen an. Die dann mess- und darstellbare Verteilung des Stoffs stellt somit eine Momentaufnahme von der Durchblutung und indirekt auch dem Stoffwechsel des Gehirns dar.

Die Befunde von SPECT-Untersuchungen sprechen bei der Alzheimer-Demenz für eine weitgehend seitengleiche Abnahme der Hirndurchblutung, wobei in frühen bis mittleren Krankheitsstadien besonders die Hirnrinde in den hinteren Abschnitten der Schläfen- und Scheitellappen und in späteren Stadien auch in den Stirnlappen betroffen ist. Leider sind SPECT-Befunde in sehr

frühen Stadien der Krankheit, für die bislang Nachweismethoden fehlen und in denen die Klärung der Verdachtsdiagnose von besonderem Interesse wäre, oft noch normal. Außerdem gibt es neben diesem Risiko falsch-negativer Befunde (= unauffällige Befunde, obwohl eine Alzheimer-Demenz besteht) auch einen relativ hohen Prozentsatz falsch-positiver Befunde (= krankhafte Befunde wie bei einer Alzheimer-Demenz, obwohl tatsächlich keine vorliegt).

Insgesamt dient die SPECT-Methode wegen der begrenzten Treffsicherheit und Aussagemöglichkeit mehr zu Forschungszwecken und dürfte auch in absehbarer Zeit nicht zum normalen Untersuchungsprogramm bei Verdacht auf eine Alzheimer-Demenz zählen.

Was ist die Positronen-Emissions-Tomographie (PET), und was kann damit festgestellt werden?

Im Gegensatz zur SPECT-Untersuchung misst die Positronen-Emissions-Tomographie (PET) nicht nur die Durchblutung des Gehirns, sondern kann auch Stoffwechselvorgänge wie etwa den Verbrauch von Zucker als dem hauptsächlichen Energielieferanten der Nervenzellen oder von Sauerstoff erfassen und darstellen. Zusätzlich hat die PET gegenüber dem SPECT den Vorteil, dass es sich um eine quantitative Methode handelt, deren Messwerte zwischen verschiedenen Untersuchungen – etwa zur Überprüfung der Wirkung von Medikamenten – verglichen werden können. Allerdings ist die PET-Technik sehr aufwendig und wird nach wie vor nur an vergleichsweise wenigen spezialisierten

Kliniken und Forschungszentren durchgeführt.

PET-Untersuchungen bei Patienten mit Alzheimer-Demenz haben besonders in den für eine Zusammenarbeit wichtigen Hirnrindenabschnitten des Scheitel-, Schläfen- und auch Frontallappens einen verminderten Zuckerverbrauch nachweisen können (Abb. 38). Diese Veränderungen sind auch schon nachweisbar, bevor sich im CT oder MRT eine Atrophie zeigt, und ihr Ausmaß verläuft parallel zum zunehmenden Schweregrad der Demenz. Erstaunlicherweise ist es aber bislang nicht gelungen, mit der PET frühe Veränderungen im Hippocampus nachzuweisen, wo

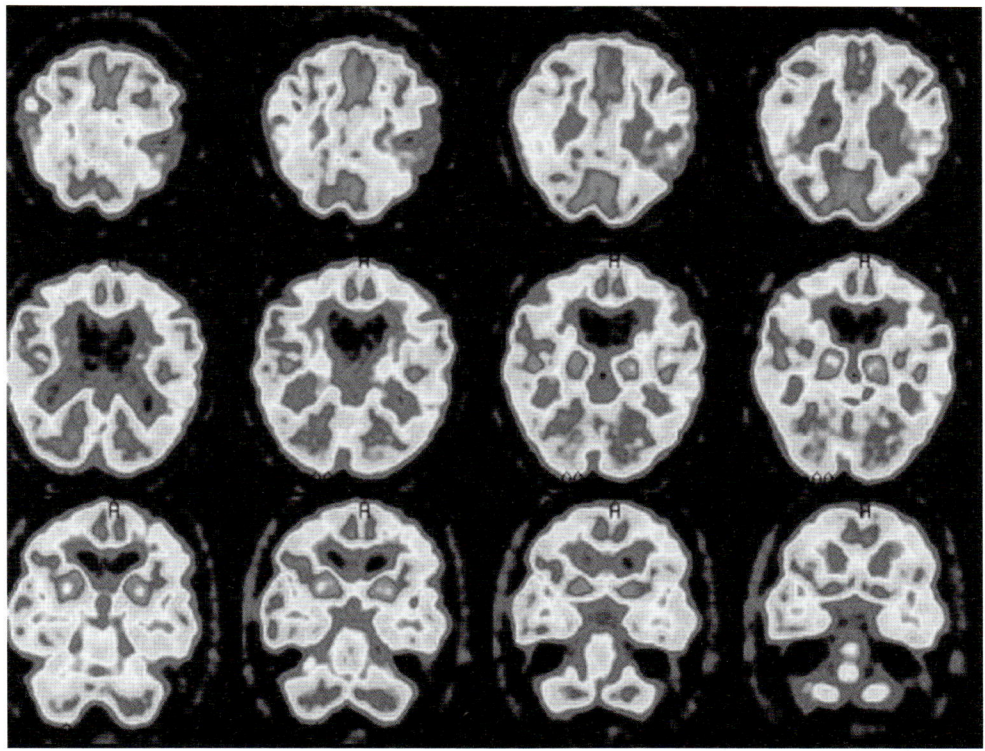

Abb. 38: Positronen-Emissions-Tomographie (PET) bei Alzheimer-Demenz mit Abnahme des Stoffwechsels besonders in den Scheitel- und Schläfenlappen.

sich im MRT die ersten Hinweise auf eine Atrophie finden.

Obwohl es insgesamt möglich ist, dass mit der PET-Methode auch schon in Frühphasen der Alzheimer-Demenz Auffälligkeiten nachgewiesen werden können, wird die PET-Technik wegen der vergleichsweise hohen Kosten und einer erforderlichen Mitarbeit der Kranken auf absehbare Zeit mehr zu Forschungszwecken dienen und nicht zum normalen Untersuchungsprogramm von Patienten mit Alzheimer-Demenz zählen. Neue Forschungsansätze zielen auf den direkten Nachweis von Beta-Amyloid-Plaques (siehe S. 82) bei beginnender Alzheimer-Demenz.

Welche Blutuntersuchungen können sinnvoll sein?

Verschiedene Blutuntersuchungen haben bei einem Verdacht auf eine Alzheimer-Demenz wie die anderen technischen Untersuchungen nicht den Zweck des Nachweises dieses Leidens, sondern sollen andere, besonders behandelbare Demenz-

Tab. 35: Blutuntersuchungen, die bei Verdacht auf eine Alzheimer-Demenz sinnvoll sein können

Untersuchung	Ergebnis	Entsprechende Krankheit beziehungsweise Störung, die ebenfalls mit einer Demenz einhergehen kan
Blutkörperchen-senkungs-geschwindigkeit	hoch	so genannte Kollagen- (Bindegewebs-) Krankheiten, chronische Entzündungen, metastasierende Krebsleiden
Blutbild – Hämoglobin – Hämatokrit	niedrig hoch	Anämie Polyzythämie
Lues-Serologie	positiv	Neuro-Lues (Syphilis)
Schilddrüsenhormone	hoch niedrig	Schilddrüsenüberfunktion Schilddrüsenunterfunktion
Nebenschild-drüsenhormon	hoch	Nebenschilddrüsenüberfunktion
Leberwerte	hoch	Leber-Enzephalopathie
Nierenwerte	hoch	Enzephalopathie bei Nierenversagen
Kalzium	hoch niedrig	Nebenschilddrüsenüberfunktion Nebenschilddrüsenunterfunktion
Vitamin B12, Folsäure	niedrig	perniziöse Anämie, Vitaminmangel
Medikamenten-spiegel	hoch	Intoxikationen, Überdosierungen
HIV-Serologie	positiv	AIDS-Enzephalopathie

ursachen ausschließen (siehe Tab. 35). Bei der Alzheimer-Demenz sind sie zwar fast immer unauffällig, gleichzeitig muss aber bedacht werden, dass einige Werte wie zum Beispiel für Vitamin B12 oder Folsäure im Vergleich zu Kontrollen erniedrigt sein können. Derzeit wird versucht, Verfahren zu entwickeln, mit deren Hilfe die Konzentration von Beta-Amyloid und Tau im Blut bestimmt werden kann (siehe 82).

Welche anderen Untersuchungen können sinnvoll sein?

Eine Lumbalpunktion (LP) zur Untersuchung des Liquors (Nervenwassers) kann in erster Linie zum Ausschluss entzündlicher Krankheiten des Nervensystems durch Erreger wie Bakterien oder Viren erforderlich sein. Weil die meisten Entzündungen erfolgreich medikamentös behandelt werden können, wurde lange Zeit bei jedem Verdacht auf eine Alzheimer-Demenz eine Lumbalpunktion empfohlen. Es hat sich aber gezeigt, dass nur sehr selten mit einem auffälligen Ergebnis zu rechnen ist, weshalb diese Untersuchung jetzt meist nur noch bei begründetem Verdacht auf eine Entzündung durchgeführt wird.

Im Nervenwasser von Patienten mit Alzheimer-Demenz ist im Vergleich zu Gesunden bereits bei leichtgradiger Demenz das Tau-Protein (siehe S. 82) deutlich erhöht. Die Erhöhung scheint allerdings weder mit dem Ausmaß der Demenz noch mit dem Alter oder Genotyp für Apolipoprotein E zusammenzuhängen. Da gleichartige Veränderungen auch nach Schlaganfällen, Entzündungen des Gehirns, bei Normaldruck-Hydrozephalus (siehe S. 47) oder bei der seltenen Creutzfeldt-Jakob-Krankheit (siehe S. 48) vorkommen, ist der Nachweis von Tau-Protein nur bedingt als Marker oder »Kennstoff« für eine Frühdiagnose der Alzheimer-Demenz geeignet. Möglicherweise werden diese Befunde eindeutiger, wenn Methoden zur Verfügung stehen, die eine Unterscheidung zwischen phosphoryliertem (dem für die Alzheimer-Demenz wichtigen) und nichtphosphoryliertem Tau-Protein erlauben. Bei dem Amyloidvorläuferprotein (APP, siehe S. 87) sind die bisherigen Befunde widersprüchlich: Überwiegend wurde im Liquor von Patienten mit Alzheimer-Demenz im Vergleich zu Gesunden eine Erniedrigung gefunden, einige Untersucher beschrieben aber auch unveränderte oder sogar erhöhte Werte. Außerdem gibt es breite Überlappungen zu vaskulären Demenzen oder auch dem Demenzsyndrom der Depression. Bei dem Amyloid-Beta-Protein oder A-Beta-Protein verhält es sich so, dass die längere und schädliche Form (Aß1-42) verringert und die Gesamtkonzentration unverändert ist. Die Abnahme von Aß1-42 ist aber ebenso wie die bereits erwähnte Zunahme des Tau-Proteins nicht ausreichend spezifisch und zuverlässig.

Weitere wissenschaftliche Untersuchungsansätze im Liquor zielen auf einen Nachweis der Abnahme von Nervenzellen und synaptischen Verbindungen (siehe S. 84). Möglicherweise gelingt dies mit einem speziellen Enzym, der sogenannten neuronenspezifischen Enolase (NSE). Von diesem Enzym ist beispielsweise bekannt, dass seine Konzentration im Liquor nach akuten Schädigungen des Gehirns wie Schlaganfällen oder Kopfverletzungen ansteigt. Bei Patienten mit Alzheimer-Demenz wurden zwar ebenfalls deutlich erhöhte Werte beobachtet, was aber auch bei vaskuläreren Demenzen der Fall ist und keine Unterscheidung erlaubt.

Insgesamt gibt es zurzeit bei einem »eindeutigen« klinischen Verdacht auf eine Alzheimer-Demenz ohne ausreichend gewichtige Hinweise auf eine in Erwägung zu ziehende Entzündung der Hirnhäute oder des Gehirns außer wissenschaftlichen Untersuchungen keine Berechtigung für eine routinemäßige Lumbalpunktion.

Messungen der Hirndurchblutung (englisch: cerebral blood flow = CBF) mit anderen Methoden als den bereits genannten SPECT- und PET-Techniken werden nur in wenigen Spezialabteilungen von Krankenhäusern durchgeführt und sind wie diese zurzeit mehr von wissenschaftlichem Interesse. Mit CBF-Messungen lässt sich belegen, dass es bei der Alzheimer-Demenz zu einer verringerten Hirndurchblutung kommt. Darüber hinaus konnte mithilfe dieser Messungen belegt werden, dass Patienten mit Alzheimer-Demenz im Gegensatz zu Gesunden nicht mehr in der Lage sind, in den betroffenen Gehirnabschnitten die Durchblutung bei Bedarf zu steigern. Verlaufsuntersuchungen haben aber gezeigt, dass es erst nach Auftreten eines geistigen Abbaus zu einer Abnahme der Hirndurchblutung kommt.

Röntgenaufnahmen des Brustkorbs überprüfen die Funktionstüchtigkeit von Herz und Lunge, die bei älteren Menschen häufig aus anderen, nicht mit der Alzheimer-Demenz zusammenhängenden Gründen gestört sein kann. Oft werden sie durch ein Elektrokardiogramm (EKG) ergänzt. Mit Ultraschalluntersuchungen des Bauches kann nach Leber, Nieren, Blase und anderen Organen geschaut werden. Urinuntersuchungen sind bei jedem Verdacht auf eine Blasenentzündung erforderlich.

Wann kann eine Überweisung an eine Memory-Klinik oder Gedächtnissprechstunde sinnvoll sein?

Im Englischen als »Memory-Clinic«, eingedeutscht als Memory-Klinik und am einfachsten als Gedächtnissprechstunde (memory = Gedächtnis) bezeichnete Einrichtungen sind spezialisierte Ambulanzen von Kliniken und anderen Einrichtungen, die sich besonders intensiv mit der Alzheimer-Demenz und anderen Demenzen beschäftigen. In Deutschland stehen bereits mehr als 100 solcher Sprechstunden zur Verfügung, und auch in Österreich und der Schweiz gibt es entsprechende Angebote. Oft erfolgt eine Zusammenarbeit mit den nationalen und regionalen Alzheimer Gesellschaften; in der Regel ist eine ärztliche Überweisung erforderlich.

Eine Vorstellung in einer Gedächtnissprechstunde kann immer dann sinnvoll sein, wenn die Einordnung der Demenz beziehungsweise die Diagnose einer Alzheimer-Demenz unsicher ist oder besondere Fragen auftauchen, die der Hausarzt oder auch behandelnde Facharzt nicht ohne weiteres beantworten können. Meist wird auch eine persönliche Beratung über praktische Pflegeprobleme sowie rechtliche und finanzielle Fragen angeboten. Zu den Adressen der Gedächtnissprechstunden in Deutschland und der Schweiz siehe S. 197.

Die meisten Memory-Kliniken oder Gedächtnissprechstunden werden von psychiatrischen Kliniken angeboten. In der Regel gibt es mindestens einen Nervenarzt oder Psychiater sowie einen Psychologen, daneben sollten auch Sozialarbeiter zur Verfügung stehen. Einige Ambulanzen führen interdisziplinäre Fallbesprechungen durch, an denen Ärzte, Psychologen, Sozialarbeiter und bei Bedarf andere Fachbereiche beteiligt sind. Die wesentlichen Aufgaben lassen sich wie folgt zusammenfassen:

- Bündelung der notwendigen Fachkenntnis für die ambulante Abklärung und Betreuung von Menschen mit einer Demenz.
- Möglichst wirksame Behandlung von Zeichen einer Demenz und anderen damit im Zusammenhang stehenden Beschwerden (wie zum Beispiel Depressionen).
- Durchführung und Begleitung klinischer Forschungen mit neuen Medikamenten (siehe S. 165).
- Medizinische und psychosoziale Beratung von Kranken und Angehörigen.

Wie sicher ist die Diagnose einer Alzheimer-Demenz und anderer Demenzen?

Weil nach wie vor keine beweisende Untersuchung zur Verfügung steht, stützt sich die Diagnose einer Alzheimer-Demenz zu Lebzeiten der Betroffenen bislang nur auf die Krankheitsgeschichte und den sorgfältigen Ausschluss anderer Krankheiten. Daher ist jede Diagnose zwar mit einer gewissen Irrtumswahrscheinlichkeit behaftet, diese Möglichkeit sollte aber nicht überschätzt werden und besteht auch für andere Krankheiten des Nervensystems wie etwa die Multiple Sklerose (MS). Ein erfahrener Arzt kann die Verdachtsdiagnose einer Alzheimer-Demenz nach einer ausführlichen Erhebung der Vorgeschichte und gründlichen Untersuchung sowie einer ausreichend langen Beobachtung des Krankheitsverlaufs mit einer Sicherheit von etwa 90 Prozent stellen. Die Unsicherheit bei der Einordnung ist naturgemäß zu Beginn am größten, wenn die Beschwerden und Krankheitszeichen noch sehr gering sind und auf eine Vielzahl von möglichen Ursachen bezogen werden können. Je länger der Verlauf ist und je mehr Untersuchungsergebnisse zum Ausschluss anderer Ursachen vorliegen, desto sicherer wird die Diagnose.

Bei bis zu einem Drittel der Kranken, bei denen zunächst eine Alzheimer-Demenz diagnostiziert wird, stellt sich im weiteren Verlauf eine andere Ursache heraus. Eine hundertprozentige Sicherheit lässt sich ohnehin nur durch eine histologische (mikroskopisch-feingewebliche) Untersuchung von Gehirngewebe erreichen. Dazu müsste eine Operation mit Eröffnung der Schädelhöhle durchgeführt werden, wofür es wegen der damit verbundenen Risiken und der bisher noch fehlenden Heilungsmöglichkeit der Alzheimer-Demenz in aller Regel keine Rechtfertigung gibt. Außerdem wäre eine histologische Absicherung der Diagnose besonders zu Beginn der Erkrankung nützlich und wünschenswert, wenn die Beschwerden noch vieldeutig sind. Dann sind die Veränderungen in den erreichbaren Hirnarealen jedoch noch schwach ausgeprägt und werden bei einer Biopsie (Entnahme einer Gewebeprobe) möglicherweise nicht erfasst, oder sie sind noch nicht von noch normalen Altersveränderungen zu unterscheiden.

Es ist daher sinnvoll, wie bei anderen Krankheiten je nach den vorhandenen Befunden von einer »möglichen«, »wahrscheinlichen« oder »sicheren« Alzheimer-Demenz zu sprechen. Die Ende der 80er-Jahre veröffentlichten Kriterien einer speziellen Arbeitsgruppe in den USA für eine wahrscheinliche und sichere Alzheimer-Demenz sind in Tabelle 36 zusammengestellt.

Tab. 36: Kriterien einer amerikanischen Arbeitsgruppe (NINCDS-ADRDA [National Institute of Neurological and Communicative Disorders and Stroke – The Alzheimer's Disease and Related Disorders Association])

Wahrscheinliche Alzheimer-Demenz

Kriterien

Durch Testverfahren nachgewiesene Demenz mit
- langsam zunehmenden Gedächtnisstörungen
- Ausfälle in mindestens zwei anderen Bereichen der geistigen Leistungsfähigkeit (zum Beispiel Sprache, Erkennen, Geschicklichkeit)
- Keine Beeinträchtigung des Bewusstseins (mit Ausnahme der Bewusstseinsinhalte)
- Beginn zwischen dem 40. und 90., üblicherweise nach dem 65. Lebensjahr
- Nachlassen der alltäglichen Aktivitäten
- Kein Anhalt für andere ursächliche Allgemeinerkrankungen oder Krankheiten des Gehirns

Unterstützt durch

- zunehmende Verschlechterung besonderer Bereiche der geistigen Leistungsfähigkeit im Sinn einer Aphasie, Apraxie oder Agnosie
- Beeinträchtigung von Alltagsaktivitäten und Auftreten sonstiger Verhaltensänderungen Auftreten ähnlicher Erkrankungen in der Familie
- normale Laboruntersuchungen (Blut und gegebenenfalls auch Nervenwasser) im EEG entweder Normalbefund oder unspezifische Veränderungen wie eine Verlangsamung des Grundrhythmus oder Mehreinlagerung langsamer Wellen
- im CT oder MRT Normalbefund oder – in Abhängigkeit von der Krankheitsdauer – Hinweise auf eine Atrophie besonders im Schläfen- und Scheitellappen, darüber hinaus Erweiterung der Ventrikel (Hirnkammern) und der Sulci (Hirnfurchen),
- im SPECT oder PET (sofern durchgeführt) Zeichen der Minderdurchblutung oder eines verminderten Stoffwechsels des Schläfen- und Scheitellappens.

Vereinbar mit folgenden zusätzlichen Merkmalen:
- vorübergehender Stillstand im Verlauf
- Begleitbeschwerden und -zeichen wie Depression, Schlaflosigkeit, Inkontinenz, illusionäre Verkennungen, Halluzinationen, Gewichtsverlust
- neurologische Auffälligkeiten wie erhöhte Anspannung der Muskulatur, Muskelzuckungen, epileptische Anfälle oder Gangstörungen
- verbale, emotionale, sexuelle oder andere Entgleisungen.

Sichere Alzheimer-Demenz

- Zusätzlich zu den Merkmalen einer wahrscheinlichen Alzheimer-Demenz Nachweis der entsprechenden histologischen (feingeweblichen) Befunde (siehe S. 82).

Behandlung und Verlauf

Warum ist die Alzheimer-Demenz noch nicht heilbar?

Leider stehen bislang keine medikamentösen oder sonstigen Verfahren zur Verfügung, die zu einer Heilung der Alzheimer-Demenz führen. Durch die modernen Medikamente können inzwischen die Symptome gewissermaßen um mehrere Monate »parallel verschoben«, also die Verschlechterung verzögert werden. Außerdem gibt es eine Reihe von Medikamenten und Maßnahmen, die Begleitbeschwerden lindern können. Auch dadurch kann der geistige Abbau möglicherweise etwas hinausgezögert werden. Durch nichtmedikamentöse Allgemeinmaßnahmen kann schließlich die Umgebung der Betroffenen an die Krankheit angepasst und die Familie bei der Pflege unterstützt werden. Bei allen Behandlungen muss berücksichtigt werden, dass die Bewertung eines Behandlungserfolges ohnehin sehr schwierig ist, weil es im Krankheitsverlauf zu einem komplizierten Wechselspiel medizinischer, psychosozialer und sonstiger Einflüsse kommt, die sowohl stärker als auch schwächer werden können.

Bei der Alzheimer-Demenz sind sehr viele verschiedene Medikamente eingesetzt worden, von denen inzwischen zum Teil bekannt ist, dass sie unwirksam sind. Dabei handelt es sich zum Beispiel um unterschiedliche Vitamine (zu Vitamin E siehe S. 162) und Hormone (zu Östrogenen siehe S. 68) und andere Medikamente. Sie werden aber nach wie vor angepriesen; so ist

Procainhydrochlorid Hauptbestandteil vieler »Geriatrika« (siehe auch S. 182).

Die in den folgenden Abschnitten ausführlicher besprochenen medikamentösen Behandlungsmöglichkeiten der Alzheimer-Demenz sind:

- Medikamente zur Verstärkung der cholinergen Erregungsübertragung,
- den Gehirnstoffwechsel anregende Mittel (»Nootropika«),
- Ginkgo-biloba-Extrakte,
- Mittel zur Beeinflussung anderer Überträgersysteme,
- Kalziumantagonisten,
- durchblutungsfördernde oder gefäßerweiternde Mittel (»Vasodilatanzien«).

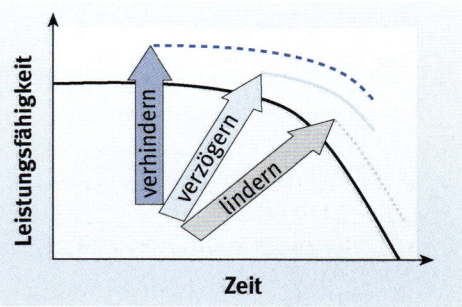

Abb. 39: Durch frühzeitige und anhaltende Aktivität kann die Entwicklung einer Demenz verhindert werden. Bei leichter Vergesslichkeit ist durch die Behandlung zugrunde liegender Erkrankungen die Manifestation einer Demenz verzögert. Bei Vorliegen einer Demenz können die Symptome durch psychologische Unterstützung und durch Medikamente gelindert werden. Dies entspricht einer Parallelverschiebung des Verlaufs um mehrere Monate.

155

Was sind die Grundlagen der medikamentösen Behandlung?

Wenn man von einer Heilung oder entscheidenden Besserung ausgeht, sind alle nachfolgend besprochenen medikamentösen Behandlungsmöglichkeiten der Alzheimer-Demenz immer noch als bescheiden anzusehen. Auch durch die wirksamsten Medikamente sind nur moderate Vorteile zu erzielen, und selbst dies ist meist nur in frühen bis mittleren Stadien der Krankheit der Fall. Die überprüften Behandlungsverfahren sind aber schon deswegen gerechtfertigt, weil grundsätzlich »alles versucht« werden muss, um den Patienten zu helfen und ihre Pflege zu erleichtern. Nichtstun ist keine Option. Es ist nur allzu verständlich, dass viele Betroffene und ihre Angehörigen nichts versäumen wollen und immer wieder Hoffnungen in noch nicht verabreichte oder neu entwickelte Medikamente setzen.

Versuche, den Verlauf der Alzheimer-Demenz über eine Verbesserung der Hirndurchblutung günstig zu beeinflussen, sind bislang ohne nachhaltige Wirkung geblieben. Mit manchen Substanzen (zum Beispiel Dihydroergotoxin; Handelsnamen unter anderem Hydergin, Circanol, DCCK, Defluina, Ergodesit oder Orphol) lassen sich zwar auch bei der Alzheimer-Demenz unter Umständen Verbesserungen der Hirndurchblutung erreichen, insgesamt spricht aber vieles dafür, dass die verminderte Hirndurchblutung nicht Ursache, sondern Folge der Alzheimer-Demenz ist. Damit erscheint es auch nicht allzu erfolgversprechend, die Krankheit über eine Anhebung der Hirndurchblutung zu bessern oder gar aufhalten zu wollen. Dennoch hat Dihy-

droergotoxin über Jahrzehnte eine breite Anwendung bei der Alzheimer-Demenz und anderen »Hirnleistungsstörungen« gefunden. Dies gilt auch für andere »vasoaktive« Mittel wie Pentoxifyllin (Handelsnamen zum Beispiel Trental, durapental oder Ralofekt) oder Naftidrofuryl (Handelsnamen zum Beispiel Dusodril oder Artocoron). Zusammenfassende Auswertungen aller vorliegenden Untersuchungen zur Behandlung der Alzheimer-Demenz mit solchen Medikamenten haben keine direkte Wirkung auf die geistige Leistungsfähigkeit nachweisen können. Manchmal beobachtete leichte Besserungen dürften am ehesten auf einer allgemeinen Aktivierung oder auch milden antidepressiven Wirkung beruhen.

Andere in Deutschland zur Behandlung von Hirnleistungsstörungen zugelassene Medikamente sind Meclofenoxat (Handelsname zum Beispiel Helfergin) oder Nicergolin (Handelsnamen zum Beispiel Sermion oder Memoq). Diesen Medikamenten werden zwar leicht positive Wirkungen auf die geistige Leistungsfähigkeit unterstellt, die jedoch bislang nicht als ausreichend belegt angesehen werden können. Insbesondere müsste durch aussagekräftige Untersuchungen geklärt werden, ob sie bei der Alzheimer-Demenz überhaupt eine Wirkung haben.

Anfang der 90-er Jahre wurde in Deutschland der Kalziumantagonist Nimodipin (Handelsname Nimotop) zur Behandlung von Hirnleistungsstörungen zugelassen. Die Anwendung von Kalziumantagonisten bei der Alzheimer-Demenz beruht auf der Kalziumhypothese des Alters, die davon ausgeht, dass gealterte Hirnzellen nicht mehr in der Lage sind, die Konzentration von Kalzium innerhalb der Nervenzellen ausreichend tief zu halten. Bei der Alzheimer-Demenz wird diesen Vorgängen zwar von manchen Forschern eine Schlüsselrolle zugeschrieben, insgesamt sind die vorliegenden Befunde aber widersprüchlich. Für Nimodipin liegen einige Untersuchungen vor, die teilweise bei Patienten mit Alzheimer-Demenz durchgeführt wurden und eine im Vergleich zu Nootropika oder Plazebo überlegene Wirksamkeit bezüglich der Aufmerksamkeit sowie eine Verbesserung der Lernleistung nachweisen konnten. Andere Kalziumantagonisten wie Flunarizin (Handelsname Sibelium) werden sehr zurückhaltend bewertet, weil es gerade bei sehr alten Menschen als Nebenwirkung zu Depressionen und zu Zeichen einer Parkinson-Krankheit gekommen ist.

Es wurde bereits an anderer Stelle erwähnt (siehe S. 67), dass eine Einnahme nichtsteroidaler Antirheumatika wie etwa Indometacin (Handelsname z. B. Amuno) mit einem verminderten Erkrankungsrisiko einhergeht.

Was sind cholinerge Behandlungsansätze?

Seit vielen Jahren ist bekannt, dass es bei der Alzheimer-Demenz zu einer Störung des cholinergen Systems kommt. Die Grundlagen entsprechender medikamentöser Behandlungsansätze bestehen im Wesentlichen in den folgenden drei Punkten:

- Besonders in der Hirnrinde ist die Aktivität der Cholin-Acetyltransferase (CAT) deutlich vermindert (siehe S. 86).
- Die cholinergen Nervenzellen nehmen besonders im basalen Stirnhirn deutlich ab, und es besteht eine eindeutige Beziehung zwischen dem Ausmaß dieser Veränderungen auf der einen Seite sowie den feingeweblichen Veränderungen und dem Schweregrad der Demenz auf der anderen Seite.
- Bei Gesunden führt eine medikamentöse Blockierung von Acetylcholinrezeptoren zu Gedächtnisstörungen, die durch Gegenmittel wieder aufgehoben werden können.

So ist auch schon früh versucht worden, den krankheitsbedingten Mangel an Acetylcholin im Gehirn durch eine Diät zumindest teilweise auszugleichen. Dazu wurde vorwiegend Lecithin verwendet, das in vielen Nahrungsmitteln (zum Beispiel Eidotter, Fleisch und Fisch) vorkommt und als Reinsubstanz auch in Reformhäusern und Gesundheitsläden verkauft wird. Lecithin enthält einen als Phosphatidylcholin bezeichneten Stoff, der Bestandteil der Wand von Körperzellen ist. Einige Untersuchungen konnten zwar bei einem Teil der mit einer lecithinreichen Diät behandelten Patienten mit Alzheimer-Demenz eine vorübergehende leichte Besserung erreichen, überwiegend waren die Ergebnisse derartiger Versuche aber nicht ermutigend.

Auch andere Behandlungsversuche mit Anregung oder Verstärkung der cholinergen Erregungsübertragung haben zwar bei einem Teil der Kranken zu einer geringfügigen Verbesserung von Lern- und Gedächtnisleistungen geführt; sie war jedoch meist nur vorübergehend. Dies gilt auch für einige Hemmstoffe der Cholinesterase, einer Substanz, die den Überträgerstoff Acetylcholin aufspaltet und wirkungslos macht. Mit den zunächst eingesetzten Stoffen konnte in der Regel nur eine Verbesserung in psychologischen Tests und nicht im täglichen Leben nachgewiesen werden. Die Substanz Physostigmin war in den meisten Studien nur relativ kurz gegeben worden, und möglicherweise ist die Wirkung bei Langzeitgabe günstiger (zu den inzwischen als Medikamente zur Verfügung stehenden Acetylcholinesterasehemmern siehe nächster Abschnitt).

Es ist auch versucht worden, durch gleichzeitige Gabe von Lecithin und Physostigmin die Wirkung der Substanzen zu verstärken. Einige ältere Studien hatten positive Ergebnisse; insgesamt ist aber auch dabei der Effekt nicht durchgängig nachweisbar oder beeindruckend gewesen. Dasselbe gilt für Untersuchungsergebnisse mit der in der klinischen Prüfung befindlichen Substanz Phosphatidylserin, die ebenfalls noch der weiteren Bestätigung bedürfen.

Durch die Einspritzung der dem Acetylcholin ähnlichen Substanz Bethanecholchlorid in die Hirnkammern konnte von einer Arbeitsgruppe bei der Alzheimer-Demenz eine Besserung von Aufmerksamkeit, Wachheit, Antrieb und Verhalten beobachtet werden. Dieses risikoreiche Behandlungsverfahren hat sich bei weiteren Untersuchungen aber nicht als ausreichend wirksam bestätigt und war in deutschsprachigen Ländern ohnehin nie zum Einsatz gekommen.

Die Menge an Acetylcholin kann auch durch Gabe des Nervenwachstumsfaktors (englisch = nerve growth factor, NGF) erhöht werden. Dieses Eiweiß unterstützt im Gehirn die Funktions- und Lebensfähigkeit von Nervenzellen, insbesondere derjenigen, die Acetylcholin herstellen. Ein großer Nachteil des Einsatzes von Nervenwachstumsfaktor als Medikament ist, dass er als Eiweiß nicht unverändert aus dem Magen über die Blut-Hirn-Schranke ins Gehirn gelangen kann. Er muss daher wie Bethanecholchlorid direkt ins Gehirn gespritzt werden, was weltweit nur in Einzelfällen durchgeführt wurde und zu einer vorübergehenden Besserung geführt hat.

Was sind Cholinesterase-Hemmer?

Durch die Alzheimer-Veränderungen wird in vielen Hirnarealen die Produktion von Botenstoffen, sogenannten Neurotransmittern, vermindert. Besonders kritisch ist die starke Abnahme des Neurotransmitters Acetylcholin, der im Gehirn normalerweise für die Filterung von wichtigen und unwichtigen Reizen notwendig ist. Das vermindert hergestellte Acetylcholin wird jedoch durch ein System sogenannter Cholinesterasen unvermindert rasch abgebaut. Durch eine Hemmung des raschen Acetylcholin-Abbaus mittels sogenannter Cholinesterase-Inhibitoren (Hemmer) steht im Gehirn trotz verminderter Produktion weiterhin eine etwas höhere Konzentration von Acetylcholin zur Verfügung. Derzeit sind drei Cholinesterase-Hemmer im Handel.

Donepezil wurde 1997 in 13 europäischen Ländern zugelassen. Die Behandlung wird während der ersten 4 Wochen mit einer 5-mg-Tablette, danach mit einer 10-mg-Tablette pro Tag durchgeführt. Rivastigmin wurde 1998 zugelassen; es hemmt neben der spezifischen Acetylcholin- auch die weniger spezifische Butyrylcholinesterase. Rivastigmin wird zweimal täglich verabreicht, wobei man mit 2 mal 1,5 mg Tabletten pro Tag beginnt und in 2-Wochen-Schritten auf bis zu 2 mal 6 mg steigern kann. Rivastigmin wirkt auch bei dementen Patienten mit einer Parkinson-Erkrankung. Rivastigmin steht jetzt auch als gutverträgliches Pflaster zur Verfügung. Die dritte Substanz, Galantamin, wurde ursprünglich als Alkaloid aus der Schneeglöckchenpflanze gewonnen. Neben einer Hemmung der Acetylcholinesterase steigert Galantamin auch die Freisetzung des Acetylcholins aus den Nervenzellen durch die Stimulation von sogenannten Nikotin-Rezeptoren. Begonnen wird die Behandlung mit zwei 8-mg-Tabletten pro Tag und nach 4 Wochen kann auf insgesamt 24 mg/Tag gesteigert werden.

Prinzipiell sind die Cholinesterase-Hemmer zur Behandlung von leichter bis mittelschwerer Alzheimer-Demenz zugelassen. Dabei sind stets die Kontraindikationen zu beachten, d.h., dass die Cholinesterase-Hemmer bei manchen Begleiterkrankungen nicht eingesetzt werden dürfen, z.B. bei einem Magengeschwür (Ulkus) und bei Reizleitungs-/Rhythmusstörungen am Herzen. Bei vielen Patienten treten bald nach Beginn der Behandlung Schwindel, Übelkeit, Erbrechen, Durchfall, verlangsamter Herzrhythmus, Alpträume und andere Nebenwirkungen auf, die mitunter so schwerwiegend sein können, dass die Medikamente abgesetzt werden müssen.

Was ist Memantin?

Memantin ist ein Antidementivum mit grundsätzlich anderem Wirkmechanismus als die Cholinesterase-Hemmer. Im Verlauf der Alzheimer-Demenz kommt es zu einer vermehrten Ausschüttung des erregenden Botenstoffes Glutamat. Diese Übererregung kann zu einer Schädigung der Nervenzellen führen, da mehr Kalzium ins Zellinnere einströmt. Diese durch Glutamat verursachte Überstimulation wird durch sogenannte NMDA-Rezeptoren vermittelt. Memantin ist ein Molekül, das sich auf die NMDA-Rezeptoren setzt und deren Funktion reguliert. Dadurch wird der schädliche Kalziumeinstrom gebremst und die relevanten Nervenreize werden dennoch weitergeleitet.

Memantin ist seit 2002 für die Behandlung der mittelschweren und schweren

Alzheimer-Demenz zugelassen. Begonnen wird mit 5 mg Memantin (½ Tablette) pro Tag, und innerhalb von 4 Wochen kann auf maximal 20 mg pro Tag gesteigert werden. Als Nebenwirkungen können Müdigkeit, Schwindel, Kopfschmerzen und – sehr selten – Halluzinationen und Krampfanfälle auftreten. Wie die Cholinesterase-Hemmer führt Memantin zu einer »Parallelverschiebung« der Symptome. In einer Studie konnte gezeigt werden, dass eine Kombination von Memantin und Cholinesterase-Hemmern zu einer Wirkungssteigerung führt.

Was sind Nootropika, und wann sind sie wirksam?

Als Nootropika im engeren Sinne werden Substanzen bezeichnet, die den Zuckerstoffwechsel und die Sauerstoffverwertung von Nervenzellen verbessern und damit die Hirnleistung steigern können. Manchmal werden allerdings alle möglichen Medikamente mit einer Wirkung an den Nervenzellen der Hirnrinde einschließlich Dihydroergotoxin, Kalziumantagonisten oder auch cholinerge Medikamente als Nootropika bezeichnet. Entsprechende Präparate für Nootropika im eingangs erwähnten engeren Sinne sind zum Beispiel Piracetam (Handelsnamen unter anderem Nootrop oder Normabraïn) oder auch Pyritinol (Handelsname Encephabol). Ihre Wirksamkeit ist nicht so gut belegt, wie die Wirksamkeit von Cholinesterase-Hemmern und Memantin. Dies kann aber auch daran liegen, dass Arzneimittelfirmen wegen ausgelaufener Patente für diese Substanzen kein Interesse mehr haben, in geeignete Forschungsprojekte zu investieren, die den Nutzen der Nootropika belegen könnten.

Ältere Untersuchungen mit üblichen bis mittelhohen Dosen (zum Beispiel 3–6 Tabletten à 800 mg täglich) waren für Piracetam insgesamt wenig überzeugend. Eine plazebokontrollierte Doppelblindstudie mit noch höheren Dosen (8 Gramm oder 10 Tabletten à 800 mg am Tag) konnte bei Patienten mit beginnender Demenz und wahrscheinlicher Alzheimer-Demenz zwar insgesamt keine überzeugende Besserung nachweisen; die Leistungen in einigen Gedächtnistests verbesserten sich jedoch. Vorteile der Nootropika können darin bestehen, dass sie neurodegenerative und vaskuläre Veränderungen im Vorfeld der Demenzen günstig beeinflussen und nach der Manifestation Aktivität und Stimmung anheben.

Was sind Ginkgo-biloba-Extrakte, und wann sind sie wirksam?

Ginkgo-biloba-Extrakte sind Auszüge aus den Blättern des Ginkgo-biloba-Baumes (Handelsnamen zum Beispiel Kaveri, rö-kan oder Tebonin) und in Deutschland zur symptomatischen Behandlung von demenziellen Syndromen zugelassen. Bis vor wenigen Jahren lagen keine aussagekräftigen Untersuchungen speziell zur Alzheimer-Demenz vor. Inzwischen wurden aber mehrere Doppelblindstudien bei großen Patientengruppen abgeschlossen, die auch gewisse Effekte bei der Alzheimer-Demenz zeigen konnten. Bei der größten Untersuchung handelte es sich um eine plazebokontrollierte Doppelblindstudie bei insgesamt 309 Patienten mit einer Alzheimer-Demenz oder gemischten Demenz und einer Verlaufskontrolle über ein Jahr. Statistisch fand sich sowohl für alle Patienten als auch bei getrennter Auswertung nur für die Patienten mit Alzheimer-Demenz zwar ein signifikanter (also nicht durch Zufallsschwankungen bedingter) Vorteil unter Ginkgo, dieser Effekt war aber insgesamt relativ schwach. Außerdem wurde die Behandlung bei relativ vielen Patienten dieser Studie auch nicht wie geplant über ein Jahr durchgeführt. So standen die Daten nach einem Jahr nur von insgesamt 137 Patienten zur Verfügung (78 mit Ginkgo-Extrakt und 59 mit Plazebo), also von weniger als der Hälfte der ursprünglich aufgenommenen Patienten. Ein Vorteil von Ginkgo-biloba-Extrakten besteht in ihrer guten Verträglichkeit. Auch Wechselwirkungen mit anderen Medikamenten sind in der Regel nicht zu befürchten.

Was sind MAO-B-Hemmer, und wann sind sie wirksam?

Mit zunehmendem Lebensalter steigt im Gehirn die Bildung und Aktivität des Enzyms Monoamino-Oxidase (MAO) an, das für den Abbau vieler Transmitter (siehe S. 86) verantwortlich ist. Diese altersabhängig vermehrte Bildung ist bei der Alzheimer-Demenz nochmals deutlich gesteigert und erklärt, dass es zu einer nachlassenden Wirkung der entsprechenden Überträgerstoffe kommen kann. Es gibt zwei Formen von MAO-Hemmern, die MAO-A- beziehungsweise MAO-B-Hemmer genannt werden.

MAO-A-Hemmer hemmen den Abbau von Adrenalin und Serotonin. Es gibt zwar auch einige Berichte über einen positiven Effekt von MAO-A-Hemmern bei der Alzheimer-Demenz, kontrollierte Studien haben bislang aber keinen Nutzen belegen können.

MAO-B-Hemmer hemmen unter anderem den Abbau des bei der Parkinson-Krankheit verminderten Dopamins, daneben wird offenbar die Bildung von neurotoxischen, das heißt für das Nervengewebe giftigen Stoffwechselprodukten verringert. Über den MAO-B-Hemmer Selegilin (Handelsnamen zum Beispiel Deprenyl oder Movergan) liegen einige günstige Berichte vor, besonders bei Langzeitgabe. Die Mehrzahl der seit Ende der 80er-Jahre veröffentlichten Studien zeigten nach bis zu dreimonatiger Gabe von täglich 5 bis 10 mg Selegilin Verbesserungen der geistigen Leistungsfähigkeit, die in einigen Studien auch statistisch signifikant waren. Eine Untersuchung zeigte auch eine zusätzliche nennenswerte Verbesserung bei Zugabe zu einer vorbestehenden Therapie mit cholinergen Medikamenten.

Manche Ärzte empfehlen MAO-B-Hemmer wie Selegilin deswegen zur Behandlung der Alzheimer-Demenz. Dabei ist allerdings zu bedenken, dass dies bei bislang fehlender Zulassung für den Einsatz bei der Alzheimer-Demenz nach sorgfältiger Risiko-Nutzen-Abwägung nur im Rahmen der sogenannten ärztlichen Therapiefreiheit möglich ist.

Wann könnten Vitamin E oder andere Vitamine wirksam sein?

Die Empfehlung von Vitamin E (Tocopherol) bei der Alzheimer-Demenz beruht auf der Vorstellung, über eine Stabilisierung der Membranen von Nervenzellen deren Untergang zu verhindern. Bislang wurden jedoch bei der Alzheimer-Demenz nur wenige methodisch aussagekräftige Studien mit Vitamin E durchgeführt. In einer Doppelblindstudie bei 341 Patienten wurde Vitamin E mit dem MAO-B-Hemmer Selegilin und Plazebo verglichen. Vier ungefähr gleich große Patientengruppen erhielten über zwei Jahre entweder zweimal täglich Vitamin E, Selegilin, beide Medikamente zusammen oder Plazebo. Die wichtigsten Endpunkte zur Beurteilung eines Behandlungserfolges beziehungsweise der Frage eines Vorteils von Vitamin E waren Tod, Pflegeheimeinweisung, Verlust der Fähigkeit zur Verrichtung von Tätigkeiten des alltäglichen Lebens (siehe S. 117) und der Schweregrad der Demenz. Nach diesen Kriterien ergaben sich zunächst keine nennenswerten beziehungsweise statistisch signifikanten Unterschiede zwischen den vier Gruppen, das heißt weder für Vitamin E noch Selegilin noch eine gleichzeitige Einnahme beider Medikamente war eine Wirkung nachweisbar. Allerdings mussten aus der Gruppe mit Vitamin-E-Behandlung deutlich weniger Kranke in ein Pflegeheim eingewiesen werden als unter Plazebo (26 Prozent gegenüber 39 Prozent). Nur wenn der mittels Mini-Mental-Status-Test (siehe S. 140) festgestellte Demenzgrad zu Beginn in die Auswertung einbezogen und entsprechende Unterschiede zwischen den Gruppen nachträglich ausgeglichen wurden, konnte für die mit Vitamin E oder Selegilin behandelten Patienten ein Vorteil gegenüber Plazebo berechnet werden.

Auch für die anderen Vitamine hat sich bisher keine eindeutige Wirkung auf den Verlauf der Alzheimer-Demenz nachweisen lassen. Ein Vorteil aller Vitamintherapien besteht darin, dass sie auch in hohen Dosen meist nebenwirkungsfrei sind.

Wieso könnte eine Impfung möglicherweise gegen die Alzheimer-Demenz wirksam sein?

Als bekannt wurde, dass es möglich ist, sogenannte »Alzheimer-Mäuse« gegen die Alzheimer-Veränderungen zu impfen, staunte die Fachwelt. Diese Mäuse tragen Gene, welche zu einer raschen Entwicklung von Alzheimer-Plaques und auch von Symptomen einer Demenz führen.

Diese Gene ebenso wie die damit programmierten Eiweiße und daraus aufgebauten Alzheimer-Plaques gehören also zur Grundausstattung dieser Mäuse. Das Ungewöhnliche bei dieser Impfung war von Anbeginn, dass es durchaus möglich schien, die Mäuse gegen ein körpereigenes Eiweiß zu immunisieren, ohne dass sie schwer allergisch auf ihre eigenen Gehirne reagierten, in denen diese Eiweiße bevorzugt abgelagert werden. Die Immunisierung führte nicht nur dazu, dass bei frühem Einsatz die typischen Veränderungen am Gehirn der Tiere verhindert wurden. Es gelang sogar durch eine späte Impfung von bereits »dementen« Mäusen die Leistungsfähigkeit wieder zu verbessern und einen Teil der Alzheimer-Plaques abzubauen.

Auch die ersten Untersuchungen an Menschen führten zu keiner ausgeprägten Allergisierung oder Entzündung. Als man jedoch begann, Patienten mit Alzheimer-Demenz zu behandeln, kam es bei einigen davon zu einer Entzündung von Hirnhäuten und Gehirn, einer Meningoenzephalitis. Genau diese Reaktion hatte man eigentlich von vornherein befürchtet.

Damit ist dieser therapeutische Ansatz jedoch noch nicht vom Tisch. Bei diesen Versuchen waren die Patienten aktiv immunisiert worden. Das heisst, sie erhielten das Eiweiß beta-Amyloid, gegen das immunisiert werden sollte, gespritzt, damit sie aktiv Antikörper gegen dieses schädliche Protein entwickelten. Zu diesem Zweck wird das Eiweiß mit einer Trägersubstanz gekoppelt, welche die Immunreaktion verstärkt. Man kann nun versuchen, diese Trägersubstanz zu variieren, um damit die gefährliche Nebenwirkungen zu verhindern.

Ein weiterer Ansatz ist die »passive« Immunisierung, bei der direkt Antikörper verabreicht werden. Auch diese Versuche sind nicht ohne Risiko. Eine Weiterentwicklung dieser Methoden wäre möglicherweise imstande, den Prozess der Plaque-Bildung wesentlich zu verlangsamen und vielleicht sogar – wie im Tiermodell der »Alzheimer-Mäuse« – bereits vorhandene Alzheimer-Veränderungen abzuräumen.

Welche anderen medikamentösen Behandlungsansätze werden zurzeit erforscht und stehen möglicherweise in Zukunft zur Verfügung?

Bei der großen sozialmedizinischen Bedeutung der Alzheimer-Demenz ist es nicht erstaunlich, dass weltweit intensiv daran geforscht wird, weitere wirksame Medikamente oder andere Behandlungsansätze zu entwickeln. Obwohl diese Medikamente teilweise erst in der tierexperimentellen Testung oder allenfalls in der klinischen Erprobung sind und damit frühestens in einigen Jahren in den Handel kommen werden, sollen einige Ansätze hier kurz erwähnt werden.

Mit am erfolgversprechendsten scheinen Ansätze zum Ausgleich der verschiedenen Störungen der Überträgerstoffe zu sein. Dies betrifft sowohl verbesserte Medikamente für den Mangel an Acetylcholin als auch die anderen Überträgerstoffe. Hier wird insbesondere an Medikamenten gearbeitet, die nicht nur den Mangel an Acetylcholin ausgleichen, sondern auch die anderen gestörten Überträgersysteme (siehe auch S. 86) günstig beeinflussen. Ein Beispiel ist eine aus Japan stammende Testsubstanz mit der Kurzbezeichnung »T-588«, die sowohl die Bildung der beiden Neurotransmitter Acetylcholin und Noradrenalin erhöht als auch die Wirkung des Nervenwachstumsfaktors (englisch: nerve growth factor, NGF) auf bestimmte Zellen verstärkt.

Eine Möglichkeit, die Acetylcholinfreisetzung im Gehirn indirekt zu steigern, könnte in der Gabe des Neuropeptids Somatostatin oder von inversen (umgekehrten) Benzodiazepinagonisten (wie Benzodia-

zepine wirkenden Stoffen) sowie der chirurgischen Einpflanzung von cholinergem Gewebe in das Gehirn bestehen (dieser Ansatz wurde bereits im letzten Abschnitt erwähnt). Ein anderes Beispiel sind sogenannte M1-Agonisten, womit Stoffe bezeichnet werden, die verstärkend an den sogenannten muskarinischen Acetylcholinrezeptoren wirken. Darüber hinaus gibt es Ansätze zum Ausgleich der Störungen in weiteren Transmittersystemen.

Ausgehend von der Tatsache, dass bei der Alzheimer-Demenz Veränderungen der Nervenzellmembran eine wichtige Rolle spielen, könnte die Gabe von Substanzen wie Phosphatidylserin, Liponsäure oder Gangliosiden sinnvoll sein. Ebenso wie bei anderen untersuchten Krankheitsbildern – wie zum Beispiel sogenannten Polyneuropathien im Rahmen einer Zuckerkrankheit – sind die bisherigen Ergebnisse bei der Alzheimer-Demenz aber nicht beeindruckend beziehungsweise eindeutig. Dies gilt auch für eine Behandlung mit Zink. So wurde zwar bei acht von zehn von einem Schweizer Arzt mit einer Zinkverbindung (Zinkaspartat) behandelten Patienten eine Verbesserung der Gedächtnisleistungen sowie des Kontaktes mit der Umwelt beschrieben, die sich zudem nach einer Unterbrechung der Behandlung wieder zurückgebildet hätten. Es handelt sich jedoch um eine sogenannte offene, unkontrollierte Beobachtung mit zahlreichen Fehlermöglichkeiten, und kontrollierte Therapiestudien (siehe dazu nächster Abschnitt) mit Zink liegen bislang nicht vor.

Weitere möglicherweise wirksame Behandlungsansätze zielen noch darauf ab, eine Schädigung der Nervenzellen durch sogenannte freie Sauerstoffradikale zu verhindern. Sauerstoffradikale werden u. a. durch Stress oder schädliche Umwelteinflüsse vermehrt freigesetzt und können sowohl zu einer Schädigung in der Zellmembran (Zellwand) als auch der Desoxyribonukleinsäure (DNS, siehe S. 52) im Zellkern führen. Es wird vermutet, dass sie bei der Alzheimer-Demenz in der Zellmembran den Vorgang in Gang setzen, der zum Austritt des Vorläuferproteins aus der Nervenzelle führt (siehe S. 87). Von Stoffen wie Selen hofft man, dass sie sich auf solche Vorgänge günstig auswirken könnten.

Ein weiterer, derzeit noch in der tierexperimentellen Erprobung befindlicher Behandlungsansatz besteht in dem Versuch, in den Nervenzellen des Gehirns die Bildung von Amyloid und damit die Gefahr entsprechender Ablagerungen zu vermindern. Nachdem bekannt ist, dass u. a. Cholesterin und andere Fette in den Zellwänden einen Einfluss auf die Bildung von Amyloid haben, wird überprüft, ob durch die Gabe von seit Langem in der Medizin bekannten Medikamenten zur Senkung der Konzentration von Cholesterin (sogenannten Statinen) eine Verringerung der Amyloidbildung erreicht werden kann. In dieselbe Richtung zielen Versuche mit Hemmstoffen von Präsenilin (siehe S. 55).

Weitere denkbare Behandlungsansätze beruhen auf einer Beeinflussung des Immunsystems oder auch der genetisch gesteuerten, dauernd ablaufenden Reparaturvorgänge in unseren Körperzellen. Dies schließt gentherapeutische Behandlungsansätze mit Zufuhr fehlender oder nicht mehr ausreichend vorhandener Informationen ein, zum Beispiel für die Herstellung von Cholin-Acetyltransferase (siehe S. 86) oder Nervenwachstumsfaktor.

Wann kann die Teilnahme an einer Studie mit einem neuen Medikament sinnvoll sein?

Die Entwicklung von neuen Medikamenten zur Behandlung der Alzheimer-Demenz ist sehr zeitaufwendig und teuer. Von hunderten möglichen Wirkstoffen, die jedes Jahr in Forschungslabors hergestellt werden, bekommen von den verantwortlichen Behörden (in Deutschland das Bundesinstitut für Arzneimittel und Medizinprodukte) nach jahrelangen Prüfungen ihrer Wirksamkeit und Verträglichkeit schließlich nur einzelne eine Zulassung zur Behandlung beim kranken Menschen. Die verschiedenen Stufen oder Phasen in der Prüfung eines neuen Medikaments sind in Tabelle 37 zusammengefasst.

Typischerweise stehen nach wie vor am Anfang (in der Phase I) Tierversuche, auch um erste Hinweise auf die Organverträglichkeit zu erhalten. Bei der Alzheimer-Demenz steht mit sogenannten transgenen Mäusen (siehe S. 90) ein Tiermodell zur Verfügung, mit dem auch schon eine erste orientierende Untersuchung der Wirkung neuer Medikamente möglich ist. Erst wenn Tierversuche sowohl für eine Wirksamkeit als auch Verträglichkeit eines neuen Mittels sprechen, kommt eine erste Anwendung beim Menschen in Frage.

Bei den ersten Untersuchungen in der Phase II von Prüfungen neuer Medikamente muss zunächst überprüft werden, ob der Mensch das Mittel ebenso aus dem Magen-Darm-Kanal resorbiert (aufnimmt), im Körper verstoffwechselt und ausscheidet wie die bisher untersuchten Tiere, was keineswegs immer der Fall ist. Außerdem müssen erste Erfahrungen zur Verträglichkeit beim Menschen gesammelt werden.

Erst wenn zu diesen Fragen ausreichend sichere Erfahrungen vorliegen, kommt eine Überprüfung der Wirksamkeit und Verträglichkeit in einem größeren Umfang in Frage. Bei diesen Phase-III-Untersuchungen handelt es sich in aller Regel um sehr aufwendige Studien, an die von den Behörden zum Ausschluss von vorsätzlichen oder versehentlichen Täuschungen eine Reihe von Anforderungen gestellt werden. So muss das Ergebnis der Behandlung mit dem neuen Medikament mit einer Kontrollgruppe verglichen werden, die der behandelten Gruppe möglichst ähnlich sein soll. Um dies zu gewährleisten, erfolgt in der Regel eine randomisierte (zufallsbestimmte) Zuteilung der in Frage kommenden Patienten zur Behandlung oder Nichtbehandlung.

Damit nun für die Dauer der Untersuchung weder Arzt noch Betroffene wissen, wer tatsächlich behandelt wird und wer nicht und ihre entsprechenden Erwartungen das Ergebnis beeinflussen, erhalten auch die Patienten in der Gruppe der nicht mit dem neuen Medikament Behandelten gleich aussehende Tabletten oder andere Zubereitungsformen, die aber keinen Wirkstoff enthalten. Solche Scheinmedikamente werden auch als Plazebo bezeichnet, und weil weder Arzt noch Betroffene wissen, wer das echte und wer das Scheinmedikament einnimmt, wird von einer Doppelblindstudie gesprochen. Fasst man die genannten Anforderungen an solche Studien zusammen, kommt man zu der kompliziert klingenden Bezeichnung als randomisierte, plazebokontrollierte Doppelblindstudie.

Tab. 37: Die Phasen der Entwicklung eines neuen Medikaments

Phase	Beschreibung
I	Tierversuche
II	Erste Anwendungen beim Menschen
	Kleine offene Studien zur Überprüfung der Pharmakokinetik (Resorption, Verstoffwechslung im Körper und Ausscheidung) und der Verträglichkeit
	Erste kleine Doppelblindstudien (»Pilotstudien«) zur Überprüfung der Wirksamkeit
III	Große multizentrische, randomisierte, plazebokontrollierte Studien mit anschließender Auswertung und Einreichung der Unterlagen bei den Behörden
IV	Anwendungsbeobachtungen nach erfolgter Zulassung

Ob die Durchführung einer solchen Studie gerechtfertigt ist und welche Auflagen dabei beachtet werden müssen, wird von einer Ethikkommission festgelegt. An diesen Kommissionen sind außer Ärzten, die allerdings nie selbst an der in Frage kommenden Untersuchung beteiligt sein dürfen, auch Juristen und Laien beteiligt, die alle nur erdenkliche Sorgfalt darauf verwenden, die mit solchen Untersuchungen verbundenen Risiken für die betroffenen Patienten so gering wie möglich zu halten. Dazu gehört in jedem Fall eine ausführliche Patienteninformation und eine schriftliche Einverständniserklärung der Betroffenen, die jederzeit und ohne Angabe von Gründen widerrufen werden kann.

Obwohl es auf den ersten Blick so aussieht, ist eine Behandlung mit Plazebo in einer solchen Studie auch nicht notwendigerweise mit einer Nichtbehandlung gleichzusetzen. Allein durch die Teilnahme an einer solchen Untersuchung und die regelmäßigen Kontrollen kommt es nämlich auch bei einem hohen Anteil der Betroffenen ohne Einnahme eines neuen Medikaments zu einer gewissen Besserung.

Ob die Teilnahme an einer wissenschaftlichen Studie für Patienten mit Alzheimer-Demenz sinnvoll ist, sollten sie beziehungsweise ihre Angehörigen in aller Ruhe mit dem behandelnden Arzt prüfen und entscheiden. In jedem Fall muss der Arzt, der ihnen die Teilnahme an einer solchen Prüfung vorschlägt, auch genau über die ansonsten zur Verfügung stehenden Behandlungsmöglichkeiten und deren Erfolgsaussichten informieren.

Welche Medikamente gegen begleitende Störungen gibt es?

Zur Behandlung von begleitenden Störungen der Alzheimer-Demenz spielen Psychopharmaka (Medikamente zur Behandlung psychischer Störungen) die wichtigste Rolle. Diese sind in den letzten Jahren in der Öffentlichkeit wegen zum Teil missbräuchlicher Anwendung etwas in Verruf geraten. Für viele Patienten mit Alzheimer-Demenz ist die zeitweise oder auch dauernde Einnahme von Psychopharmaka jedoch eine unabdingbare Voraussetzung für eine sinnvolle Betreuung.

Unruhe- oder Erregungszustände sprechen im Notfall gut auf Benzodiazepine an. Wegen der Suchtgefahr und der Gefahr eines Sturzes dürfen diese Medikamente aber nur kurzfristig eingesetzt werden. Grundsätzlich sollten Beruhigungsmittel (»Sedativa«) generell vermieden und Neuroleptika in möglichst niedriger Dosierung bevorzugt werden. Dabei sind von den älteren Wirkstoffen sogenannte Butyrophenone wie Haloperidol (Handelsname z.B. Haldol), Melperon (Handelsname z.B. Eunerpan) oder Pipamperon (Handelsname z.B. Dipiperon) den sogenannten Phenothiazinpräparaten wie Promethazin (Handelsname z.B. Atosil), Thioridazin (Handelsname z.B. Melleril) oder Levomepromazin (Handelsname z.B. Neurocil) wegen derer anticholinergen Nebenwirkungen vorzuziehen. In den letzten Jahren wurden auch neue Medikamente wie Quetiapin (Handelsname Seroquel) oder Risperidon (Handelsname Risperdal) zugelassen, die nur schwache anticholinerge Nebenwirkungen haben und keine zeitweise Parkinsonsymptomatik hervorrufen. Deswegen wird ihnen in der Behandlung von aggressivem Verhalten, Verwirrtheitszuständen oder Wahnvorstellungen und anderen psychotischen Episoden bei der Alzheimer-Demenz immer mehr der Vorzug gegeben. Auf Barbiturate (Handelsname z. B. nervo OPT mono, Valocordin N) sollte verzichtet werden.

In den letzten Jahren hat sich gezeigt, dass eine Reihe der sogenannten atypischen Neuroleptika statistisch häufiger zu Hirninfarkten (Schlaganfällen) oder sogar zum Tode führen. Diese Ergebnisse stammen aus sorgfältigen wissenschaftlichen Untersuchungen an dementen Patienten, die in zwei Gruppen eingeteilt worden waren, welche zur Behandlung von Unruhe, Angst, Erregtheit oder Aggressivität entweder diese Medikamente oder Plazebo erhielten. Dieses Ergebnis war zunächst überraschend, und die Ursachen für diese schwerwiegenden Nebenwirkungen sind bis heute nicht ausreichend geklärt.

Im Gegensatz zu diesen modernen und vergleichsweise nebenwirkungsarmen Medikamenten existieren für die älteren und heute noch breit eingesetzten Neuroleptika und für Beruhigungsmittel überhaupt keine Daten vergleichbarer Güte. Eine Reihe von Untersuchungen spricht inzwischen dafür, dass gerade die älteren Neuroleptika und die Beruhigungsmittel etwa doppelt so häufig zu schwerwiegenden Nebenwirkungen führen wie die modernen atypischen Neuroleptika.

Zweifelsfrei gibt es aber demente Patienten, die unter solcher Angst und Erregtheit leiden, dass sie sich selbst und andere gefährden und dies, obwohl sie ansonsten in jeder Hinsicht optimal versorgt sind. In dieser Situation müssen die Vor- und Nachteile einer Behandlung mit den nebenwirkungsärmsten Neuroleptika sorgfältig erwogen werden. Häufig genügt eine Therapie mit sehr niedrig dosierten und kurz verabreichten atypischen Neuroleptika. Nach etwa einer Woche kann versucht werden, die Medikamente wieder wegzulassen. Falls die Symptome wieder auftreten, ist eine Weiterbehandlung geboten.

Eine begleitende Depression kann zwar erfolgreich mit trizyklischen Antidepressiva wie Amitriptylin (Handelsnamen z. B. Laroxyl oder Saroten), Clomipramin (Handelsnamen z. B. Anafranil, Hydiphen) oder Imipramin (Handelsnamen z. B. Tofranil, Pryleugan) behandelt werden, allerdings haben alle diese Mittel auch eine erheblich anticholinerge Begleitwirkung. Diese ist bei der Alzheimer-Demenz mit gestörter cholinerger Erregungsübertragung nachteilig und kann sowohl zu einer Verstärkung der Demenz als auch zu einem Delir (Verwirrtheitszustand mit Sinnestäuschungen und anderen körperlichen Störungen, siehe auch S. 31) führen. Diese alten, anticholinergen Antidepressiva sollten deshalb grundsätzlich vermieden werden. Außerdem sollten Antidepressiva in der für die Betroffenen geringsten wirksamen Dosis und möglichst nur eines der inzwischen zahlreichen Mittel mit schwacher anticholinerger Wirkung wie Citalopram (Handelsname Cipramil), Fluoxetin (Handelsname Fluctin), Fluvoxamin (Handelsname Fevarin), Mianserin (Handelsname z. B. Tolvin), Moclobemid (Handelsname Aurorix), Nefazodon (Handelsname Nefadar), Paroxetin (Handelsnamen Seroxat oder Tagonis), Sertralin (Handelsnamen Gladem oder Zoloft), Trazodon (Handelsname Thombran) oder Venlafaxin (Handelsname Trevilor) eingesetzt werden. Soweit möglich, besteht eine sinnvolle und vor allem nebenwirkungsfreie Alternative zur Medikation in einer intensiven Beratung der Kranken oder in sehr frühen Stadien der Krankheit auch in der Durchführung einer Psychotherapie.

Schlafstörungen sollten zunächst durch Maßnahmen wie regelmäßige Zeiten des Zubettgehens und Meiden von anregenden Medikamenten und Nahrungsmitteln (koffeinhaltiger Kaffee nicht mehr am späten Nachmittag oder Abend, wenngleich es bei manchen Betroffenen, besonders mit niedrigem Blutdruck, paradoxerweise durch Koffeingenuss zu einer schlafanstoßenden Wirkung kommt) behandelt werden. Der Einsatz von Schlafmitteln aller Art, vor allem von Benzodiazepinen, aber auch von ihren Analoga ist grundsätzlich und gerade bei alten dementen Menschen verwerflich und muss als Kunstfehler betrachtet werden. Einzige Ausnahme: Beruhigungsmittelsüchtige Alte – und das sind nicht wenige!

Eine Inkontinenz (Verlust der Blasenentleerungskontrolle) bei der Alzheimer-Demenz lässt sich meist medikamentös nicht erfolg-

reich behandeln. Dies auch deshalb, weil eine auf die Alzheimer-Demenz zurückgehende Inkontinenz meist erst in sehr fortgeschrittenen Krankheitsphasen mit ausgeprägter Demenz auftritt (siehe S. 127). Anticholinergika verbieten sich schon wegen der zugrunde liegenden cholinergen Störung im Gehirn. Durch eine häufigere Untersuchung des Urins auf Bakterien können eine Inkontinenz verstärkende Entzündungen der Harnwege erkannt und mit Antibiotika behandelt werden.

Epileptische Anfälle werden mit den dafür auch sonst üblichen Medikamenten behandelt. Bei oft im Vordergrund stehenden Myoklonien (siehe S. 130) und anderen Formen generalisierter Anfälle ist Valproat (Handelsnamen zum Beispiel Ergenyl oder Orfiril) Mittel der Wahl. Bei fokalen Anfällen wird wegen der vergleichsweise besseren Verträglichkeit meist Carbamazepin (Handelsnamen zum Beispiel Tegretal oder Timonil) der Vorzug vor Phenytoin oder anderen Antiepileptika gegeben. Von den neuen Antiepileptika kommen in erster Linie Lamotrigin (Handelsname z. B. Lamictal) und Levetiracetan (Handelsname Keppra) in Frage.

Das Gehirn von Demenzkranken ist gegenüber allen zusätzlichen Schädigungen vermehrt empfindlich. So können ein grippaler Infekt, leichte Überdosierungen von Medikamenten oder Kopfverletzungen zu einer deutlichen Zunahme der Beschwerden führen. An solche Möglichkeiten ist bei jeder plötzlich eintretenden Verschlechterung zu denken. Eine entsprechende Therapie oder Änderung der Medikation führt meist wieder zu einer Stabilisierung.

Welche Nebenwirkungen können die eingesetzten Medikamente haben?

Grundsätzlich können alle Medikamente mit einer erwünschten Wirkung auch unerwünschte Wirkungen beziehungsweise Nebenwirkungen haben. Hier sollen nicht alle denkbaren oder vielleicht nur in Einzelfällen beobachteten Nebenwirkungen der verschiedenen Präparate aufgezählt werden (über diese informieren unter anderem auch die Beipackzettel in den Medikamentenschachteln), sondern es soll nur auf die erfahrungsgemäß häufigsten Probleme eingegangen werden.

Es sollten nur unbedingt erforderliche Medikamente und diese möglichst in der geringsten wirksamen Dosis gegeben werden. Dies ist zwar eigentlich ein für die Behandlung aller Krankheiten gültiger Grundsatz, der jedoch oft gerade bei älteren Menschen zu wenig beachtet wird. Es ist eher die Regel als die Ausnahme, dass gleichzeitig fünf oder mehr Mittel eingenommen werden, die manchmal von verschiedenen Ärzten verordnet wurden, ohne dass diese voneinander wussten. Es kann dann durchaus vorkommen, dass die Medikamente für den schlechten Zustand der Betroffenen mitverantwortlich sind, anstelle ihn zu lindern. Außerdem kommt es bei einer Behandlung mit vielen unterschiedlichen Medikamenten häufiger zu unerwünschten Wechselwirkungen zwischen den verschiedenen Mitteln, die sowohl zu einem Wirkungsverlust als auch zu Vergiftungserscheinungen führen können.

Im Allgemeinen ist sowohl die wirksame als auch verträgliche Dosis für ältere Menschen deutlich niedriger als für jüngere Kranke. Dies liegt vorwiegend an einer langsameren Metabolisierung (Verstoffwechslung) oder Ausscheidung. Die auf den Beipackzetteln angegebenen Dosierungsrichtlinien sind meist aus der Erfahrung bei jüngeren Kranken abgeleitet und daher für Patienten mit Alzheimer-Demenz oft zu hoch. So beträgt die wirksame Dosis von Diazepam (Handelsname z.B. Valium), einem der am häufigsten verordneten Benzodiazepine, bei 70-Jährigen nur ungefähr ein Viertel der üblichen Menge. Bei Beginn einer Behandlung sollten die meisten Medikamente niedrig dosiert und dann langsam gesteigert (einschleichend) verabreicht werden.

Die wichtigsten Nebenwirkungen der cholinergen Medikamente beziehungsweise Cholinesterasehemmer bestehen in cholinergen Störungen außerhalb des Gehirns wie Übelkeit und Verdauungsstörungen bis hin zu Erbrechen und Durchfall, daneben kann es zu plötzlichen Gesichtsrötungen oder auch einem verlangsamten Herzschlag kommen. Die meisten Patienten gewöhnen sich an diese Nebenwirkungen, und meist ist weder eine vorübergehende Dosisverminderung noch ein Absetzen der Medikation erforderlich. Weitere mögliche Nebenwirkungen einer Langzeitgabe bestehen in Schwindel, Muskelschwäche und Zeichen eines Parkinson-Syndroms.

Die häufigsten Nebenwirkungen von Benzodiazepinen bestehen in zu starker Müdigkeit oder Schläfrigkeit, Konzentra-

Tab. 38: Zusammenstellung häufig eingesetzter Medikamente mit anticholinerger Haupt- oder Nebenwirkung

Stoffklasse	Wirkstoff	Handelsname(n) in Deutschland (z. B.)
Parkinsonmittel	Biperiden	Akineton
	Bornaprin	Sormodren
	Metixen	Tremarit
	Trihexyphenidyl	Artane
Antipsychotika bzw. Neuroleptika		
– stark anticholinerg	Chlorpromazin	Propaphenin
	Chlorprothixen	Taractan, Truxal
	Clozapin	Leponex
	Olanzapin	Zyprexa
– mäßig anticholinerg	Levomepromazin	Neurocil
	Perphenazin	Decentan
	Thioridazin	Melleril
– leicht anticholinerg	Fluphenazin	Dapotum, Lyogen
	Haloperidol	Buteridol, Haldol
	Risperidon	Risperdal
Antidepressiva bzw. Thymoleptika		
– stark anticholinerg	Amitriptylin	Laroxyl, Saroten
	Doxepin	Aponal, Sinquan
	Trimipramin	Stangyl
– mäßig anticholinerg	Imipramin	Tofranil
	Maprotilin	Aneural, Ludiomil
	Nortriptylin	Nortrilen
– leicht anticholinerg	Citalopram	Cipramil
	Fluoxetin	Fluctin
	Fluvoxamin	Fevarin
	Mianserin	Tolvin
	Moclebamid	Aurorix
	Nefazodon	Nefadar
	Paroxetin	Seroxat, Tagonis
	Sertralin	Gladem, Zoloft
	Trazodon	Thombran
	Venlafaxin	Trevilor
Antihistaminika	Diphenhydramin	Viele rezeptfreie Schlaf-, Grippe- und Hustenmittel
	Promethazin	Atosil
Antiarrhythmika	Chinidin	Chinidin-Duriles
	Disopyramid	Norpace, Rythmodul
Magen-Darm-Mittel	Metoclopramid	Paspertin

tionsstörungen, Vergesslichkeit und Gang-störungen. Ein Großteil dieser Nebenwir-kungen sind Beschwerden, die Patienten mit Alzheimer-Demenz ohnehin schon ha-ben, sodass eine Verstärkung von Krank-heitszeichen durchaus möglich ist. Gerade bei älteren Menschen besteht unter der Einnahme von Benzodiazepinen eine er-höhte Sturzgefahr mit dem Risiko, sich beispielsweise einen Oberschenkelbruch zuzuziehen. Diese Gefahr ist für Benzodi-azepine wie Diazepam (Handelsname zum Beispiel Valium) oder Flurazepam (Han-delsnamen zum Beispiel Dalmadorm oder Staurodorm Neu), die nur langsam wieder aus dem Körper entfernt werden, deutlich höher als für schnell ausgeschiedene Ben-zodiazepine wie Lorazepam (Handelsname zum Beispiel Tavor), Lormetazepam (Han-delsnamen zum Beispiel Noctamid oder Loretam) und Temazepam (Handelsnamen Planum, Remestan) beziehungsweise Stof-fe wie Triazolam (Handelsname Halcion).

Wegen des bestehenden Mangels an Ace-tylcholin können sich auch alle Medika-mente zusätzlich nachteilig auswirken, de-ren Haupt- oder Nebenwirkung anticholin-erg ist. Patienten mit Alzheimer-Demenz sollten deswegen zwar möglichst keine Anticholinergika erhalten, auf der anderen Seite sind neben Medikamenten wie Anti-histaminika aber zum Beispiel auch Anti-depressiva und Neuroleptika Medikamente mit anticholinergen Nebenwirkungen. Hier gilt es stets, den Nutzen einer möglichst vorübergehenden Gabe gegen das Risiko einer zusätzlichen Schädigung abzuwägen.

Die häufigsten Nebenwirkungen von Neuroleptika bestehen neben einer un-

erwünscht starken Sedierung (müde ma-chenden Beruhigung) im Auftreten extra-pyramidal-motorischer Symptome. Die wichtigsten Formen bestehen in einem medikamentös verursachten Parkinson-Syndrom (unter anderem mit verlangsam-ten Bewegungen, kleinschrittigem Gang, Erhöhung der Muskelspannung und Mus-kelzittern) und in Dyskinesien. Damit wer-den verschiedenartige unwillkürliche Be-wegungen bezeichnet, die zum Beispiel in einem Herausstrecken der Zunge, Krämp-fen der Zungen- und Schlundmuskulatur oder anderen, immer wiederkehrenden Bewegungsstörungen bestehen können, die ebenfalls vor allem im Bereich der Mund- und Gesichtsmuskulatur zu beob-achten sind. Daneben können Neuroleptika zur Zunahme einer Inkontinenz und zu vermehrten Stürzen führen.

Die wichtigsten Nebenwirkungen von Antidepressiva bestehen in Blutdruck- und Pulsveränderungen, Mundtrocken-heit, Verstopfung, vermehrter Müdigkeit, Schwindel, Verschwommensehen und an-deren Störungen, die zum Teil darauf be-ruhen, dass Antidepressiva auch anticho-linerg wirken. Bei der Therapie einer die Alzheimer-Demenz begleitenden Depres-sion kann es daher unter Umständen zwar zu einer Besserung der Stimmungslage, aber auch zur Zunahme der Demenz und zu Verhaltensauffälligkeiten wie Unruhe- und Erregungszuständen sowie einem De-lir (Verwirrtheitszustand mit Sinnestäu-schungen, siehe auch S. 31) kommen.

Bei Nootropika wie Piracetam (zum Bei-spiel Nootrop oder Normabraïn) ist unter anderem eine sehr störende gesteigerte

Erregbarkeit möglich, die sich zum Beispiel in Schlafstörungen, sexueller Enthemmung oder aggressivem Verhalten äußern kann.

Was sind die Besonderheiten bei der Behandlung anderer Demenzformen?

Wie schon mehrfach erwähnt, treten vaskuläre Demenzen, die Demenz mit Lewy-Körperchen, die frontotemporalen Degenerationen und andere Demenzformen im Senium meist in Kombination mit Alzheimer-Veränderungen auf. Daher kann sich ein Behandlungsversuch mit den für die Alzheimer-Demenz zugelassenen Antidementiva lohnen.

Bei den vaskulären Demenzen ist nach behandelbaren Grunderkrankungen zu fahnden wie Bluthochdruck, zu starke Blutdrucksenkung im Alter, erhöhte Blutfette, Herzrhythmusstörungen, Emboliequellen anderer Art etc. Stehen die vaskulären Gehirnveränderungen im Vordergrund, so kann sich eine ergotherapeutische, logopädische und andere Rehabilitationsbehandlung weit mehr lohnen, als bei einer unaufhaltsam fortschreitenden Alzheimer-Demenz.

Bei einer Demenz mit Lewy-Körperchen kann die Behandlung mit Cholinesterase-Hemmern aufgrund des besonders ausgeprägten Azetylcholin-Mangels zu besonders guten Erfolgen führen. Das Auftreten von Halluzinationen und Aggressivität kann durch eine besonders gut gemeinte Parkinson-Behandlung begünstigt werden, da einige der verwendeten Medikamente (Anticholinergika und Dopamin-Agonisten) nicht nur die körperliche, sondern auch die geistige Beweglichkeit zu sehr steigern können. Behandlung der Wahl ist dann die Reduktion oder das Absetzen dieser Parkinson-Mittel und nicht sofort die Gabe von Neuroleptika wie bei einer Schizophrenie. Konventionelle Neuroleptika – wie das Haloperidol – können sogar zu einer Entgleisung der vegetativen Regulation führen, wobei ein Fieber mit verheerenden Folgen ausgelöst werden kann (malignes Neuroleptika-induziertes Syndrom).

Die Therapie der frontotemporalen Demenz muss sich an den Symptomen beim einzelnen Patienten orientieren. Hierbei gibt es keine einheitlichen Behandlungsvorschläge, und Arzt, Patient sowie Angehörige sind auf Versuche angewiesen.

Wann kann eine Psychotherapie sinnvoll sein?

Ob eine Psychotherapie bei der Alzheimer-Demenz sinnvoll ist oder nicht, hängt zunächst einmal davon ab, um welches Stadium der Krankheit es sich handelt. Während man lange Zeit glaubte, bei Demenzkranken sei prinzipiell keine Psychotherapie mehr möglich, hat sich dies inzwischen als Irrtum herausgestellt. Außerdem ist wichtig, was unter Psychotherapie verstanden wird. Es gibt kaum einen Bereich der Medizin, in dem eine ähnlich große Begriffsverwirrung herrscht und sich die Vertreter der unterschiedlichen Richtungen so misstrauisch gegenüberstehen. So kann eigentlich jeder Mensch, der sich selbst dazu berufen fühlt, in der Zeitung annoncieren und eine Psychotherapie anpreisen wie immer er will, weil es sich ebenso wie beispielsweise bei der Bezeichnung »Psychotherapeut« nicht um einen gesetzlich geschützten Begriff handelt. Viele Menschen führen bewusst oder unbewusst eine Gesprächstherapie durch, wenn sie sich Kranken widmen. Dabei ist das Zuhören oft wichtiger als das Selberreden.

Wenn auch derartige Gespräche nicht als Psychotherapie im engeren Sinn gelten können, sind sie ebenso wie als eine Art Gruppentherapie aufzufassende Gemeinschaftsunternehmungen mit anderen Betroffenen oft sehr günstig. Im Alltag entwickeln viele Angehörige nicht zuletzt auch Techniken der Verhaltenstherapie, indem sie beispielsweise erwünschtes Verhalten der Kranken belohnen und verstärken.

Ein solches Trainieren oder »Behandeln« von Patienten mit Alzheimer-Demenz setzt keine spezielle psycho- oder verhaltenstherapeutische Ausbildung voraus. Viele Angehörige und sonstige Pflegende entwickeln aufgrund ihrer eigenen Erfahrungen im Alltag – oft unbewusst – derartige stützende Verfahren, die den oben genannten Methoden weitgehend entsprechen. Sie haben ohnehin den Vorteil, die Kranken am besten zu kennen und können am ehesten ohne viele Worte erkennen, worin eventuell ein Wunsch oder ein Problem besteht.

Eine fachärztliche oder -psychologische Psychotherapie kann besonders zu Beginn einer Alzheimer-Demenz sinnvoll sein. Die im Wesentlichen von Sigmund Freud entwickelte Psychoanalyse setzt in der Regel unter anderem eine weitgehend erhaltene Erinnerungs-, Kritik- und Denkfähigkeit der Erkrankten voraus. Dies hindert aber erstaunlicherweise manche vermeintlichen Spezialisten nicht daran, selbst bei fortgeschrittener Alzheimer-Demenz mit psychoanalytischen Theorien »herumzuhantieren« und die Verhaltensstörungen der Kranken beispielsweise als Ausdruck von unbewussten Erlebnissen in der Kindheit oder gar im Mutterleib aufzufassen.

Was ist Sozialtherapie, Soziotherapie und Milieutherapie?

Unter Sozialtherapie versteht man eine Therapie durch die Gemeinschaft. Das Ziel besteht darin, durch Informationen, Erfahrungsaustausch und andere psychosoziale Unterstützungsmaßnahmen einer zunehmenden Vereinsamung der Betroffenen und ihrer Familien entgegenzuwirken. Eine Sozialtherapie wird meist von Sozialarbeitern, Sozialpädagogen, Sozialgerontologen oder auch Sozialpsychologen durchgeführt.

Eine Soziotherapie geht über eine Sozialtherapie hinaus. Meist werden darunter zusätzlich auch alle anderen nichtmedikamentösen Behandlungsformen zusammengefasst, also zum Beispiel auch Angehörigenberatung, Beschäftigungs-, Mal- oder Musiktherapie, Milieutherapie sowie verschiedenartige Interessenvertretungen. So beinhaltet die Soziotherapie neben einer psychosozialen Beratung auch die Unterstützung bei der Umsetzung finanzieller, pflegerischer, sozialer und anderer therapeutischer Angebote sowie rechtlicher Ansprüche.

Bei der Milieutherapie wird unter all diesen Gesichtspunkten das Umfeld des Kranken überprüft und in Kenntnis seiner Lebensgeschichte den jeweiligen Besonderheiten und Möglichkeiten angepasst. Dazu gehören beispielsweise die Strukturierung des Tagesablaufs ebenso wie einfache Tätigkeiten wie das Zubereiten von Mahlzeiten oder Tischdecken. Es kommt zu breiten Überlappungen mit den in den folgenden Abschnitten besprochenen beschäftigungs- und ergotherapeutischen Behandlungsmöglichkeiten sowie mit dem Gedächtnistraining oder auch der Erinnerungs- und Validierungstherapie. Alle diese Beratungsangebote und Behandlungen sollen noch vorhandene Fähigkeiten der Kranken so lange wie möglich erhalten und einer sozialen Vereinsamung entgegenwirken.

Erste Untersuchungen zur Wirksamkeit einer Milieutherapie sind durchaus beeindruckend. So führte eine Betreuung in einer entsprechend ausgerichteten Wohngemeinschaft im Vergleich zu einer Unterbringung in einem herkömmlichen Pflegeheim zu einem langsameren Fortschreiten der Demenz, und die Verlegung von Kranken aus überdimensionierten Heimen in kleine Wohneinheiten bewirkte neben einer Verbesserung ihrer geistigen Leistungsfähigkeit auch eine Abnahme von Verhaltensstörungen und Zunahme von Eigenaktivität.

Welche beschäftigungs- und ergotherapeutischen, krankengymnastischen und sonstigen Behandlungsmöglichkeiten gibt es?

Das Gefühl für Musik und Rhythmus bleibt bei Patienten mit Alzheimer-Demenz lange erhalten. Entsprechende Tätigkeiten wie Gruppengymnastik, Singen oder auch Tanzen aktivieren und muntern auf. Krankengymnastik ist erst in mittleren und späten Stadien der Alzheimer-Demenz erforderlich. Zu Beginn sind die meisten Betroffenen schon von sich aus körperlich meist sehr aktiv. Sollte dies nicht der Fall sein, ist auf eine ausreichende Aktivität zu achten. Dies kann durch Bewegungsmangel begünstigte Folgeprobleme wie Venenthrombosen oder Lungenentzündungen verhindern und fördert einen normalen Nachtschlaf. Besonders tagsüber körperlich untätige Patienten mit Alzheimer-Demenz sind nachts häufiger wach und umtriebig.

Ergotherapie ist das Erfassen und Behandeln von Störungen und Behinderungen durch Einsetzen und Üben ausgewählter Aktivitäten, geht also über eine rein »passive« Beschäftigungstherapie hinaus. Ergo- und Beschäftigungstherapie können einzeln oder in Gruppen erfolgen. Beispiele einer sinnvollen ergotherapeutischen Einzeltherapie zum Erhalten von Fähigkeiten des täglichen Lebens sind (nach Schaade):

- Essenszubereitung wie Kartoffeln schälen, Kuchen backen oder Obst schälen,
- Anziehtraining,
- Waschtraining,
- Bügeln einfacher Wäschestücke,
- Boden kehren, Staub wischen oder saugen,
- Geschirr spülen und abtrocknen.

Ergotherapie in Gruppen von Patienten mit Alzheimer-Demenz kann zum Beispiel in Mobilisations-, Rhythmik- oder Essensgruppen erfolgen. Bei einer Mobilisationstherapie steht beispielsweise der Erhalt und die Förderung der Beweglichkeit im Vordergrund, in Rhythmikgruppen dienen einfache Instrumente dem Erhalt des Rhythmikgefühls. Auch gemeinsames Singen mit Patienten mit Alzheimer-Demenz hat sich sehr bewährt, auch weil Singen die Atmung verbessert und schon dadurch der Wachheitsgrad einiger Kranker erhöht werden kann. Wichtig ist, dass an die Kranken keine Erwartungen gestellt werden.

Bei bettlägerigen Kranken ist auf ein häufiges Umlagern und sonstige Maßnahmen zur Verhinderung eines Aufliegens mit der Entwicklung von Dekubitalulzera (Druckgeschwüren, Wundliegen) zu achten.

Was ist von Gedächtnis- oder Hirnleistungstraining (»Gehirn-Joggen«) zu halten?

Es gibt Hinweise darauf, dass ein bewusstes Aufrechterhalten geistiger Interessen und Aktivität für Patienten mit Alzheimer-Demenz mit leichteren Gedächtnisstörungen günstig ist. Ein solches Gedächtnis- oder Hirnleistungstraining wird in Anlehnung an das weit verbreitete Lauftraining auch als Gehirn-Joggen oder kurz »Gejo« bezeichnet. Auch ältere Menschen mit einer beginnenden Alzheimer-Demenz haben Intelligenzreserven und können ihr Gedächtnis in bescheidenem Umfang trainieren. Es wird immer wieder behauptet, dass gerade solche Kranken, die sich vom Leben zurückziehen, manchmal eine besonders schnelle Verschlechterung ihrer geistigen Fähigkeiten zeigen. Allerdings ist es sehr schwer, dabei Ursache und Wirkung auseinanderzuhalten.

Durch ein Gedächtnistraining werden Patienten mit Alzheimer-Demenz angeregt, ihre vorhandenen geistigen Möglichkeiten voll auszuschöpfen und ihr gespeichertes Wissen zumindest vorübergehend zu festigen. Ein Erlernen von Gedächtnishilfen soll es ihnen ermöglichen, Ausfälle besser auszugleichen und Fehler zu vermeiden. Voraussetzung für ein erfolgreiches Gedächtnistraining ist die Abstimmung auf das ganz persönliche Wissen und Können jedes einzelnen Kranken. Deshalb muss vor dem ersten Training eine gründliche Aufklärung erfolgen, die neben dem geistigen und körperlichen Zustand der Kranken auch ihre Lebensgeschichte berücksichtigt.

Manchmal bieten auch spezielle Einrichtungen wie zum Beispiel »Memory-Kliniken« (siehe S. 197) ein spezielles Gedächtnistraining für Patienten mit Alzheimer-Demenz an. Dort findet es beispielsweise einmal pro Woche in Gruppen von Kranken für ein bis anderthalb Stunden statt. Jede Trainingseinheit steht unter einem Leitthema und enthält ganz bestimmte Elemente wie:

- Fragen und Übungen zur zeitlichen und örtlichen Orientierung,
- Fragen und Diskussionen zu aktuellen Themen,
- Konzentrationsübungen (mit Worten, Figuren oder Bewegungen),
- Entspannungsübungen (mit Gymnastik, Singen oder Rhythmusübungen),
- Sprach- und Rechenübungen,
- Gedächtnisübungen (zum Beispiel Lernen mit Abdeckverfahren oder Üben von gedanklichen Verknüpfungen),
- Übungen mit Figuren,
- Gespräche über alltägliche Freuden und Leiden.

Die Ergebnisse von Trainingsprogrammen zur Verbesserung des Gedächtnisses und der Orientierung bei Patienten mit Alzheimer-Demenz sind insgesamt nicht ermutigend. Das Gehirn ist ohnehin nicht mit einem Muskel gleichzusetzen, der durch regelmäßiges Training kräftig gehalten werden kann. Bei der Alzheimer-Demenz ist eine Steigerung des Gedächtnisses und sonstiger Hirnleistungen durch Training allenfalls zu Beginn möglich und verliert sich bei Unterbrechung des Trainings meist rasch wieder. Manche Betroffene empfinden die Übungsprogramme auch als unangenehm, weil sie ihnen immer wieder vor Augen führen, was sie alles nicht können. Dies führt zur Beschämung der Kranken und dann meist auch zu verstärktem Vermeidungsverhalten. Es ist also bei der Auswahl und Anwendung von derartigen, manchmal recht kritiklos propagierten Programmen Vorsicht und Berücksichtigung der Besonderheiten jedes einzelnen Kranken angebracht. Wenn ein Gedächtnistraining im Rahmen einer stützenden Begleittherapie erfolgt, kann es dazu führen, dass Einschränkungen akzeptiert werden und besser mit ihnen umgegangen werden kann.

Manche Ärzte haben von der pharmazeutischen Industrie zur Verfügung gestellte Broschüren mit Anleitungen zum Gedächtnis- oder Hirnleistungstraining, die sie kostenlos an Interessierte abgeben. Besonders in frühen Krankheitsstadien kann ein Versuch mit derartigen Trainingsprogrammen sinnvoll sein. Außerdem gibt es Hinweise, dass die Wirkung einer medikamentösen Behandlung durch gleichzeitiges Gedächtnistraining etwas verbessert werden kann. Voraussetzung für eine erfolgreiche Anwendung sind allerdings Interesse und Freude an den Übungen. Falls Patienten trotz einer Abneigung und Frustration zum Gehirn-Jogging gezwungen werden, kommt dies einer sinnlosen Erniedrigung gleich und kann fatale Folgen haben.

Was ist Realitäts-Orientierungs-Therapie?

Als Realitäts-Orientierungs-Therapie (ROT; manchmal auch als Realitäts-Orientierungs-Training oder Realitäts-Orientierungs-Programm bezeichnet) wird ein gedächtnisstützendes Verfahren bezeichnet, das Patienten mit Alzheimer-Demenz helfen soll, sich wieder besser in ihrer Umwelt zurechtzufinden. Es wurde in den 50er- und 60er-Jahren von dem amerikanischen Psychiater Folsom für in Alters- und Pflegeheimen lebende Menschen entwickelt, die unter Gedächtnisverlust litten, Verwirrtheitszustände zeigten oder desorientiert waren. Obwohl die Alzheimer-Demenz damals noch nicht so gut definiert und bekannt war wie heute, können die Behandlungsziele einer Verbesserung von Orientierung und Gedächtnis, Erhaltung der persönlichen Identität, Ermutigung von Kommunikation sowie eines Aufbaus und Unterstützens sozialer Kontakte ohne weiteres auf Patienten mit Alzheimer-Demenz übertragen werden.

Eine wesentliche Voraussetzung zur erfolgreichen Anwendung dieses Therapieprogramms besteht darin, die Heim- und Betreuungsstrukturen so zu verändern, dass die Bewohner ermuntert werden, sich in einer »stärker orientierten Weise« zu verhalten. Die Therapie im engeren Sinn umfasst drei Elemente:
1. das sogenannte 24-Stunden-Programm,
2. die Gruppentherapie und
3. die Veränderung der Einstellungen von Pflegenden und Betreuern.

Im »24-Stunden-Programm« sollen den Kranken durch die Pflegenden und Betreuer in einer ihren Möglichkeiten weitgehend angepassten Umgebung bei allen Verrichtungen praktisch rund um die Uhr Standardinformationen gegeben werden, die ihre Orientierung erleichtern. So kann etwa beim Wecken gesagt werden: »Guten Morgen Frau Schulz, es ist heute Freitag; jetzt ist es sieben Uhr und wir haben einen schönen Sommermorgen«. Auch beim Essen und jeder anderen Gelegenheit werden diese Informationen wiederholt und eingeübt. Unterstützend können Anzeigetafeln oder »schwarze Bretter« mit Kalendern, Uhren, Fotos und Zeitplänen für anstehende Aktivitäten eingesetzt werden. Die Bezugspersonen und Betreuer sollen stets aufrichtig bleiben und sich den Kranken gegenüber klar und eindeutig verhalten sowie ihnen genügend Zeit lassen.

Gruppensitzungen von einer halben bis einer Stunde Dauer beziehungsweise die Gruppentherapie stellen eine Ergänzung des 24-Stunden-Programms dar. Sie sollen möglichst an jedem Werktag mit Kleingruppen von drei bis sechs Kranken abgehalten werden. Wegen der Störungen von Aufmerksamkeit und Gedächtnis sind ständige Anregungen erforderlich, um das Interesse und die Mitarbeit der Kranken aufrechtzuerhalten. Die Teilnahme an einer Gruppe kann an frühere soziale Erfahrungen anknüpfen. Es ist günstig, bei Themen wie etwa der Jahreszeit anhand von Kalenderblättern, Fotos oder anderem Anschauungsmaterial nicht nur ein Gespräch zu führen, sondern möglichst alle

Sinne anzuregen. So kann beispielsweise im Winter ein Kontakt mit Schnee sowohl über das Kälteerlebnis als auch andere Mechanismen frühere Erlebnisse wachrufen. In jedem Fall ist ein Rückgriff auf weit zurückliegende Erinnerungen günstig.

Häufiger wird die Realitäts-Orientierungs-Therapie auf das 24-Stunden-Programm und die Gruppentherapie beschränkt und vergessen, dass gleichzeitig eine Veränderung der Einstellungen von Pflegenden und Betreuern erforderlich ist. Nur wenn alle Beteiligten überzeugt sind, dass verwirrten Menschen durch dieses Training geholfen werden kann, und sie auch über die notwendige Geduld und Ausdauer verfügen, kann zumindest ein vorübergehender Erfolg erzielt werden. Insofern muss eine entsprechende Veränderung der Einstellung von Mitarbeitern eigentlich am Anfang einer entsprechenden Therapie stehen.

Bei einer ausreichenden Abstimmung der Realitäts-Orientierungs-Therapie auf das Leistungsvermögen der Kranken und fortlaufendem Training können manche Patienten mit Alzheimer-Demenz die geübten Fähigkeiten verbessern. Ein Übertragen der erlernten Sachverhalte und Fertigkeiten im Sinne eines Anhebens der allgemeinen geistigen Leistungsfähigkeit oder Erreichen von Verhaltensänderungen lässt sich jedoch nur ausnahmsweise beobachten. Entsprechend lassen sich auch Behandlungsziele wie ein besseres Zurechtfinden in einem Heim oft nur begrenzt erreichen.

Viele Patienten mit Alzheimer-Demenz ziehen sich bei übertriebener Anwendung einer Realitäts-Orientierungs-Therapie eher noch stärker zurück oder werden sogar feindselig, wenn sie immer wieder mit der für sie unverständlichen und unzugänglichen Wirklichkeit und ihrem Versagen konfrontiert werden. Ein häufiger kritischer Einwand ist auch, dass die Kranken hier wieder in eine Art Schulsituation gebracht werden und gefühlsmäßige Aspekte vergleichsweise zu kurz kommen. Es ist letztlich für einen Dementen unwichtig, das genaue Datum und den Wochentag zu kennen. Weitaus wichtiger ist, dass er sich gefühlsmäßig sicher ist, auch ohne dieses Wissen angenommen zu werden.

Was ist Erinnerungstherapie?

Die Erinnerungstherapie oder das Erinnerungstraining ist eine der Realitäts-Orientierungs-Therapie verwandte nichtmedikamentöse Behandlung. Dabei werden Bilder und andere Erinnerungen an die Vergangenheit benutzt, um mit den Kranken besser ins Gespräch zu kommen. Dies erfolgt entweder in kleinen Gruppen oder in Einzelgesprächen. Das Schwergewicht liegt darauf, jedem Betroffenen dabei zu helfen, die Erinnerungen an seine eigenen Erfahrungen und an seiner eigenen Lebensgeschichte wachzuhalten. Persönliche Fotoalben, die auch Kopien alter Dokumente enthalten, können dabei sehr hilfreich sein.

Sowohl das Realitäts-Orientierungs-Training als auch die Erinnerungstherapie haben ihre Grenzen. Die Kenntnis einzelner Bereiche wie zum Beispiel des genauen Datums sollte nicht zum höchsten Ziel und Maßstab erklärt werden, zumal auch viele Gesunde dazu die entsprechende Anzeige ihrer Armbanduhr benötigen. Außerdem sind andere Informationen wie zum Beispiel Namen von Menschen, die die Betroffenen häufiger besuchen, wichtiger. Das Erinnerungstraining kann für manche Kranken sehr schmerzhaft sein, da sie immer wieder an ihre »guten alten Zeiten« erinnert werden. Kranken sollten ihre Probleme nicht ununterbrochen vor Augen geführt, sondern es sollte ihnen zu Erfolgserlebnissen verholfen werden. Es wird aber kaum pflegende Angehörige geben, die nicht aufgrund eigener Erfahrung eine Erinnerungstherapie betrieben haben, auch wenn sie dies nicht so genannt haben.

Was ist Validierungstherapie?

Die Validierungstherapie (englisch: validation therapy; manchmal auch als Validations-Therapie oder Validation bezeichnet, am ehesten mit Bestätigungstherapie zu übersetzen) ist in Europa noch nicht sehr bekannt, obwohl sie beispielsweise im Vergleich zum Realitäts-Orientierungs-Training für Patienten mit Alzheimer-Demenz vorteilhafter ist. Sie wurde in den 60er- und 70er-Jahren von der Sozialarbeiterin Naomi Feil an einem amerikanischen Alters- und Pflegeheim aufgrund ihrer Erfahrung entwickelt, dass es praktisch aussichtslos ist, verwirrte und demente Menschen wieder erfolgreich mit der »Wirklichkeit« in Übereinstimmung zu bringen, wie es etwa mit dem Realitäts-Orientierungs-Training versucht wird. Validierungstherapie bedeutet, die verwirrten Kranken so wie sie sind anzuerkennen und zu respektieren.

Die theoretischen Grundlagen der Validierungstherapie bestehen aus einer lockeren Mischung traditioneller (Sigmund Freud, C.G. Jung) und moderner psychoanalytischer Verfahren (unter anderem Erikson, Maslow, Rogers) mit Erkenntnissen der Psychologie und Neurologie, ergänzt durch die beiden Überzeugungen, dass es immer einen Grund für das Verhalten von Patienten mit Alzheimer-Demenz gibt und jeder Mensch wertvoll ist, wie verwirrt er auch immer sein mag.

Die Validierungstherapie versucht, die oft unzulänglichen Äußerungen von Kranken nicht einfach zu berichtigen, sondern den in ihnen liegenden Sinn zu erkennen. Sie setzt auf Gefühle, und »validieren« bedeutet insbesondere auch, dass die Gefühle der Kranken anerkannt und ernst genommen werden. Mit Vertrauen und Einfühlungsvermögen wird versucht, in die innere Erlebniswelt der verwirrten Kranken vorzudringen. Wenn beispielsweise eine Stimmung aus dem Gesagten oder auch aus Handlungen herausgehört oder gefühlt werden kann, wird sich auf diese Stimmungen eingestellt, was oft eine Kommunikation ermöglicht. Die Betreuer müssen die Signale der Kranken auffangen und in Worte kleiden. So »validieren« sie die Kranken und geben ihnen ihre Würde zurück. Zumindest verschafft dieses Vorgehen den Kranken das Gefühl, dass jemand versucht, sie zu verstehen und ihre Äußerungen nicht dauernd als bedeutungslos abgetan werden. Auf der Grundlage des so geschaffenen Vertrauens kann bei den Kranken eine neue Sicherheit und Stärke entstehen.

Anwender der Validierungstherapie sollen Patienten mit Alzheimer-Demenz nicht beurteilen, sondern achten und respektieren. Sie sollen ihnen weder die Wirklichkeit aufzwingen noch so tun, als seien sie mit den Kranken einer Meinung. Sie sollen sowohl in ihren Aussagen als auch in ihren Handlungen immer ehrlich sein. Auch Patienten mit Alzheimer-Demenz können ein herablassendes Schulterklopfen von einer wohlwollenden Berührung unterscheiden. Die Kranken sollen auch nicht wie Kinder

behandelt und mit Worten wie »soll« oder »muss« gegängelt werden; entsprechend gibt es keine Bestrafungen und Drohungen. Eine Übersicht der Behandlungsziele findet sich in Tabelle 39. Ein Wirksamkeitsnachweis der Validierungstherapie bei der Alzheimer-Demenz steht allerdings noch aus.

Tab. 39: Ziele der Validierungstherapie nach Naomi Feil

- Wiederherstellen des Selbstwertgefühls
- Vermindern von Stress
- Rechtfertigen des gelebten Lebens
- Lösen in der Vergangenheit nicht ausgetragener Konflikte
- Vermindern der Anwendung von Beruhigungsmitteln
- Verbessern der sprachlichen und nichtsprachlichen Verständigung
- Verhindern eines weiteren Rückzugs
- Verbessern des Gehvermögens und körperlichen Wohlbefindens

Was ist von Behandlungsmethoden mit »sensationellen« Erfolgen zu halten?

In aller Regel nichts. Je weniger die Schulmedizin an Heilungs- und Behandlungsmöglichkeiten anzubieten hat, desto eher werden Kranke und ihre Angehörige bereit sein, sich an jeden sich darbietenden Strohhalm zu klammern und auch andere Möglichkeiten auszuprobieren. Dies ist verständlich, und dagegen ist zunächst auch überhaupt nichts einzuwenden. Allerdings fallen viele Menschen auf unseriöse Versprechungen herein, deren Befürworter lediglich das Ziel haben, die Verzweiflung der Betroffenen zur persönlichen Bereicherung auszunutzen. Gegenüber Meldungen

in Zeitungen und Illustrierten über den vermeintlichen oder unmittelbar bevorstehenden Durchbruch in der Behandlung der Alzheimer-Demenz ist daher Vorsicht angebracht.

Auch von der Schulmedizin wurde immer wieder über vermeintliche dramatische Behandlungserfolge berichtet, die aber entweder noch nicht ausreichend erforscht sind oder einer Nachprüfung nicht standgehalten haben. Dies gilt zum Beispiel für die folgenden Behandlungsmethoden:

- Mit einer Sauerstoffüberdruck-Therapie wurde versucht, dem kranken Gehirn ein erhöhtes Sauerstoffangebot zur Verfügung zu stellen. Eine Wirksamkeit hat sich aber nicht nachweisen lassen.
- Die in vielen »Geriatrika« (wie Gero-H3-Aslan oder K.H.3) enthaltene Substanz Procainhydrochlorid wirkt allenfalls bei einem kleineren Teil der Patienten mit Alzheimer-Demenz und auch dort nicht auf die Demenz, sondern möglicherweise antidepressiv.
- Psychostimulanzien wie Amfetaminil (Handelsname AN 1), Methylphenidat (Handelsname Ritalin) oder Pemolin (Handelsname Tradon) können die Vigilanz (Wachheit) und andere Krankheitszeichen zwar kurzfristig bessern, eine Langzeitgabe scheitert jedoch bereits an den Nebenwirkungen wie Schlaflosigkeit und Erregungszuständen.
- Bei einer Chelat-Therapie werden unter der Vorstellung einer Entfernung schädlicher Stoffe aus dem Körper zum Beispiel 30 oder 40 Kurzinfusionen mit Stoffen wie EDTA (Äthylendiamintetraessigsäure) gegeben, ohne dass es bis heute irgendwelche überzeugenden Hinweise auf eine Wirksamkeit dieses Vorgehens bei der Alzheimer-Demenz gibt.
- Theoretisch besteht die Möglichkeit, durch eine Transplantation (Verpflanzung) von acetylcholinproduzierendem Gewebe in das Gehirn Betroffener eine Besserung zu erreichen. Entsprechende Tierversuche hatten zum Teil auch ermutigende Ergebnisse, einer Gabe beim Menschen stehen jedoch viele Schwierigkeiten im Weg. So wächst das übertragene Gewebe im Gehirn nicht an, weshalb immer wieder neue Transplantationen erforderlich wären.

Wie ist der übliche Krankheitsverlauf?

Die Alzheimer-Demenz beginnt langsam und schleichend und entwickelt sich gewöhnlich auch in dieser Weise weiter (siehe auch Abb. 10, Seite 38). Schon vorhandene Zeichen der Hirnleistungsstörung verstärken sich immer mehr und zusätzlich treten neue hinzu. Die Zeichen eines geistigen Abbaus gehen körperlichen Störungen so gut wie immer voraus; Körperhaltung, Stand und Gang verändern sich erst, wenn der geistige Abbau deutlich ist. Im Verlauf einer Alzheimer-Demenz kann es auch durchaus Stillstände oder sogar vorübergehende Besserungen geben. Besonders die Gedächtnisstörungen sind nicht immer gleich bleibend, sondern können sich von Tag zu Tag, von Stunde zu Stunde, von Minute zu Minute oder sogar von Sekunde zu Sekunde ändern. So erinnern sich Betroffene manchmal plötzlich wieder an längst vergessen Geglaubtes, um kurze Zeit später aber wieder nichts mehr davon zu wissen. Viele pflegende Ehepartner berichten von Erlebnissen, wo sie etwa von den Kranken gefragt wurden, wo denn nur ihr Mann beziehungsweise ihre Frau seien, um dann nach dem Hinweis, dass sie doch da seien, etwa zu sagen »Aber klar, mein Schatz, das weiß ich doch«. Auch das Langzeitgedächtnis scheint nicht immer gleich gut zu funktionieren; bei manchen Kranken ist es zum Beispiel mittags besser als abends.

Während sich Stillstände bei dem ohnehin schleichenden Krankheitsverlauf ebenso wie Verschlechterungen zumindest kurzfristig nicht zuverlässig erkennen lassen, sind vermeintliche Besserungen immer sehr kurzfristig und beruhen meist auf günstigen äußeren Umständen (gut ausgeruht, keine Belastungen etc.). Ob es in Zukunft gelingen wird, durch medikamentöse oder andere Behandlungsmaßnahmen einen echten Stillstand der Alzheimer-Demenz oder sogar Besserungen zu erreichen, bleibt abzuwarten.

Lange Zeit wurde behauptet, der Verlauf der Alzheimer-Demenz sei bei einem frühen Beginn rascher und ungünstiger als bei einem späten Auftreten, und am ungünstigsten sei er bei jüngeren Kranken mit erblicher Belastung beziehungsweise einer sicheren familiären Alzheimer-Demenz. Inzwischen haben Längsschnittuntersuchungen mit Verlaufskontrollen über viele Jahre hinweg aber gezeigt, das die Verschlechterung bei Kranken mit frühem und spätem Erkrankungsbeginn im Mittel mit derselben Geschwindigkeit erfolgt und sich auch bei Kranken mit und ohne familiäre Häufung nicht unterscheidet. Die weitere Lebenserwartung ist bei allen Patienten mit Alzheimer-Demenz vermindert und beträgt bei Diagnosestellung im Vergleich zu gleich alten Gesunden weniger als die Hälfte. Bei einem durchschnittlichen Krankheitsverlauf von sechs bis acht Jahren ist der Schwankungsbereich erheblich und liegt zwischen zwei und über 20 Jahren.

Meist stehen Störungen des Gedächtnisses beziehungsweise der Merkfähigkeit am Beginn. Es gibt aber auch Kranke, bei denen über längere Zeit andere neuropsychologische Krankheitszeichen wie zum Beispiel eine Sprach- oder Orientierungsstörung oder eine Störung des Erkennens im Vordergrund stehen. Die Phase der Krankheit mit leichten bis mäßigen Störungen, die noch ein weitgehend normales und sozial integriertes Leben erlauben, dauert durchschnittlich zwei bis drei Jahre.

Im weiteren Verlauf werden die Krankheitszeichen immer deutlicher. Ein selbstständiges Leben wird durch die Gedächtnisstörungen zunehmend beeinträchtigt und in Frage gestellt. In dieser Phase sind viele Betroffene besonders nachts sehr unruhig, laufen ziellos in der Wohnung oder im Haus umher und verirren sich manchmal auch in der Nachbarschaft. Auch tagsüber wirken sie oft ruhelos, greifen nach nicht vorhandenen Gegenständen oder spielen mit Dingen wie Taschentüchern oder Stiften.

Schließlich werden die Kranken zunehmend apathisch (antriebslos) und zeigen immer weniger Interesse an ihrer Umwelt. Sie unternehmen nichts mehr; auch Lesen, Fernsehen oder gesellige Unterhaltung interessieren sie nicht mehr. Sie sitzen oft stundenlang einfach herum, ohne etwas zu tun. Körperpflege und Kleidung werden immer stärker vernachlässigt. Selbst früher sehr ordentliche Menschen räumen zum Beispiel ihr Zimmer nicht mehr auf. Die Sprache wird immer langsamer und zeigt wie das sonstige Verhalten eine mangelnde Spontaneität. Alle Bewegungen und das Gehen werden langsamer. Die Betroffenen gehen mit schlürfenden, kleinen Schritten und halten sich oft fest. Ohne Begleitung wagen sie sich nicht mehr aus dem Haus, und auch in der eigenen Wohnung finden sie sich unter Umständen nicht mehr zurecht. Zeitweise findet sich ein gereiztes oder aggressives Verhalten.

In noch weiter fortgeschrittenen Krankheitsstadien, die viele Patienten allerdings nicht erreichen, sind die Kranken auch nicht mehr zu einfachen Verrichtungen fähig. Wird ihnen nicht aufgeholfen, bleiben sie im Bett liegen, in dem sie mehr oder weniger stumm und steif liegen. Alleine können sie sich nicht mehr ankleiden, essen oder zur Toilette gehen. Sie wissen nicht mehr, wann es Tag und wann es Nacht ist, und verlieren völlig die Kontrolle über Wasserlassen und Stuhlgang.

In Tabelle 95 ist der Verlauf der geistigen und körperlichen Störungen bei der Alzheimer-Demenz zusammengefasst.

Tab. 40: Stadieneinteilung der Alzheimer-Demenz (globale Verschlechterungs-Skala [englisch: Global Deterioration Scale, GDS]) nach Reisberg

Stadium	Beschreibung
1. Unauffällig	Keine Gedächtnisstörungen, normale Befunde
2. Fragliche Störungen (werden nur von Betroffenen selbst bemerkt)	Vergessen, wo vertraute Gebrauchsgegenstände hingelegt wurden oder wie gut bekannte Menschen heißen Angemessenes Verhalten ohne nennenswerte Beeinträchtigung des beruflichen und gesellschaftlichen Lebens Im Gespräch und bei der Untersuchung sind keine sicheren Gedächtnisstörungen nachweisbar
3. Geringe Störungen (werden oft vertuscht oder überspielt)	Stärkeres Nachlassen der Merkfähigkeit mit eindeutigen Störungen in mehr als einem der nachfolgenden Bereiche: – Zurechtfinden an einem fremden Ort – verminderte Leistung und Versagen bei beruflichen Anforderungen, was Mitarbeitern auffällt – Wortfindungsstörungen und Schwierigkeiten, sich an Namen von Bekannten zu erinnern, was von Freunden und Bekannten bemerkt wird – Behalten nur eines kleinen Teils eines gelesenen Textes – schlechtes Behalten von Namen neu vorgestellter Personen – Verlegen oder Verlieren von Wertgegenständen Verringerte Leistungsfähigkeit im Beruf oder sozialen Umfeld (von den Betroffenen häufig verleugnet) Bei der Untersuchung zumindest testpsychologisch Nachweis von Gedächtnis- und Konzentrationsstörungen

Fortsetzung Tabelle 40

Stadium	Beschreibung
4. Mäßige Störungen	Eindeutige Störungen, unter anderem mit: – fehlender oder schlechter Kenntnis aktueller oder kurz zurückliegender Ereignisse – Problemen beim Erinnern des eigenen Lebenslaufs – Störungen bei schwierigeren Denk- oder Rechenaufgaben – Problemen, sich an unbekannten Orten zurechtzufinden oder beim Umgang mit Geld (Einkaufen, Verreisen) Leichtes Feststellen dieser Störungen im Gespräch oder bei der Untersuchung Nachlassende Aktivität und Neigung, Konkurrenzsituationen oder erhöhte Anforderungen zu vermeiden (weiterhin häufig Verleugnen der Störungen) Meist (noch) keine Störung in den folgenden Bereichen: – Orientierung zu Ort, Zeit und Person – Wiedererkennen vertrauter Gesichter und Personen – Zurechtfinden an bekannten Orten
5. Mittelschwere Störungen	Unfähigkeit, alleine zurechtzukommen (auf Hilfe Dritter angewiesen) Im Gespräch oder bei der Untersuchung Störungen von: – Erinnerung an wichtige Dinge des täglichen Lebens wie die eigene Telefonnummer, Adressen oder Namen naher Angehöriger – häufig Desorientierung zur Zeit (Datum, Wochentag, Jahreszeit usw.) oder zum Ort – Probleme bei der Auswahl passender Kleidungsstücke – unter Umständen Vernachlässigung der Körperpflege Meist (noch) keine Störung in den folgenden Bereichen: – Orientierung zur eigenen Person – Kenntnis naher Angehöriger – Körperpflege und Toilettengang
6. Schwere Störungen	Auftreten schwerer Störungen, z. B.: – gelegentliches Vergessen des Namens von Partnern – fehlendes Erinnern kurz zurückliegender Ereignisse oder wichtiger eigener früherer Erfahrungen – Schwierigkeiten beim Rechnen von Zahlen zwischen eins und zehn – gestörte Wahrnehmung von zeitlichen Veränderungen, auch in bezug auf die Umwelt (Jahreszeiten) – Persönlichkeitsstörungen Eventuelle zusätzliche Störungen: – Verfolgungsgedanken, Wahnvorstellungen (z. B. Diebstahl oder Ehebruch), Halluzinationen

Fortsetzung Tabelle 40

Stadium	Beschreibung
	– Unruhe, Angstsymptome, aggressives Verhalten – fehlender Willensantrieb Vollständige Abhängigkeit von der Hilfe Dritter, auch beim An- und Auskleiden und der Körperpflege Gestörter Tag-Nacht-Rhythmus Unter Umständen Kontrollverlust für Blasenentleerung und Stuhlgang Meist (noch) keine Störung in den folgenden Bereichen: – Erinnern des eigenen Namens – Unterscheiden bekannter und unbekannter Personen
7. Sehr schwere Störungen	Extreme Verminderung des Wortschatzes mit weitgehendem oder völligem Verlust der Sprachfähigkeit Verlust der Gehfähigkeit, Probleme beim Sitzen Verlust der Fähigkeit, zu lächeln Häufig Kontrollverlust für Blasenentleerung und Stuhlgang

Was kann eine Demenz verschlimmern?

Bei der Alzheimer-Demenz kann es zu relativ plötzlichen Verschlimmerungen kommen, die jedoch nicht unbedingt mit der Krankheit selbst in Zusammenhang stehen müssen. Ein großer Teil der nachfolgend genannten Ursachen bewirkt nur eine vorübergehende Verschlechterung, sofern sie rechtzeitig erkannt und behandelt beziehungsweise korrigiert werden.

Entzündungen

Blasen- oder Lungenentzündungen können ebenso wie leichte fieberhafte Infekte, die bei Gesunden noch ohne Auswirkung auf den Allgemeinzustand und die geistige Leistungsfähigkeit sind, bei Patienten mit Alzheimer-Demenz zu einer vorübergehenden Verschlechterung führen.

Gestörte Blut- und Nährstoffversorgung des Gehirns

Ein verminderter Gehalt des vom Herz zum Gehirn gepumpten Blutes an Sauerstoff oder Zucker kann ebenso wie andere Störungen der Blutzusammensetzung zu Verschlechterungen führen. Dies kann zum Beispiel bei Lungenkrankheiten, Blutarmut, schlecht eingestellter Zuckerkrankheit oder Krankheiten der Niere beziehungsweise Leber der Fall sein.

Gestörter Kontakt mit der Umwelt

Patienten mit Alzheimer-Demenz reagieren verstärkt auf eine herabgesetzte Leistungsfähigkeit ihrer Sinnesorgane. Ob kleine schwarze Teilchen im Essen richtig als Gewürze oder ein Fremder an der Haustür zutreffend als Vertreter eingeschätzt wird, hängt sehr vom Sehvermögen ab, und bei einer Schwerhörigkeit hat jeder Mensch Probleme, sich an einer angeregten Unterhaltung zu beteiligen. Seh- und Hörstörungen machen sich bei einer bestehenden Alzheimer-Demenz verstärkt bemerkbar.

Austrocknung

Wassermangel des Körpers aufgrund einer verminderten Flüssigkeitsaufnahme wird in der medizinischen Fachsprache auch als Dehydratation oder Exsikkose bezeichnet (die Betroffenen sind dehydriert oder exsikkiert). Häufige Auslöser für eine Austrocknung sind Fieber, Durchfall und eine zu geringe Trinkmenge.

Mangelernährung

Viele ältere Menschen neigen ohnehin dazu, sich einseitig zu ernähren. Bei Alleinstehenden ist diese Gefahr oft schon deswegen nochmals deutlich erhöht, weil sie die mit dem Einkaufen und Kochen verbundenen Mühen scheuen. Dann kann es durchaus auch zu einer echten Mangelernährung mit einer dadurch bedingten Zunahme der Zeichen einer Demenz kommen.

Plötzliche Verringerung der Anzahl funktionierender Nervenzellen

Schlaganfälle oder Blutungen im Kopf können ebenso wie Kopfverletzungen oder Tumoren zu einer relativ plötzlichen Abnahme der Zahl noch funktionierender Nervenzellen führen, die bei Patienten mit Alzheimer-Demenz ohnehin schon verringert sind.

Medikamente

Viele verschiedene Medikamente können die herabgesetzte geistige Leistungsfähigkeit von Patienten mit Alzheimer-Demenz zusätzlich beeinträchtigen. Dies betrifft in erster Linie Schlaf- und Beruhigungsmittel, die zu einer allgemeinen Verlangsamung der geistigen und körperlichen Abläufe führen. Daneben gilt dies auch für Anticholinergika, also Medikamente, die zu einer verminderten Wirkung des bei der Alzheimer-Demenz bereits gestörten cholinergen Überträgersystems führen, und für Medikamente mit einer deutlichen anticholinergen Begleitwirkung. Diese können nach vereinzelten Beobachtungen zumindest unter besonderen Bedingungen sogar bei Gesunden eine Störung auslösen, die einer Alzheimer-Demenz ähnelt. Im Gegensatz dazu bildet sie sich aber nach Absetzen der verursachenden Medikamente zurück. Eine besondere Erwähnung verdienen in diesem Zusammenhang die Neuroleptika, die Patienten mit Alzheimer-Demenz häufig zur Besserung von Unruhe- und Erregungszuständen verabreicht werden (siehe auch S. 167). Neuere Untersuchungen haben gezeigt, dass ältere Menschen mit einer Demenz unter der Einnahme von Neuroleptika ihre geistigen Fähigkeiten noch schneller verlieren können.

Alkohol

Auch Alkohol beeinträchtigt die Leistungsfähigkeit des Gehirns und kann die Nebenwirkungen vieler Medikamente zusätzlich verstärken. Das Trinken von Alkohol sollte daher bei einer Alzheimer-Demenz zumindest in größeren Mengen unterbleiben.

In den Tabellen 41 und 42 ist eine Auswahl der wichtigsten Medikamente und, zumindest in höheren Dosen, giftigen Substanzen zusammengestellt, die eine Demenz auslösen oder verschlimmern können.

Tab. 41: Medikamente, die eine Demenz verschlimmern können

Schlafmittel	**Antibiotika, Antimykotika**
Barbiturate	Chloramphenicol
Benzodiazepine	Griseofulvin
Bromide	Metronidazol
	Penicillin
Schmerzmittel	Polymyxin
Opiate	Rifampicin
Phenazone	Sulfonamide
Psychopharmaka	**Antiepileptika**
Antidepressiva	Ethosuximid
Benzodiazepine	Phenobarbital
Butyrophenone	Phenytoin
Lithium	Primidon
Phenothiazine	Topiramat
	Valproinsäure
Anticholinergika/Spasmolytika	
Atropin	**Zytostatika**
Belladonna-Alkaloide	Asparaginase
Butylscopolamin	Cytarabin
Propyphenazon	Interferone
Trospiumchlorid	Methotrexat
	Vincristin
Antihypertensiva	
α-Methyldopa	**Verschiedene Wirkstoffe**
Betablocker	Amphetamine
Clonidin	Ciclosporin
Diuretika	Digitalis
	Disulfiram
	Ergotalkaloide
	L-Dopa
	Steroide
	Sulfonylharnstoffe

Tab. 42: Potenziell giftige Substanzen, die eine Demenz verschlimmern können

Metalle	Organische Verbindungen
Aluminium	Acrylamid
Arsen	Äthylenglykol
Blei	Äthylenoxid
Gold	Formaldehyd
Kadmium	Kohlenmonoxid
Nickel	Kohlenstofftetrachlorid
Quecksilber	Kraft- und Treibstoffe
Thallium	Methylalkohol
Wismut	Methylchlorid
Zinn	organische Chlorverbindungen
	organische Phosphorverbindungen
	Perchloräthylen
	Schwefelkohlenstoff
	Schwefelwasserstoff
	Toluol
	Trichloräthan
	Trichloräthylen

Woran sterben Patienten mit Demenz?

Rein rechnerisch gesehen ist die Lebenserwartung von Patienten mit einer Alzheimer-Demenz beim Zeitpunkt der Diagnosestellung um etwa ein Drittel verkürzt. Die häufigsten Todesursachen bestehen in Lungenentzündungen, Herzinfarkten sowie sogenannten Septikämien (Blutvergiftungen aufgrund einer anfänglich umschriebenen bakteriellen Entzündung) und nicht in der Demenz selbst. Oft werden eine bestehende Alzheimer-Demenz oder andere Demenzformen im Totenschein allerdings überhaupt nicht angegeben, sondern es wird beispielsweise nur allgemein von »Herz-Kreislauf-Versagen« gesprochen. Deshalb sind die meisten offiziellen Statistiken zu den Todesursachen bei der Alzheimer-Demenz auch sehr ungenau. Natürlich haben viele Patienten mit Alzheimer-Demenz gleichzeitig auch hohen Blutdruck oder andere Risikofaktoren für Herz- und Kreislaufstörungen, weshalb es auch nicht ungewöhnlich ist, dass sie an einem Herzinfarkt, Schlaganfall, Krebserkrankungen oder – wie viele andere alte Menschen ohne eine Alzheimer-Demenz – an einer Lungenentzündung sterben.

Eine sorgfältige amerikanische Untersuchung an 23 000 über 60-jährigen Menschen der Allgemeinbevölkerung zeigte eine Sterblichkeit von 4,3 Prozent pro Jahr, während diejenige von 327 neu diagnostizierten Patienten mit Alzheimer-Demenz bei 9 Prozent pro Jahr lag und damit mehr als doppelt so hoch war. Neben dem Alter wurde die Sterblichkeit auch durch das Ausmaß der Demenz sowie deren schnelles Fortschreiten erhöht. Weitere Risiko-faktoren waren erlittene Herzinfarkte, Erkrankungen der Herzkranzgefäße, Zu-ckerkrankheit und hoher Blutdruck. Sehr auffällig war auch noch, dass eine Sehbe-hinderung mit einer Leseunfähigkeit fast zu einer Verdreifachung der Sterblichkeit führte. Auch eine weitere Studie aus Ka-nada bei fast 3 000 älteren Menschen mit oder ohne Demenz zeigte, dass Demenzen eindeutig mit einer erhöhten Sterblichkeit einhergehen. Die häufigste Todesursache waren auch hier Herz-Kreislauf-Erkran-kungen.

Bei über 9 000 Pflegeheimbewohnern mit der Diagnose einer Alzheimer-Demenz in den USA wurde eine weitere Lang-zeitstudie mit einer Beobachtung über durchschnittlich zwei Jahre durchgeführt. Schon im ersten Jahr nach einer offenbar erst recht spät erfolgten Heimaufnahme lag die Sterblichkeit bei etwa 25 Prozent. Unabhängig von der Schwere der Demenz bestanden Risikofaktoren in einem hohen Alter (über 85 Jahre), männlichen Ge-schlecht, körperlicher Behinderung, Man-gelernährung, Druckgeschwüren sowie dem Bestehen einer Blutzuckerkrankheit oder von Herz-Kreislauf-Erkrankungen. Nur bei gering ausgeprägter Demenz gin-gen zusätzlich Seh- und Hörstörungen sowie eine Harninkontinenz mit einer er-höhten Sterblichkeit einher.

Anhang

Alois Alzheimer: Über eine eigenartige Erkrankung der Hirnrinde

aus: Allgemeine Zeitschrift für Psychiatrie 64 (1907) 146–148

Dieser nun schon 100 Jahre alte Text Alzheimers wird hier unverändert in der Originalschreibweise wiedergegeben. In aller Kürze gibt er eine nach wie vor gültige Beschreibung der Krankheit, die trotz inzwischen vorliegender Forschungsergebnisse nicht überholt ist. Manche Verhaltensweisen der Kranken sind wahrscheinlich zumindest teilweise durch die damals übliche Unterbringung in einer »Irrenanstalt« bedingt.

»A. berichtet über einen Krankheitsfall, der in der Irrenanstalt in Frankfurt a.M. beobachtet und dessen Centralnervensystem ihm von Herrn Direktor Sioli zur Untersuchung überlassen wurde.

Er bot schon klinisch ein so abweichendes Bild, daß er sich unter keiner der bekannten Krankheiten einreihen ließ, anatomisch ergab er einen von allen bisher bekannten Krankheitsprozessen abweichenden Befund.

Eine Frau von 51 Jahren zeigte als erste auffällige Krankheitserscheinung Eifersuchtsideen gegen den Mann. Bald machte sich eine rasch zunehmende Gedächtnisschwäche bemerkbar, sie fand sich in ihrer Wohnung nicht mehr zurecht, schleppte die Gegenstände hin und her, versteckte sie, zuweilen glaubte sie, man wolle sie umbringen und begann laut zu schreien.

In der Anstalt trug ihr ganzes Gebaren den Stempel völliger Ratlosigkeit. Sie ist zeitlich und örtlich gänzlich desorientiert. Gelegentlich macht sie Äußerungen, daß sie nicht alles verstehe, sich nicht auskenne. Den Arzt begrüßt sie bald wie einen Besuch und entschuldigt sich, daß sie mit ihrer Arbeit nicht fertig sei, bald schreit sie laut, er wolle sie schneiden, oder sie weist ihn voller Entrüstung mit Redensarten weg, welche andeuten, daß sie von ihm etwas gegen ihre Frauenehre befürchtet. Zuweilen ist sie völlig delirant, schleppt ihre Bettstücke umher, ruft ihren Mann und ihre Tochter und scheint Gehörshalluzinationen zu haben. Oft schreit sie viele Stunden lang mit gräßlicher Stimme.

Bei der Unfähigkeit, eine Situation zu begreifen, gerät sie jedesmal in lautes Schreien, sobald man eine Untersuchung an ihr vornehmen will. Nur durch immer wiederholtes Bemühen gelang es schließlich, einiges festzustellen.

Ihre Merkfähigkeit ist aufs schwerste gestört. Zeigt man ihr Gegenstände, so benennt sie dieselben meist richtig, gleich darauf aber hat sie alles wieder vergessen. Beim Lesen kommt sie von einer Zeile in die andere, liest buchstabierend oder mit sinnloser Betonung; beim Schreiben wiederholt sie einzelne Silben vielmals, lässt andere aus und versandet überhaupt sehr rasch. Beim Sprechen gebraucht sie häufig Verlegenheitsphrasen, einzelne paraphasische Ausdrücke (Milchgießer statt Tasse), manchmal beobachtet man ein Klebenbleiben. Manche Fragen fasst sie offenbar nicht auf. Den Gebrauch einzelner Gegenstände scheint sie nicht immer zu wissen. Der Gang ist ungestört, sie gebraucht ihre Hände gleich gut. Die Patellarreflexe sind vorhanden. Die Pupillen reagieren. Etwas rigide Radialarterien, keine Vergrößerung der Herzdämpfung, kein Eiweiß.

Im weiteren Verlaufe treten die als Herdsymptome zu deutenden Erscheinungen bald stärker, bald schwächer hervor. Immer sind sie nur leicht. Dagegen macht die allgemeine Verblödung Fortschritte. Nach $4^1/_2$ jähriger Krankheitsdauer tritt der Tod ein. Die Kranke war schließlich völlig stumpf, mit angezogenen Beinen zu Bett gelegen, hatte unter sich gehen lassen und trotz aller Pflege Decubitus bekommen.

Die Sektion ergab ein gleichmäßig atrophisches Gehirn ohne mikroskopische Herde. Die größeren Hirngefäße sind arteriosklerotisch verändert.

An Präparaten, die mit der Bielschowskyschen Silbermethode angefertigt sind, zeigen sich sehr merkwürdige Veränderungen der Neurofibrillen. Im Innern einer im übrigen noch normal erscheinenden Zelle treten zunächst eine oder einige Fibrillen durch ihre besondere Dicke und besondere Imprägnierbarkeit stark hervor. Im weiteren Verlauf zeigen sich dann viele nebeneinander verlaufende Fibrillen in der gleichen Weise verändert. Dann legen sie sich zu dichten Bündeln zusammen und treten allmählich an die Oberfläche der Zelle. Schließlich zerfällt der Kern und die Zelle, und nur ein aufgeknäueltes Bündel von Fibrillen zeigt den Ort, an dem früher eine Ganglienzelle gelegen hat.

Da sich diese Fibrillen mit anderen Farbstoffen färben lassen als normale Neurofibrillen, muss eine chemische Umwandlung der Fibrillensubstanz stattgefunden haben. Diese dürfte wohl die Ursache sein, daß die Fibrillen den Untergang der Zelle überdauern. Die Umwandlung der Fibrillen scheint Hand in Hand zu gehen mit der Einlagerung eines noch nicht näher erforschten pathologischen Stoffwechselproduktes in die Ganglienzelle. Etwa $1/_4$ bis $1/_3$ aller Ganglienzellen der Hirnrinde zeigt solche Veränderungen. Zahlreiche Ganglienzellen, besonders in den oberen Zellschichten, sind ganz verschwunden.

Über die ganze Rinde zerstreut, besonders zahlreich in den oberen Schichten, findet man miliare Herdchen, welche durch Einlagerung eines eigenartigen Stoffes in die Hirnrinde bedingt sind. Er lässt sich schon ohne Färbung erkennen, ist aber Färbungen gegenüber sehr refractär.

Die Glia hat reichlich Fasern gebildet, daneben zeigen viele Gliazellen große Fettsäcke.

Eine Infiltration der Gefäße fehlt völlig. Dagegen sieht man an den Endothelien Wucherungserscheinungen, stellenweise auch eine Gefäßneubildung.

Alles in allem genommen haben wir hier offenbar einen eigenartigen Krankheitsprozeß vor uns. Solche eigenartigen Krankheitsprozesse haben sich in den letzten Jahren in größerer Anzahl feststellen lassen. Diese Beobachtung wird uns nahe legen müssen, daß wir uns nicht damit zufrieden geben sollen, irgend einen klinisch unklaren Krankheitsfall in eine der uns bekannten Krankheitsgruppen unter Aufwendung von allerlei Mühe unterzu-bringen. Es gibt ganz zweifellos mehr psychische Krankheiten, als sie unsere Lehrbücher aufführen. In manchen solchen Fällen wird dann eine spätere histologische Untersuchung die Besonderheit des Falles feststellen lassen. Dann werden wir aber auch allmählich dazu kommen, von den großen Krankheitsgruppen unserer Lehrbücher einzelne Krankheiten klinisch abzuschneiden und jene selbst klinisch schärfer zu umgrenzen.«

Alzheimer-Gesellschaften und andere Informations-möglichkeiten (nach PLZ geordnet)

Deutschland

überregional
Deutsche Alzheimer Gesellschaft e.V.
Herr Hans-Jürgen Freter (Geschäftsführer)
Friedrichstraße 236
10696 Berlin
(0 30) 31 50 57 33
Fax: (0 30) 31 50 57 35
E-mail: deutsche.alzheimer.ges.@t-online.de
Internet: http://www.deutsche-alzheimer.
ges.de

regional
Alzheimer Gesellschaft Dresden e.V.
Bürgerwiese 6 (Sozialstation)
01109 Dresden
(03 51) 4 96 21 78

Alzheimer Gesellschaft Leipzig e.V.
Emilienstraße 14
04103 Leipzig
(03 41) 972 43 04

Alzheimer-Angehörigen-Initiative e.V.
Brunnenstraße 5
10119 Berlin
(0 30) 44 33 87 41

Alzheimer Gesellschaft Berlin e.V.
c/o Selbsthilfe-, Kontakt- und Informationsstelle (SEKIS)
Albrecht-Achilles-Straße 65
10709 Berlin
(0 30) 89 09 43 57

Alzheimer Gesellschaft Brandenburg e.V.
Tornowstraße 48
14473 Potsdam
(03 31) 284 97 24

Alzheimer Gesellschaft Hamburg e.V.
Martinistraße 29
20251 Hamburg
(0 40) 47 25 38

Alzheimer Gesellschaft Lüneburg e.V.
c/o Niedersächsisches Landeskrankenhaus
Am Wienebüttelerweg 1
21339 Lüneburg
(0 41 31) 60 14 16

Alzheimer Gesellschaft Kreis Pinneberg e.V.
Rudolf-Breitscheid-Straße 40b
22880 Wedel
(0 41 03) 1 53 55

Alzheimer Gesellschaft Stormarn e.V.
c/o Peter-Rantzau-Haus
Woldenhorn 3
22926 Ahrensburg
(0 41 02) 21 15 15

Alzheimer Gesellschaft Lübeck e.V.
Altenfeld 16
23560 Lübeck
(0 45 08) 7 91 76

Alzheimer Gesellschaft Schleswig Holstein e.V.
Starnbergerstraße 67
24146 Kiel
(04 31) 78 93 67

Alzheimer Gesellschaft Oldenburg-Ammerland e.V.
Postfach 1425
26644 Westerstede
(0 44 88) 42 40

Alzheimer Gesellschaft Hannover e.V.
Försterstieg 1A
30916 Isernhagen
(05 11) 7 26 15 05

Alzheimer-Angehörigen-Selbsthilfe-gruppe e.V.
Feldstraße 69
32120 Hiddenhausen
(0 52 21) 6 67 79

Alzheimer Gesellschaft Bielefeld e.V.
Rappoldstraße 24
33611 Bielefeld
(05 21) 8 43 47

Alzheimer Gesellschaft Mittelhessen e.V.
Geiersberg 15
35578 Wetzlar
(0 64 41) 4 37 42

Alzheimer Gesellschaft Braunschweig
Triftweg 73
38118 Braunschweig
(05 31) 2 56 57 40

Alzheimer Gesellschaft Sachsen-Anhalt e.V.
Suldenburger Wuhne 4
39112 Magdeburg
(03 91) 6 09 75 97

Alzheimer Gesellschaft Düsseldorf-Mettmann e.V.
c/o Psychiatrische Klinik
Bergische Landstraße 2
40629 Düsseldorf
(02 11) 9 22 42 01

Alzheimer Gesellschaft Kreis Neuss e.V.
Einsteinstraße 108
41464 Neuss
(0 21 31) 8 45 41
Fax: (0 21 31) 8 22 56

Alzheimer Gesellschaft Dortmund e.V.
Kattenkuhle 49
44269 Dortmund
(02 31) 7 24 66 11

Alzheimer Gesellschaft Bochum e.V.
Universitätsstraße 77
44789 Bochum
(02 34) 33 77 72

Alzheimer Selbshilfegruppe Essen e.V.
Pferdemarkt 5
45127 Essen
(02 01) 20 76 76

Alzheimer Gesellschaft Münster e.V.
c/o Institut für Pathologie am Clemenshospital
Postfach 400808
48022 Münster
(02 51) 78 03 97

Alzheimer Gesellschaft Köln e.V.
c/o Caritasverband Köln
Bartholomäus-Schink-Straße 6
50825 Köln
(02 21) 95 57 02 74

Alzheimer Gesellschaft Region Trier e.V.
Konstantinstraße 54
54329 Konz
(0 65 01) 54 76

Alzheimer Gesellschaft Siegen e.V.
Birkenweg 18
57234 Wilnsdorf
(02 71) 39 05 21

Alzheimer Gesellschaft Frankfurt/Main e.V.
c/o Klinik für Psychiatrie und Psychotherapie 1
Heinrich-Hoffmann-Straße 10
60528 Frankfurt
(0 69) 63 01 71 80

Alzheimer Gesellschaft Offenbach e.V.
c/o Tagespflegeheim
Goerdeler Straße 5
63071 Offenbach
(0 69) 87 87 65 06

Alzheimer Gesellschaft Wiesbaden e.V.
Am Alten Weinberg 32
65207 Wiesbaden
(0 61 22) 7 60 16

Alzheimer Gesellschaft Pfalz e.V.
Mundenheimer Straße 239
67061 Ludwigshafen
(06 21) 56 98 60

Alzheimer Gesellschaft Baden-Württemberg e.V.
Büchsenstraße 34-36
70174 Stuttgart
(07 11) 2 26 49 20

Alzheimer-Initiative Baden-Baden/Rastatt
c/o DRK-Kreisverband
Schweigenrother Straße 8
76532 Baden-Baden
(0 72 21) 9 18 91

Alzheimer Gesellschaft Freiburg e.V.
Scheffelstraße 7
79102 Freiburg
(07 61) 70 00 61

Alzheimer Gesellschaft München e.V.
Richard-Strauss-Straße 34
81677 München
(0 89) 47 51 85

Alzheimer Gesellschaft Mittelfranken e.V.
c/o Angehörigenberatung e.V.
Adam-Klein-Straße 6
90429 Nürnberg
(09 11) 26 61 26

Alzheimer Gesellschaft Landesverband Bayern e.V.
Pillenreutherstraße 41
90459 Nürnberg
(09 11) 43 69 49

Alzheimer Gesellschaft Oberpfalz e.V.
Ziegetsdorfer Straße 36
93015 Regensburg
(09 41) 9 45 59 37

Alzheimer Gesellschaft Würzburg Unterfranken e.V.
c/o Psychiatrische Universitätsklinik
Füchsleinstraße 15
97080 Würzburg
(09 31) 20 31

Österreich

Österreichische Alzheimer Gesellschaft
Vereinigung zur Erforschung der Alzheimer-Krankheit
und verwandter Demenzformen
Neurologisches Krankenhaus Rosenhügel
Riedelgasse 5
1130 Wien
(02 22) 8 80 00 - 2 70
Fax: (02 22) 8 89 25 81

Alzheimer Angehörige Austria
Medizinisches Selbsthilfezentrum
Obere Augartenstraße 26-28
1020 Wien
(02 22) 3 32 51 66
Fax: (02 22) 3 34 21 41

Spezialambulanz für Alters- und Systemerkrankungen des Gehirns
Doz. Dr. Peter Dal Bianco
c/o Neurologische Universitätsklinik
Währingergürtel 18-20
1090 Wien
(02 22) 4 04 00 - 31 24

Betreuergruppe für Angehörige von Alzheimerpatienten
c/o Landesnervenklinik
OA Dr. G. Luthringshausen
Ignaz-Harrer-Straße 79
5020 Salzburg
(06 62) 44 83 30 01

Schweiz

überregional
Schweizerische Alzheimervereinigung
Geschäftsstelle
Brigitte Martensson
8, rue des Pêcheurs
1400 Yverdon-les-Bains
(0 24) 4 26 20 00
Fax (024) 4 26 21 67
E-mail: info@alz.ch
Internet: http://www.alz.ch

regional

Association Alzheimer Suisse
Section vaudoise
Case postale 152
1000 Lausanne 17
(0 21) 3 23 45 81

Association Alzheimer Suisse
Section genevoise
27, chemin des Fins
1218 Grand-Saconneux
(0 22) 7 88 27 08

Association Alzheimer Suisse
Section Fribourg
3, Route d'Avry
1753 Matran
(0 26) 4 02 42 42

Association Alzheimer Suisse
Section valaisanne
Case postale 2206
1950 Sion 2 Nord
(0 27) 3 22 07 41

Association Alzheimer Suisse
Section neuchâteloise
Case postale 24
2301 La Chaux-de-Fonds
(0 32) 7 25 24 89

Association Alzheimer Suisse
Section jurassienne
Case postale 229
2900 Porrentruy
(0 32) 4 65 65 08

Schweizerische Alzheimervereinigung
Sektion Bern
Mädergutstrasse 73 / Postfach
3018 Bern
(0 31) 9 81 38 22

Schweizerische Alzheimervereinigung
Sektion beider Basel
c/o Memory Clinic, Kantonsspital
Hebelstrasse 10
4031 Basel
(0 61) 2 65 38 88

Schweizerische Alzheimervereinigung
Sektion Solothurn
c/o Pro Senectute
Martin-Distelistrasse 2
4600 Olten
(0 62) 2 96 64 44

Schweizerische Alzheimervereinigung
Sektion Aargau
c/o Pro Senectute
Bachstrasse 111 / Postfach
5001 Aarau
(0 62) 8 24 08 62

Schweizerische Alzheimervereinigung
Sektion Luzern
c/o Betagtenzentrum Rosenberg
Rosenbergstrasse 2-4
6003 Luzern
(0 41) 4 29 40 40

Schweizerische Alzheimervereinigung
Sektion Zug
c/o Annemarie Baggenstos
Landhausstrasse 17
6340 Baar
(0 41) 7 60 05 60

Associazone Alzheimer Svizzeria
Sezione Ticino
Viale dei Faggi 8
6900 Lugano-Cassarate
(0 91) 9 71 26 62

Schweizerische Alzheimervereinigung
Sektion Graubünden
c/o Pro Senectute
Alexanderstrasse 2
7000 Chur
(0 81) 2 52 44 24

Schweizerische Alzheimervereinigung
Sektion Schaffhausen
c/o Kantonales Pflegezentrum Schaffhausen
J. Wepferstrasse 12
8200 Schaffhausen
(0 52) 6 44 93 80

Schweizerische Alzheimervereinigung
Sektion Thurgau
Sternwarte 12
8500 Frauenfeld
(0 52) 7 21 38 60

Schweizerische Alzheimervereinigung
Sektion Zürich
Forchstrasse 362
8008 Zürich
(043) 4 99 88 63

Schweizerische Alzheimervereinigung
Sektion St. Gallen / Appenzell
c/o Pro Senectute
Davidstrasse 16
9001 St. Gallen
(0 71) 2 27 60 04 (MO-FR, 14 – 17 Uhr)

Memory-Kliniken oder Gedächtnissprechstunden (nach PLZ geordnet)

Deutschland

Gedächtnissprechstunde
Psychiatrische Klinik und Poliklinik der
Universität
Emilienstraße 14
04107 Leipzig
(03 41) 97 24 – 500

Gedächtnisambulanz
Klinik und Poliklinik für Psychiatrie
und Psychotherapie der Universität
Julius-Kühn-Straße 7
06097 Halle
(03 45) 5 57 – 36 40

Gedächtnissprechstunde
Neurologische Poliklinik Charité
Luisenstraße 11 – 13
10115 Berlin
(0 30) 28 02 – 32 80

Gedächtnissprechstunde
Abteilung für Gerontopsychiatrie
Psychiatrische Klinik und Poliklinik der Freien
Universität
Eschenallee 3
14050 Berlin
(0 30) 8 44 58 – 302 / 310

Gedächtnissprechstunde
Psychiatrische Klinik und Poliklinik der
Universität
Martinistraße 52
20246 Hamburg
(0 40) 47 17 – 32 07

Gedächtnissprechstunde
Klinikum Nord-Ochsenzoll
Longenhorner Chaussee 560
22419 Hamburg
(0 40) 52 71 – 24 45

Memory Clinic der Medizinisch Geriatrischen Klinik Albertinenhaus
Sellhopsweg 18-22
22459 Hamburg
(0 40) 55 81 – 18 50 / 18 52

Memory-Sprechstunde
H.-G.-Creutzfeldt-Institut
Waitzstraße 6
24105 Kiel
(04 31) 5 67 – 35 10

Gedächtnissprechstunde
Klinik für Psychiatrie und Psychotherapie der
Universität
Niemannsweg 147
24105 Kiel
(04 31) 5 97 – 25 87 / 26 81

Gedächtnissprechstunde
Psychiatrische Klinik
Georg-August-Universität
Robert-Koch-Straße 40
37975 Göttingen
(05 51) 3 98 – 484 / 485

**Spezialsprechstunde für
psychiatrische Störungen im Alter
Psychiatrische Klinik und Poliklinik**
Heinrich-Heine-Universität
Bergische Landstraße 2
40629 Düsseldorf
(02 11) 9 22 – 42 01 / 34 90

Memory Clinic
Germaniastraße 3
45357 Essen
(02 01) 63 11 – 133

Gedächtnissprechstunde
Max-Planck-Institut für Neurologische
Forschung
Gleulerstraße 50
50931 Köln
(02 21) 4 72 – 63 13

Memory Clinic
Abteilung für Gerontopsychiatrie
Rheinische Landesklinik
Kaiser-Karl-Ring 20
53111 Bonn
(02 28) 5 51 – 25 67

Gedächtnissprechstunde
Psychiatrische Universitätsklinik
Heinrich-Hoffmann-Straße 10
60528 Frankfurt am Main
(0 69) 63 01 – 59 96

Gedächtnissprechstunde
Zentralinstitut für Seelische Gesundheit
J 5
68159 Mannheim
(06 21) 17 03 – 127

Gedächtnisambulanz
Psychiatrische Universitätsklinik
Sektion für Gerontopsychiatrie
Voßstraße 2
69115 Heidelberg
(0 62 21) 5 64 – 431 / 471

Gedächtnissprechstunde
Klinik für Psychiatrie und Psychotherapie der
Universität
Hauptstraße 5
79104 Freiburg
(07 51) 27 06 – 550

Gedächtnissprechstunde
Psychiatrische Klinik der
Ludwig-Maximilians-Universität
Nussbaumstraße 7
80336 München
(0 89) 3 06 22 – 379

Gedächtnissprechstunde
Max-Planck-Institut für Psychiatrie
Kraepelinstraße 10
80804 München
(0 89) 3 06 22 – 379

Alzheimer Zentrum
Psychiatrische Klinik der Technischen
Universität
Möhlstraße 26
81675 München
(0 89) 41 40 – 42 62 / 42 75 / 42 79

Gedächtnissprechstunde
Psychiatrische Universitätsklinik
Füchsleinstraße 15
97080 Würzburg
(09 31) 203 – 290

Österreich

Gedächtnissprechstunde
Geriatriezentrum am Wienerwald
Jagdschlossgasse 59
1130 Wien
(01) 8 01 10 35 71

Anhang

Gedächtnissprechstunde
Donauspital SMZ Ost
Langobardenstraße 122
1220 Wien
(01) 2 88 02 30 38

Gedächtnissprechstunde
Geriatrie Salzburg
Ignaz-Harrer-Straße 79
5020 Salzburg
(06 62) 44 83 41 00

Gedächtnissprechstunde
Neurologische Universitätsklinik
Anichstraße 15
6020 Innsbruck
(05 12) 5 04 38 50

Schweiz

Consultation de la mémoire
PUP
Avenue de Morges 10
1004 Lausanne
(0 21) 6 25 04 91

Consultation de la mémoire
Hopital universitaire Genève (HUG)
69, rue des Valloandes
1207 Genève
(0 22) 7 18 45 90

Memory Clinic
Inselspital
3010 Bern
(0 31) 6 32 88 11

Gedächtnissprechstunde
Psychiatrische Universitätsklinik
Wilhelm-Klein-Strasse 27
4025 Basel
(0 61) 3 25 51 11 / 53 51

Memory Clinic
Geriatrische Universitätsklinik
Kantonsspital

Hebelstrasse 10
4031 Basel
(0 61) 2 65 38 81

Memory-Clinic
Bürgerspital
Schöngrünstrasse 42
4500 Solothurn
(0 32) 6 27 44 01

Demenz-Hotline
Morgartenstrasse 7
6003 Luzern
(0 41) 2 10 82 82

Gedächtnissprechstunde
der Psychiatrischen Universitätsklinik (PUK)
Gerontopsychiatrisches Zentrum Hegibach
Minervastrasse 145
8032 Zürich
(044) 3 89 14 11

Memory Clinic
Forschungsambulatorium
Psychiatrische Universitätsklinik (PUK)
Lenggstrasse 31
8029 Zürich
(044) 3 84 21 11

Memory-Clinic
Krankenheim Entlisberg
Paradiesstrasse 45
8038 Zürich
(044) 4 87 35 00

Memory-Klinik
Klinik für Geriatrie
Stadtspital Waid
Tièchestrasse 99
8037 Zürich
(044) 3 66 22 11

Gedächtnissprechstunde
Psychiatrische Klinik Rheinau
Postfach
8462 Rheinau
(0 52) 3 04 91 11

Memory-Klinik
Psychiatrische Klinik Münsterlingen
Postfach 154
8596 Münsterlingen
(0 71) 6 86 42 80 / 43 77

Memory-Klinik der Geriatrischen Tagesklinik
Bürgerspital St. Gallen
Rorschacherstrasse 94
9000 St. Gallen
(0 71) 2 43 84 12

Selbsthilfegruppen Deutschland

www.deutsche-alzheimer.de

Tel. 030/31 50 57 33

Selbsthilfegruppen Österreich

Kärnten

Selbsthilfe für Alzheimerkranke und deren Angehörige
Reinhold Walcher
Josef-Schmid-Str. 22
9063 Maria Saal
Tel. 0 42 23/23 39

Niederösterreich

Selbsthilfegruppe Alzheimer und Demenz-kranke
Traude Izaak
Mazettistr. Au 201
3040 Neulengbach
Tel. 06 64/5 93 45 84

Oberösterreich

MAS Alzheimerhilfe
Demenzservicestelle Ottensheim
Elke Zorbach
Jakob Sigl Str. 3
4100 Ottensheim
Tel. 06 64/8 54 66 99

MAS Alzheimerhilfe
Demenzservicestelle Regau
Maria Reitner
Regauer Lauben 8
4844 Regau
Tel. 06 64/8 58 94 85

MAS Alzheimerhilfe
Demenzservicestelle Bad Ischl
Petra Gschwendtner
Lindaustr. 28
4820 Bad Ischl
Tel. 0 61 32/2 14 10

Salzburg

Alzheimer Angehörige Salzburg
SGZ – St. Anna
DI Irmgard Holz-Dahrenstaedt
Grazer Bundesstr. 6
5023 Salzburg
Tel. 06 64/5 22 26 87

Anhang

Steiermark

Compass
Heike Schönbacher
Floßlendstr. 18
8020 Graz
Tel. 03 16/68 71 41

Tirol

Memory-Angehörigengruppe Tirol
Mag. Christine Schneiter
Schneiderweg 13
6114 Kolsass
Tel. 06 64/3 95 91 23

Wien

Alzheimer Angehörige Austria
Selbsthilfegruppe
Antonia Croy
Obere Augartenstr. 26-28
Tel. 01/3 32 51 66

Gerontopsychiatrisches Zentrum der Psychosozialen Dienste
OA Dr. Georg Psota
Sechsschimmelg. 21
1090 Wien
Tel. 01/3 10-00-16

Weiterführende Literatur

Almeida, Osvaldo P., Flicker, Leon und Lautenschlager, Nicola T.: Uncommon Causes of Dementia (Taschenbuch). Cambridge University Press, 2008
ISBN 978-052168700-3

Almeida OP, Flicker L, Lautenschlager NT (Eds.; 2005): Uncommon Causes of Dementia. International Psychogeriatrics. Vol. 17, Suppl 1, 1–231

Alzheimer Europe (Hrsg.): Handbuch der Betreuung und Pflege von Alzheimer-Patienten. Thieme, Stuttgart, 2005
ISBN 3-13-105392-5

Bickel, Horst (Hrsg.): Demenz und Pflegebedürftigkeit. Deutsche Alzheimer Gesellschaft, Berlin 2001
ISSN 1615-2379

Deuschl, Günther und Reichmann, Heinz (Hrsg.): Gerontoneurologie. Thieme, Stuttgart, 2006
ISBN 3-13-139651-2

Förstl, Hans (Hrsg.): Lehrbuch der Gerontopsychiatrie und -psychotherapie. Grundlagen – Klinik – Therapie. Thieme, Stuttgart, 2003
ISBN 3-13-129922-3

Förstl, Hans, Maelicke, Alfred, Weichel, Claus: Demenz – Taschenatlas spezial. Thieme, Stuttgart, 2005
ISBN 978-3-13-133511-1

Freisleder, Franz Joseph, Amorosa, Hedwig (Hrsg.): Demenzielle Syndrome im Kindes- und Jugendalter. Zuckschwerdt Verlag, München, 2003

Günnewig, Thomas und Erbguth, Frank (Hrsg.): Praktische Neurogeriatrie. Kohlhammer-Verlag, Stuttgart, 2006 ISBN 978-3-17-018615-6

Gutzmann, Hans und Zank, Susanne (Hrsg.): Demenzielle Erkrankungen. W. Kohlhammer-Verlag, Stutgart, 2005 ISBN 3-17-017658-7

Hansen, Werner (Hrsg.): Medizin des Alterns und des alten Menschen. Schattauer, Stuttgart, 2007 ISBN 978-3-7945-2428-0

Hennerici, Michael, G. (Hrsg.): Ärztlicher Ratgeber: Problem Gedächtnis. Wort & Bild-Verlag, Baierbrunn, 2003 PZN 0649083

Ivemeyer, Dorothee und Zerfaß, Rainer (Hrsg.): Demenztests in der Praxis. Ein Wegweiser. Urban & Fischer-Verlag, München, Jena, 2002 ISBN 3-437-22156-6

Knab, Barbara: Warum wir immer das Falsche vergessen – Gebrauchsanweisung für das Gedächtnis. 2006 Herder Verlag, Freiburg ISBN 978-3-451-28868-5

Kruse, Andreas und Martin, Mike (Hrsg.): Enzyklopädie der Gerontologie. Hans Huber Verlag, 2004 ISBN 3-456-83108-0

Maercker, Andreas (Hrsg.): Alterspsychotherapie und Gerontopsychologie. Springer-Verlag, Berlin, 2002 ISBN 3-540-42077-0

Oswald, Wolf, D. Lehr, Ursula, Sieber, Cornel und Kornhuber, Johannes (Hrsg.): Gerontologie. Kohlhammer-Verlag, Stuttgart, 2006 ISBN 978-3-17-018633-0

Schmidtke, Klaus: Demenzen. Kohlhammer, 2006 ISBN 978-3-17-018619-4

Stoppe, Gabriela: Demenz – Diagnostik – Beratung – Therapie. UTB-Verlag, 2006 ISBN 978-3825226510

Wächtler, Claus (Hrsg.): Demenzen. Thieme, Stuttgart, 2003 ISBN 3-13-1076321

Wallesch, Claus-Werner und Förstl, Hans (Hrsg.): Demenzen. Thieme, Stuttgart, 2005 ISBN 3-13-136911-6

Wetzstein, Verena (Hrsg.): Ertrunken im Meer des Vergessens? Verlag der Katholischen Akademie der Erzdiözese Freiburg, Freiburg i.Br., 2005 ISBN 3-928698-27-3

Weyerer, Siegfried und Bickel, Horst (Hrsg.): Epidemiologie psychischer Erkrankungen im höheren Lebensalter. W. Kohlhammer-Verlag, Stuttgart, 2007 ISBN 987-3-17-016835-0

Ziervogel, Anja (Hrsg.): Demenz und Amnesie. Shaker-Verlag, Aachen, 2002 ISBN 3-8265-9920-9 ISSN 0945-0971

Stichwortverzeichnis

Stichwortverzeichnis

Proteinasen 90
Pseudodemenz 35
Pseudowörter 112
Psychosyndrom, hirnorganisches
  28
Psychotherapie 173 f
Punktmutation 53

R
Rastlosigkeit 122
Rauchen 65 f
Reagan, Ronald 26 f
Realitätsorientierungstherapie
  (ROT) 178 f
Rechenstörungen 116
Reizbarkeit 36
REM-Phasen 142
Rhythmus 175
Riechstörung 129
Rigor 129
Rinde, entorhinale 80
Risikofaktoren 62
Rückzug, emotionaler 125 f

S
Sauerstoffradikale, freie 165
Sauerstoffüberdruck-Therapie 182
Schädel-Hirn-Trauma 64 f
Scheinmedikament s. Plazebo
Scheitellappen 74
Schilddrüsenunterfunktion 63 f
Schlafapnoe-Syndrom 119
Schlaf-EEG 141 f
Schläfenlappen, medialer, Min-
  destdicke 146 f
Schlafmittel 169
Schläfrigkeit 31
Schlafstörungen 119 f, 169
Schlaganfall 36, 113, 168
Schnauzreflex 129
Schreibstörungen 116
Schulbildung, geringe 62
Schutzfaktoren 67
Sehzentrum 75
Selbsteinschätzung 109
Selbsthilfegruppen 201 f
Serotonin 86
Sexualität, gesteigerte 117
Sexualverhalten 119
Sinnestäuschungen 123 f
Sinneswahrnehmung 74
Small-Vessel-Disease-Demenz
  (SVDD) 38
Sofortgedächtnis 96
Somnolenz s. Schläfrigkeit

Sonnenuntergangs-Syndrom 120
Sozialanamnese 135 f
Sozialtherapie 174 f
Soziotherapie 174 f
SPECT s. Einzelphotonen-Emis-
  sions-Computertomographie
  (SPECT)
Sprachproduktion 92 f
Sprachstörung 111 ff
Sprachzentrum 75
Statine 165
Sterblichkeit 189 f
Stereognosie 129
Stereotypie 119
Stirnlappen 74
Stoffwechselstörung 61
Störungen, begleitende, Medika-
  mente 167 f
Stress 66
Stressinkontinenz 127 f
Studie, Ethikkommission 167
Studienteilnahme 165
Sturzgefahr 172
Synapsen 78, 84

T
T-588 164
Tagesereignisse, Vergesslichkeit
  106
Tau-Protein 57, 82, 151
Test- und Beurteilungsverfahren
  137, 139
Thymin 53
Tiermodelle 90
Tierversuch 165
Todesursache, häufigste 189
Transmitter 77 f
– chemische, Störungen 61
– gestörte 87
Trisomie 21 (s. auch Down-Syn-
  drom) 55

U
Überlaufblase 128
Überträgerstoffe s. Transmitter
Uhrenzeichentest 138 f
Umwelt, gestörter Kontakt 186 f
Umweltgifte 60
Unruhe 31
Unruhezustände, Medikamente
  167
Untergewicht 130
Untersuchungen 132 ff
Unverbindlichkeit 120 f
Urteilsvermögen, Störungen 108 f

V
Validierungstherapie 180
Ventrikel 80
Verdachtsdiagnose 95, 134, 153
Vererbung 51 f
Vergiftung 35, 60
Verhaltensstörung 43, 117 ff
Verkennung, illusionäre 123
Verleugnung, Gründe 105
Vermeidungsverhalten, Gedächt-
  nistraining 177
Versandung 121
Verschlechterung, Verzögerung
  155
Verschlechterungsskala, globale
  184 ff
Verwirrtheitszustand (s. auch
  Delir) 30 f
Vigilität s. Wachheit, Verminde-
  rung
Viren 58 f
Visuell evozierte Potenziale (VEP)
  143
Vitamin
– B12 150
– E 162
Vitaminmangelzustand 35

W
Wachheit 29, 31
Wahnvorstellungen 123 ff
Wasserkopf s. Hydrozephalus
Wehner, Herbert 26
Weiße Substanz 73
Wernicke-Aphasie 113
Wochenereignisse, Vergesslichkeit
  106
Wortfindungsstörung 102

Z
Zahlen-Verbindungs-Test (ZVT)
  137 f
Zeitperspektive, Verlust 110
Zentralnervensystem (ZNS) 72
Zink 60, 164
Zuckerkrankheit s. Diabetes mel-
  litus
Zuckerstoffwechsel 160
Zuckerverbrauch, verminderter
  148
Zwangshandlungen 124
Zwangsvorstellungen 123
Zwillingsuntersuchungen 51

Impressum

*Bibliografische Information
der Deutschen Nationalbibliothek*
Die Deutsche Nationalbibliothek verzeichnet diese
Publikation in der Deutschen Nationalbibliografie;
detaillierte bibliografische Daten sind im Internet
über http://dnb.d-nb.de abrufbar.

Anschriften der Autoren:
Dr. med. Günter Krämer
Medizinischer Direktor
Schweizerisches Epilepsie-Zentrum
Bleulerstrasse 60
CH-8008 Zürich

Prof. Dr. med. Hans Förstl
Direktor der Klinik und Poliklinik für
Psychiatire und Psychotherapie
Klinikum rechts der Isar der TUM
Ismaninger Str. 22
81675 München

Programmplanung: Carmen Alt

Umschlaggestaltung:
Cyclus · Visuelle Kommunikation, Stuttgart

Textzeichnungen:
S. 22, 85, 155: Christine Lackner, Ittlingen; alle
übrigen: Friedrich Hartmann, Nagold

Umschlagfotos: doc-stock

Wichtiger Hinweis:
Wie jede Wissenschaft ist die Medizin ständigen
Entwicklungen unterworfen. Forschung und kli-
nische Erfahrung erweitern unsere Erkenntnisse,
insbesondere was Behandlung und medikamentöse Therapie anbelangt. Soweit in diesem Werk
eine Dosierung oder eine Applikation erwähnt
wird, darf der Leser zwar darauf vertrauen, dass
Autoren und Verlag große Sorgfalt darauf ver-
wandt haben, dass diese Angabe **dem Wissensstand bei Fertigstellung des Werkes** entspricht.
Für Angaben über Dosierungsanweisungen und
Applikationsformen kann vom Verlag jedoch keine
Gewähr übernommen werden. **Jeder Benutzer ist
angehalten,** durch sorgfältige Prüfung der Beipackzettel der verwendeten Präparate und gegebenenfalls nach Konsultation eines Spezialisten
festzustellen, ob die dort gegebene Empfehlung
für Dosierungen oder die Beachtung von Kontraindikationen gegenüber der Angabe in diesem
Buch abweicht. Eine solche Prüfung ist besonders
wichtig bei selten verwendeten Präparaten oder
solchen, die neu auf den Markt gebracht worden
sind. **Jede Dosierung oder Applikation erfolgt auf
eigene Gefahr des Benutzers.** Autoren und Verlag
appellieren an jeden Benutzer, ihnen etwa auffal-
lende Ungenauigkeiten mitzuteilen.

5., überarbeitete Auflage

© 1989, 2000 Georg Thieme Verlag, Stuttgart
© 2008 TRIAS Verlag in MVS
Medizinverlage Stuttgart GmbH & Co. KG
Oswald-Hesse-Str. 50
70469 Stuttgart
Printed in Germany

Satz: Fotosatz H. Buck, 84036 Kumhausen
Druck: Grafisches Centrum Cuno, 39240 Calbe

Gedruckt auf chlorfrei gebleichtem Papier

ISBN 978-3-8304-3444-3   2 3 4 5 6